P. G. Oppelt, S. Lehmann-Kannt (Hrsg.)

FAQ Kinder- und Jugendgynäkologie

Titel der FAQ-Reihe

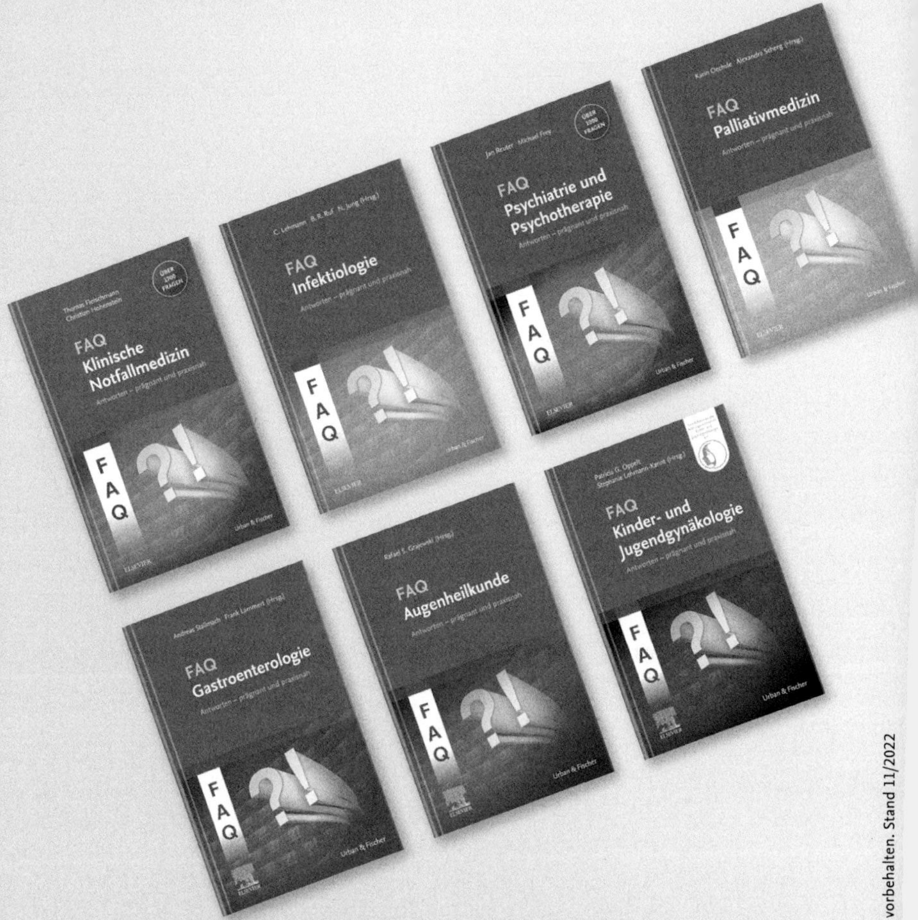

20221103a1 Irrtümer vorbehalten. Stand 11/2022

Melden Sie sich für unseren Newsletter an unter www.elsevier.de/newsletter

ELSEVIER

Diese und viele weitere Titel sowie die aktuellen Preise finden Sie in Ihrer Buchhandlung vor Ort und unter **shop.elsevier.de**

Patricia G. Oppelt, Stephanie Lehmann-Kannt (Hrsg.)

FAQ
Kinder- und Jugendgynäkologie

1. Auflage

Mit Beiträgen von: Dr. med. Ivonne Bedei, Gießen; Prof. Dr. med. Ralf Bialek, Geesthacht; Prof. Dr. med. Walter Bonfig, Wels; PD Dr. med. Bettina Böttcher MA, Innsbruck; Dr. med. Birgit Delisle, München; Prof. Dr. rer. nat. Ralf Dittrich, Erlangen; Dr. med. Desireé Patricia Alexandra Dunstheimer, Augsburg; Dr. med. Christine Fahlbusch, Erlangen; Dr. med. Maren Goeckenjan, Dresden; Claudia Halstrick, München; Prof. Dr. med. Sabine Heger, Hannover; Dr. med. Corinna Heitmann, Zürich; Dr. med. Bernd Herrmann, Kassel; Prof. Dr. med. Paul Martin Holterhus, Kiel; PD Dr. med. Heike Hoyer-Kuhn, Köln; Prof. Dr. med. Elmar Joura, Wien; Dr. med. Stephanie Lehmann-Kannt, Homburg; Dr. med. Bettina Löhrs, Landshut; PD Dr. med. Laura Lotz, Erlangen; Prof. Dr. med. Werner Mendling, Wuppertal; Prof. Dr. med. Patricia G. Oppelt, Erlangen; Prof. Dr. med. Peter Oppelt, Linz; Dr. med. Constanza Anahí Pontones, Erlangen; Prof. Dr. med. Sabine Segerer, Hamburg; PD Dr. med. Michael Stephan, Hannover; Dr. med. Ingeborg Voß-Heine, Rüthen; Prof. Dr. med. Joachim Wölfle, Erlangen

ELSEVIER

Elsevier GmbH, Bernhard-Wicki-Str. 5, 80636 München, Deutschland
Wir freuen uns über Ihr Feedback und Ihre Anregungen an kundendienst@elsevier.com

ISBN 978-3-437-15391-4
eISBN 978-3-437-05038-1

1. Auflage 2023

Wichtiger Hinweis
Die medizinischen Wissenschaften unterliegen einem sehr schnellen Wissenszuwachs. Der stetige Wandel von Methoden, Wirkstoffen und Erkenntnissen ist allen an diesem Werk Beteiligten bewusst. Sowohl der Verlag als auch die Autorinnen und Autoren und alle, die an der Entstehung dieses Werkes beteiligt waren, haben große Sorgfalt darauf verwandt, dass die Angaben zu Methoden, Anweisungen, Produkten, Anwendungen oder Konzepten dem aktuellen Wissensstand zum Zeitpunkt der Fertigstellung des Werkes entsprechen.
Der Verlag kann jedoch keine Gewähr für Angaben zu Dosierung und Applikationsformen übernehmen. Es sollte stets eine unabhängige und sorgfältige Überprüfung von Diagnosen und Arzneimitteldosierungen sowie möglicher Kontraindikationen erfolgen. Jede Dosierung oder Applikation liegt in der Verantwortung der Anwenderin oder des Anwenders. Die Elsevier GmbH, die Autorinnen und Autoren und alle, die an der Entstehung des Werkes mitgewirkt haben, können keinerlei Haftung in Bezug auf jegliche Verletzung und/oder Schäden an Personen oder Eigentum, im Rahmen von Produkthaftung, Fahrlässigkeit oder anderweitig übernehmen.

Für die Vollständigkeit und Auswahl der aufgeführten Medikamente übernimmt der Verlag keine Gewähr.
Geschützte Warennamen (Warenzeichen) werden in der Regel besonders kenntlich gemacht (®). Aus dem Fehlen eines solchen Hinweises kann jedoch nicht automatisch geschlossen werden, dass es sich um einen freien Warennamen handelt.

Bibliografische Information der Deutschen Nationalbibliothek
Die Deutsche Nationalbibliothek verzeichnet diese Publikation in der Deutschen Nationalbibliografie; detaillierte bibliografische Daten sind im Internet über https://www.dnb.de abrufbar.

24 25 26 27 5 4 3 2

In ihren Veröffentlichungen verfolgt die Elsevier GmbH das Ziel, genderneutrale Formulierungen für Personengruppen zu verwenden. Um jedoch den Textfluss nicht zu stören sowie die gestalterische Freiheit nicht einzuschränken, wurden bisweilen Kompromisse eingegangen. Der Zielgruppe der Gynäkologie entsprechend, geht es bei den zu behandelnden Personen um Mädchen bzw. Frauen, sodass die weibliche Personenbezeichnung gewählt wurde. Selbstverständlich sind jedoch bei Personen mit einer Variante oder Besonderheit der Geschlechtsentwicklung sowie bei Berufsbezeichnungen immer alle Geschlechter gemeint.

Planung: Dr. Barbara Schweighofer, München
Projektmanagement: Karin Kühnel, München
Rechteklärung: Stefan Schneidhuber, München
Satz: Thomson Digital, Noida/Indien
Druck und Bindung: Drukarnia Dimograf Sp. z o. o., Bielsko-Biała/Polen
Umschlaggestaltung: SpieszDesign, Neu-Ulm

Aktuelle Informationen finden Sie im Internet unter **www.elsevier.de**

Vorwort

Die Kinder- und Jugendgynäkologie füllt die Lücke, die lange in der Betreuung von kleinen, heranwachsenden und jugendlichen Mädchen bestand.

Sie ist keine „Gynäkologie en miniature". Eine kompetente Betreuung braucht ein fundiertes Wissen über Entwicklungsabläufe, altersentsprechende Untersuchungsmethoden und eine Kommunikation auf Augenhöhe.

Fragestellungen z.B. zu Vulvovaginitiden, genitalen Auffälligkeiten, Pubertätsentwicklung, Menstruationsstörungen und Kontrazeption finden sich häufig in Klinik und Praxis verschiedener medizinischer Fachrichtungen.

Die Verknüpfung der Gebiete Gynäkologie und Pädiatrie mit weiteren angrenzenden Fächern wie Kinderurologie, Kinderchirurgie oder Kinder- und Jugendpsychiatrie spiegeln den Facettenreichtum der Kinder- und Jugendgynäkologie wieder.

Es ist uns gelungen, Expertinnen und Experten aus diesen Fachgebieten sowie eine im Medizinrecht versierte Rechtsanwältin für die Umsetzung unseres Buches zu gewinnen.

Die interdisziplinäre Zusammenarbeit entspricht der Konzeption unserer Arbeitsgemeinschaft Kinder- und Jugendgynäkologie e.V., deren Vorstand paritätisch mit Frauenärztinnen und Kinderärztinnen besetzt ist.

Dieses Buch enthält knapp 300 praxisrelevante Antworten nach aktuellem wissenschaftlichen Kenntnisstand auf Fragen, die wir im Rahmen unserer Intensivkurse und Vortragstätigkeiten in über 10 Jahren gesammelt haben.

Es soll Ihnen konkrete Handlungskompetenz bei den häufigsten kinder- und jugendgynäkologischen Fragestellungen geben und Freude an diesem besonderen Fach vermitteln.

Als Nachschlagewerk eignet es sich nicht nur für Gynäkologen und Pädiater, Kinderchirurgen und -urologen sondern z.B. auch für Allgemeinmediziner, Praktische Ärzte und Internisten - also für alle Kolleginnen und Kollegen, die daran interessiert sind, Mädchen in allen Entwicklungsstufen als kompetente ärztliche Ansprechpartner zur Seite zu stehen.

Alle Personenbezeichnungen im Buch gelten immer gleichermaßen für weibliche, männliche und andere Geschlechtsidentitäten.

Wir freuen uns, wenn Ihnen dieses Buch bei der praktischen Arbeit hilft, Sie die „Praxistipps" nach dem Lesen direkt umsetzen und zur Vertiefung die „weiterführende Literatur" nutzen können.

Wir danken allen, die uns bei der Umsetzung des Buches tatkräftig unterstützt haben,

Erlangen, Homburg, Oktober 2022

Patricia G. Oppelt
Stephanie Lehmann-Kannt

Benutzerhinweise

Texte dieser Hervorhebung enthalten Informationen, die besonders zu beachten sind, oder sie bringen die Antwort auf die zugehörige Frage noch einmal auf den Punkt.

PRAXISTIPP

Praxistipps heben besonderes Wissen für das praktische Vorgehen hervor.

Weiterführende Information

Weiterführende Informationen vermitteln verknüpftes Wissen, das über den Bereich der Kinder- und Jugendgynäkologie hinausgeht.

Fehler gefunden?

An unsere Inhalte haben wir sehr hohe Ansprüche. Trotz aller Sorgfalt kann es jedoch passieren, dass sich ein Fehler einschleicht oder fachlich-inhaltliche Aktualisierungen notwendig geworden sind. Sobald ein relevanter Fehler entdeckt wird, stellen wir eine Korrektur zur Verfügung. Mit diesem QR-Code gelingt der schnelle Zugriff.

https://else4.de/978-3-437-15391-4

Wir sind dankbar für jeden Hinweis, der uns hilft, dieses Werk zu verbessern. Bitte richten Sie Ihre Anregungen, Lob und Kritik an folgende E-Mail-Adresse: kundendienst@elsevier.com

Herausgeberinnen

Prof. Dr. med. Patricia G. Oppelt
Universitätsfrauenklinik
Endokrinologie und
Reproduktionsmedizin
Kinder- und Jugendgynäkologie
Universitätsstraße 21–23
91054 Erlangen
Deutschland

Dr. med. Stephanie Lehmann-Kannt
Universitätsklinikum des Saarlandes
und Medizinische Fakultät der
Universität des Saarlandes
Klinik für Allgemeine Pädiatrie und
Neonatologie
Kirrberger Straße
66421 Homburg
Deutschland

Autorinnen und Autoren

Dr. med. Ivonne Bedei
Universitätsklinikum Gießen
Zentrum für Frauenheilkunde und
Geburtshilfe
Klinikstraße 33
35392 Gießen
Deutschland

Prof. Dr. med. Ralf Bialek
LADR GmbH MVZ Dr. Kramer und
Kollegen
Lauenburger Straße 67
21502 Geesthacht
Deutschland

Prof. Dr. med. Walter Bonfig
Klinikum Wels-Grieskirchen
Kinder- und Jugendheilkunde
Grieskirchner Straße 42
4600 Wels
Österreich

PD Dr. med. Bettina Böttcher, MA
Klinik für Gyn. Endokrinologie und
Reproduktionsmedizin
Medizinische Universität Innsbruck
Anichstrasse 35
6020 Innsbruck
Österreich

Dr. med. Birgit Delisle
Münsinger Straße 28
81477 München
Deutschland

Prof. Dr. rer. nat. Ralf Dittrich
Universitätsklinikum Erlangen
Frauenklinik
Universitätsstraße 21–23
91054 Erlangen
Deutschland

Dr. med. Desirée Patricia Alexandra
Dunstheimer
Universitätsklinikum Augsburg
Klinik für Kinder- und Jugendmedizin
Stenglinstraße 2
86156 Augsburg
Deutschland

Dr. med. Christine Fahlbusch
Universitätsfrauenklinik
Endokrinologie und
Reproduktionsmedizin
Kinder- und Jugendgynäkologie
Universitätsstraße 21–23
91054 Erlangen
Deutschland

Dr. med. Maren Goeckenjan
Klinik und Poliklinik für
Frauenheilkunde und Geburtshilfe
Universitätsklinikum Carl Gustav Carus
Fetscherstraße 74
01307 Dresden
Deutschland

Claudia Halstrick
Rechtsanwälte Wiesener Koller
Sophienstraße 4
80333 München
Deutschland

Prof. Dr. med. Sabine Heger
Kinder- und Jugendkrankenhaus Auf
der Bult
Janusz-Korczak-Allee 12
30173 Hannover
Deutschland

Dr. med. Corinna Heitmann
Stadt Zürich
Ambulatorium Kanonengasse
Ärztliche Leitung der
Gynäkologischen Sprechstunde
Kanonengasse 18
8004 Zürich
Schweiz

Dr. med. Bernd Herrmann
Zentrum für Frauen- und
Kindermedizin
Klinikum Kassel
Mönchebergstraße 41–43
34125 Kassel
Deutschland

Prof. Dr. med. Paul Martin Holterhus
Universitätsklinikum
Schleswig-Holstein
Klinik für Allgemeine Pädiatrie,
Campus Kiel
Arnold-Heller-Straße 3
24105 Kiel
Deutschland

PD Dr. med. Heike Hoyer-Kuhn
Uniklinik Köln
Klinik und Poliklinik für Kinder- und
Jugendmedizin
Kerpener Straße 62
50937 Köln
Deutschland

Prof. Dr. med. Elmar Joura
Medizinische Universität Wien
Währinger Gürtel 18–20
1090 Wien
Österreich

Dr. med. Bettina Löhrs
Klinikum Landshut
Frauenheilkunde
Robert-Koch-Straße 1
84034 Landshut
Deutschland

PD Dr. med. Laura Lotz
Universitätsklinikum Erlangen
Frauenklinik
Universitätsstraße 21–23
91054 Erlangen
Deutschland

Prof. Dr. med. Werner Mendling
Helios Universitätsklinikum Wuppertal
Deutsches Zentrum für Infektionen in
Gynäkologie und Geburtshilfe
Heusnerstraße 40
42283 Wuppertal
Deutschland

Prof. Dr. med. Peter Oppelt
Kepler Universitätsklinikum
Gynäkologie, Geburtshilfe und Gyn.
Endokrinologie
Krankenhausstrasse 7a
4020 Linz
Österreich

Dr. med. Constanza Anahí Pontones
Universitätsfrauenklinik
Endokrinologie und
Reproduktionsmedizin
Kinder- und Jugendgynäkologie
Universitätsstraße 21–23
91054 Erlangen
Deutschland

Prof. Dr. med. Tilmann Rohrer
Universitätsklinikum des Saarlandes
und Medizinische Fakultät der
Universität des Saarlandes
Klinik für Allgemeine Pädiatrie und
Neonatologie
Kirrberger Straße
66421 Homburg
Deutschland

Prof. Dr. med. Sabine Segerer
amedes MVZ Hamburg GmbH
Mönckebergstraße 10
20095 Hamburg
Deutschland

PD Dr. med. Michael Stephan
Medizinische Hochschule Hannover
Klinik für Psychosomatik und
Psychotherapie
Carl-Neuberg-Straße 1
30625 Hannover
Deutschland

Dr. med. Ingeborg Voß-Heine
Salzeichenweg 14
59602 Rüthen
Deutschland

Prof. Dr. med. Joachim Wölfle
Kinder- und Jugendklinik
Loschgestraße 15
91054 Erlangen
Deutschland

Abkürzungen

17-OHP	17-Hydroxy-Progesteron
ACTH	adrenocorticotropic hormone, Kortikotropin
AFP	Alpha-1-Fetoprotein
AGS	adrenogenitales Syndrom
AMH	Anti-Müller-Hormon
AUB	abnorme uterine Dauerblutung
BGB	Bürgerliches Gesetzbuch
ß-hCG	Beta-Untereinheit zum humanen Choriongonadotropin
BMI	Body-Mass-Index
BPA	Bisphenol A
CA	Cancer-Antigen
CAIS	complete androgen insensitivity syndrome; komplette Androgenresistenz
CALME	childhood asymmetric labium majus enlargement
CEA	karzinoembryonales Antigen
CED	chronisch-entzündliche Darmerkrankung
CMA	Chlormadinonacetat
CPA	Cyproteronacetat
CU-IUP	kupferhaltiges Intrauterinpessar
d	Tag
DEXA	dual energy X-ray absorptiometry
DHEA	Dehydroepiandrosteron
DHEA-S	Dehydroepiandrosteron-Sulfat
DMPA	Depot-Medroxyprogesteronacetat
DSD	differences of sex development; Variante oder Besonderheit der Geschlechtsentwicklung
EKG	Elektrokardiogramm
ESGE	European Society for Gynaecological Endoscopy
ESHRE	European Society of Human Reproduction and Embryology
FAI	freier Androgen-Index
FIGO	Federation Internationale de Gynecologie et dÓbstetrique
FSH	follikelstimulierendes Hormon
fT4	freies Thyroxin
GC-MS	Gaschromatografie-Massenspektrometrie
GC-MSMS	Gaschromatografie-Tandem-Massenspektrometrie
GnRH	Gonadotropin-Releasing-Hormon
gr.	griechisch
h	Stunde
Hb	Hämoglobin
hCG	humanes Choriongonadotropin
HDT	hormone development therapy; hormonelle Entwicklungstherapie
HIV	human immunodeficiency virus
HH	hypogonadotroper Hypogonadismus
HHG	Hypothalamus-Hypophysen-Gonaden
HPV	humane Papillomaviren
HRT	hormone replacement therapy; Hormonersatztherapie
HSV	Herpes-simplex-Virus
HWI	Harnwegsinfekt
ICD	International Statistical Classification of Diseases and Related Health Problems
ICSI	intracytoplasmatic sperm injection; intrazytoplasmatische Spermieninjektion
IGF-1	insulin-like growth factor 1
IGFBP-3	insulin-like growth factor binding protein 3
IU	international unit; internationale Einheit
IUP	Intrauterinpessar
IVF	In-vitro-Fertilisation
KEV	konstitutionelle Entwicklungsverzögerung
KHK	kombinierte hormonelle Kontrazeptiva
KKG	Kinderschutzgesetz

KOF	Körperoberfläche
KOK	kombinierte orale Kontrazeptiva
LDH	Laktatdehydrogenase
LH	luteinisierendes Hormon
LHRH	luteinisierendes Hormon Releasing-Hormon
MAS	McCune-Albright-Syndrom
mFGS	modifizierter Ferriman-Gallwey-Score
MRKH-Syndrom	Mayer-Rokitansky-Küster-Hauser-Syndrom
MRT	Magnetresonanztomografie
NAAT	Nukleinsäure-Amplifikationsmethode
NAT	Nukleinsäure-Amplifikationstest
NNR	Nebennierenrinde
NSAR	nicht steroidale Antiphlogistika
o. J.	ohne Jahr
OLG	Oberlandesgericht
OT	Ovarialtorsion
Pap	Papanicolaou-Karzinomdiagnostik
PCO	polycystic ovary
PCOS	polycystic ovary syndrome
PCS	Polymerase-Kettenreaktion
PEP	Postexpositionsprophylaxe
p. o.	peroral, per os
POF	premature ovarian failure
POI	prämature Ovarialinsuffizienz
PPP	periphere Pubertas praecox
SGB V	Fünftes Sozialgesetzbuch
SHBG	sexualhormonbindendes Globulin
SKM	sexueller Kindesmissbrauch
SSW	Schwangerschaft/Schwangerschaftswoche
StGB	Strafgesetzbuch
STI	sexually transmitted infections; sexuell übertragene Infektionen
TSH	thyroidstimulierendes Hormon
TSS	toxisches Schocksyndrom
u. a.	unter anderem
UTS	Ullrich-Turner-Syndrom
VCUAM	Vagina Cervix Uterus Adnex-associated Malformation
VSS	vertrauliche Spurensicherung
vWF	Von-Willebrand-Faktor
WH	Wachstumshormon
z. A.	zum Ausschluss
Z. n.	Zustand nach
ZNS	zentrales Nervensystem
ZPP	zentrale Pubertas praecox

Abbildungsnachweis

Der Verweis auf die jeweilige Abbildungsquelle befindet sich bei allen Abbildungen im Werk am Ende des Legendentextes in eckigen Klammern. Alle nicht besonders gekennzeichneten Grafiken und Abbildungen © Elsevier GmbH, München.

E1137-001	Shlomo, M. et al.: Williams Textbook of Endocrinology. Elsevier, 14. Aufl. 2020.
G1203	Banaschak, S., Madea, B.: Kindesmisshandlung. In: Madea, B.: Praxis Rechtsmedizin. Springer, 2. Aufl. 2007.
G657	Oppelt, P.G., Dörr, H.: Kinder- und Jugendgynäkologie. Thieme, 2015.
H273-002	Bonfig, W. et al.: Virilising adrenocortical tumours in children. In: European Journal of Pediatrics. Volume 162, Issue 9, Pages 623–628. Springer, Juni 2003.
L138	Martha Kosthorst, Borken
L141	Stefan Elsberger, Planegg
M1148	Prof. Dr. med. Peter Oppelt, Linz, Österreich
M1152	Prof. Dr. med. Tilmann Rohrer, Homburg
M1153	Dr. med. Ivonne Bedei, Gießen
M1154	Dr. med. Bettina Löhrs, Landshut
M1180	Dr. med. Francesca Navratil, Zürich.
M1181	Dr. med. Maren Goeckenjan-Festag, Dresden.
M453	Dr. med. Axel Valet, Herborn
S700	Sobotta-Archiv: Sobotta. Atlas der Anatomie des Menschen, div. Aufl., Elsevier Urban & Fischer
T1043	Dr. med. Stephanie Lehmann-Kannt, Homburg
W200	Bundesministerium für Familie, Senioren, Frauen und Jugend, Berlin

Inhaltsverzeichnis

1 Besonderheiten der kinder- und jugendgynäkologischen Sprechstunde

B. Delisle, (1.1–1.23) T. Rohrer, (1.24–1.35) I. Voss-Heine, (1.1–1.23)

Untersuchungstechniken

1.1 Welche (instrumentelle) Ausstattung benötigt eine kindergynäkologische Sprechstunde?

Die kindergynäkologische Sprechstunde sollte, wenn möglich, getrennt von der allgemeinen Sprechstunde durchgeführt werden. Sie erfordert viel Zeit und Ruhe. Die meisten Instrumente sind in der gynäkologischen oder pädiatrischen Praxis vorhanden. Die Untersuchung des Genitales eines Kindes kann auf einer normalen Untersuchungsliege erfolgen. Ein keilförmiges Kissen unter dem Gesäß kann die Untersuchung erleichtern. In der gynäkologischen Praxis kann auch der gynäkologische Stuhl oder eine Liege mit Beinhalterung verwendet werden. Auch eine Untersuchung auf dem Schoß der Mutter ist bei ängstlichen Kindern möglich. Wichtig sind eine gute Lichtquelle zur optimalen Ausleuchtung und eine Lupe zur Vergrößerung. Folgende Ausstattung ist für eine kindergynäkologische Untersuchung notwendig:

- Gutes Licht bzw. Kolposkop
- Utensilien für die Abstrichentnahme:
  - Sterile, isotone Kochsalzlösung
  - Schmale Abstrichtupfer
  - Urinkatheter für Frauen bzw. Kinder
  - Objektträger
  - Kulturmedien
- Handspiegel
- Lokalanästhesierende Creme oder Gel
- Estriol-Creme
- Ultraschallgerät

In spezialisierten Praxen sind auch Vaginoskope unterschiedlicher Größe und Länge mit einer Kaltlichtquelle und Vergrößerungslupe, eine Fasszange und ein Kolposkop, eventuell mit Fotoapparat zur besseren Sichtbarmachung und zur Fotodokumentation, sowie ein Mikroskop unentbehrlich.

Für eine kindergynäkologische Sprechstunde braucht man wenige diagnostische Geräte, dafür mehr Kenntnisse von den normalen (physiologischen) Abläufen.

1.2 Wie wird das äußere Genitale gegenüber Kindern bezeichnet?

Die Vulva, das äußere weibliche Genitale, ist eine oft unbekannte und unbenannte Region mit der Aura des Geheimnisses oder Verstecks. Das, worüber Frau nicht redet, wird bei kleinen Mädchen z.B. als „da unten", „zwischen den Beinen", „Mumu", „Pipi", „Pfläumchen", „Blümchen", „Döschen" oder „Löchl", bei erwachsenen Genitalien als „Muschi" oder „Möse", vulgär als „Fotze" oder, vermeintlich medizinisch (aber eigentlich inkorrekt) als „Scheide" oder „Vagina" bezeichnet.

Weiterführende Information

Beim Kontakt mit kleinen Kindern ist es hilfreich, zur Vertrauensbildung zunächst den von dem Mädchen oder in der Familie gebräuchlichen Namen für die Vulva zu verwenden, die vulvären Strukturen dem Mädchen und der Mutter mit dem Handspiegel zu demonstrieren und dann medizinisch richtig zu benennen.

„Weißt du, wir Ärztinnen sagen zu xxx Vulva. Die Vulva hat ganz viele Pölsterchen und Falten und die haben auch alle einen Namen."

Begriffe, die das Wort „Scham" beinhalten, sollten möglichst nicht mehr benutzt werden, da es nichts gibt, wofür sich ein Mädchen „da unten" schämen braucht.

Der Name Vulva ist lateinisch, abgeleitet aus dem indoeuropäischen *velu* = umrunden und bezeichnet den sichtbaren Teil der weiblichen Geschlechtsorgane. Die Vulva liegt zwischen Venushügel (Mons pubis) und Anus und wird seitlich begrenzt von den äußeren Labien. Sie ist der empfindlichste und zentrale Bereich des Lustempfindens. Dennoch kommt der Begriff Vulva in der Umgangssprache nahezu nicht vor und wird auch in Fachkreisen selten benutzt.

Dabei ist es ein **Erziehungsauftrag**, gerade die Vulva als Zentrum des weiblichen Lustempfindens von klein auf wertzuschätzen, zu pflegen und zu schützen. Dazu gehören anatomische Kenntnisse sowie eine klare, korrekte und positive Sprache zur Bezeichnung der Strukturen.

Bis heute fehlt das Bewusstsein für die Vulva noch immer. Anatomisch und textlich korrekte Darstellungen (▶ Abb. 1.1) in Lehrbüchern sind selten. In der Sexualaufklärung spielt sie keine Rolle. Frauen und Mädchen fehlt auch heute das Wissen über ihre genitale Anatomie und Physiologie. Viele Mütter, Mädchen und auch erwachsene Frauen haben keine genaue Vorstellung von ihrem äußeren Genitale, obwohl durch die weit verbreitete Intimrasur der Blick vermehrt auf diese Körperregion fällt.

Jede Vulva ist in ihrem Erscheinungsbild individuell und einzigartig. Ihr Aussehen hängt ab von der Genetik und den Geschlechtshormonen und verändert sich im Laufe des Lebens. Durch den Einfluss der Sexualhormone durchläuft die Vulva in der Pubertät tiefgreifende Veränderungen.

Die in den Medien und von der plastischen Chirurgie propagierte Darstellung als „geschlossene Tulpe", bei der die äußeren die inneren Labien bedecken, verfälscht die Realität und verunsichert viele junge Mädchen.

Für die Betreuung von Mädchen jeden Alters bedarf es einer positiven, respektvollen, klaren Sprache für die weibliche Anatomie und die Vorgänge im weiblichen Körper. Wenn die Sprache nicht stimmt, können Mädchen die Variabilität der Strukturen nicht richtig einschätzen, die faszinierenden Abläufe im eigenen Körper nicht wertschätzen und ihre individuellen Erfahrungen nicht einordnen oder kommunizieren.

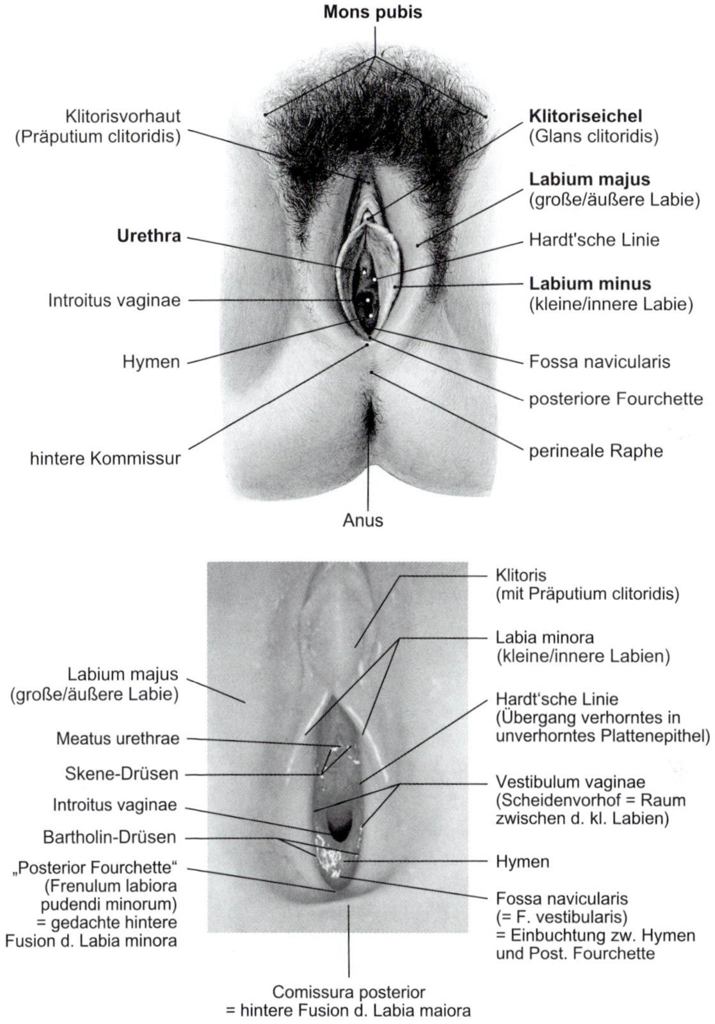

Abb. 1.1 Anatomie der Vulva [S700/T1043]

1.3 Wie wird ein Säugling untersucht?

Die heute obligate Inspektion des äußeren Genitales anlässlich der Neugeborenen-Untersuchung und der ersten U-Untersuchungen dienen dem Erkennen von sichtbaren Anomalien. Ein sichtbarer Fluor schließt eine Hymenalatresie aus. Eine Klitorishypertrophie (▶ Kap. 6.17, ▶ Kap. 6.18) als Hinweis auf eine mögliche Störung der Geschlechtsentwicklung sollte erkannt werden. Auch eine meistens nicht therapiebedürftige Verschlussstörung der Raphe perinei am Damm („perineal

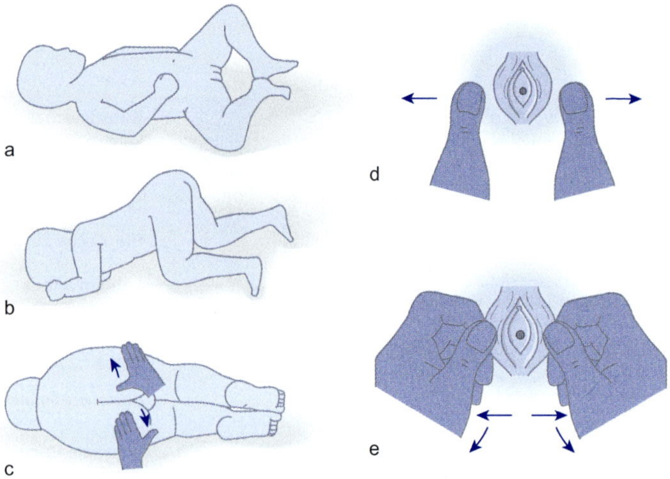

Abb. 1.2 Genitale Untersuchung von Säuglingen und Kleinkindern; a) Froschposition; b) Knie-Ellenbogen-Lage; c) Linksseitenlage; d = labiale Separation; e = labiale Traktion [G1203]

groove") sollte dokumentiert werden, da sie später zu Fehldiagnosen wie Narben etc. Anlass geben kann.

> Bei allen Neugeborenen sollte postpartal neben der Beurteilung des Allgemeinzustands auch die Anogenitalregion nach Separation und Traktion der äußeren Labien (▶ Abb. 1.2) von Hebamme und/oder Arzt betrachtet werden.

Zur Beurteilung von Vulvaproblemen in jedem Lebensalter ist es wichtig, mit der normalen Anatomie und deren Variationen im Kindesalter vertraut zu sein. Das Wissen um die Strukturen der Vulva ist auch essenziell, um die Intaktheit des äußeren Genitales bei Fragen sexueller Gewalterfahrung und zum Schutz von Mädchen gegen Genitalverstümmelung einzuschätzen – eine Aufgabe, die zunehmend Ärzten unterliegen wird.

Zur **Anamnese** gehören:

- Konsultationsgrund
- Bisherige Erkrankungen und Entwicklung
- Familien- und soziale Anamnese
- Sichten des Vorsorgehefts

Allgemeinstatus: Auch bei „isoliert genitalen" Fragestellungen/Beschwerden ist eine Gesamtinspektion des Mädchens mit Erfassung des Ernährungs- und Pflegezustands sowie möglicher Hinweise auf Gewalteinwirkung notwendig.

> Eine abdominale sonografische Untersuchung (▶ Kap. 1.25 ff.) gehört, je nach Fragestellung, dazu.

Untersuchung von Vulva und Anus

Die Vulva ist im Säuglingsalter bis zum Alter von ca. 2–3 Jahren östrogenisiert: in den ersten ca. 6 Lebenswochen durch Nachwirken der mütterlichen Östrogene, anschließend, in der sogenannten Minipubertät, durch eigene ovarielle Östrogenbildung.

Die Beurteilung der Vulva erfolgt im Säuglingsalter mit guter Beleuchtung auf einer Untersuchungsliege in der sogenannten **Froschposition,** bei der die Mutter die Beine abduziert und beugt. Durch vorsichtiges Auseinanderspreizen der Strukturen (**Separation,** ▶ Abb. 1.2) und leichten Zug an den äußeren Labien nach unten außen (**Traktion,** ▶ Abb. 1.2) eröffnet sich der Blick auf die genitalen Strukturen, die dann der Mutter/den Eltern gut erklärt werden können (▶ Abb. 1.2).

Weiterführende Information

In den ersten Lebenswochen steht das Genitale noch unter dem Einfluss der mütterlichen Östrogene. Diese Zeit eignet sich sehr, den Eltern die Anatomie der Vulva zu erklären. Hilfreich kann die Anwesenheit einer Helferin sein, die während der ärztlichen Untersuchung mit dem Kind kommuniziert und es ablenkt.

Der Introitus und das wulstige Hymen lassen sich gut demonstrieren. Viele Eltern vermuten das Hymen nicht am Vaginaleingang und wissen nicht, dass im Normalfall eine deutliche Hymenalöffnung besteht.

Es folgt eine Beurteilung der Vulva mit Beschreibung sichtbarer Veränderungen nach ihrer Lage im Uhrzeigersinn. Eine fotografische Dokumentation erleichtert die Verlaufskontrollen bei auffälligen Befunden und ist essenziell bei der Frage nach sexueller Gewalterfahrung.

PRAXISTIPP

Die Untersuchung eines Säuglings erfordert Ruhe. Sie sollte, wie immer bei kinder- und jugendgynäkologischen Untersuchungen, ohne Zwang (kein heftiges Festhalten!) erfolgen. Das östrogenisierte Genitale mit physiologischem Fluor ist manchmal nicht mit einem Blick zu beurteilen, sondern bedarf eines besonnenen Vorgehens.

Ein neuer Aspekt der Vulvabetrachtung besteht im **Schutz vor Beschneidung:** Bei Familien aus Ländern mit hohem Anteil an Mädchenbeschneidung (z. B. Ägypten, Äthiopien, Eritrea, Nigeria, Somalia, Sudan, Togo, Indonesien) sollte bei jeder Vorsorgeuntersuchung auch das weibliche Genitale inspiziert werden. Durch die Mitgabe des Schutzbriefs der Regierung werden die Eltern darüber informiert, dass weibliche Beschneidung in Deutschland eine Straftat mit großen Konsequenzen ist (▶ Kap. 1.12).

1.4 Wie wird ein Klein- oder Schulkind untersucht?

Zwischen dem Ende der „Minipubertät" und dem Beginn der Pubertät, also meist zwischen dem 2. und 8.(10.) Lebensjahr befinden sich Mädchen in der sogenannten **hormonellen Ruhephase,** es werden keine Sexualhormone gebildet, daher ist das Genitale besonders ungeschützt und empfindsam.

In der hormonellen Ruhephase sind vulvovaginale Beschwerden der häufigste Vorstellungsgrund. Gründe für die Störanfälligkeit des äußeren Genitales in dieser Phase sind:

- Nähe der Vagina zu Anus und Harnröhre
- Geringer Schutz durch die noch fettarmen und haarlosen äußeren Labien
- Östrogenmangel
- Basischer pH
- Ungünstige Miktionshaltung
- Ungenügende Hygiene
- Selbsterkundungsdrang

Mädchen in diesem Alter sind zunehmend kommunikationsfähig und sollten bei der Untersuchung die primären Ansprechpartnerinnen sein. In die Erhebung der Anamnese sowie in die Erklärungen vor und nach der Untersuchung sind sie aktiv einzubeziehen. Dabei ist das sich entwickelnde Schamgefühl zu berücksichtigen. Das Mädchen sollte spüren, dass es im Mittelpunkt steht und dass nur das gemacht wird, womit es einverstanden ist.

PRAXISTIPP

Mit dem Kind auf Augenhöhe zu sprechen und zu versuchen, sein Vertrauen zu gewinnen, kann die Untersuchung erleichtern, z. B. durch Fragen wie: „Warum kommst du zu mir? Wo tut es weh? Wo juckt es? Wie oft badest du? Gehst du schon in den Kindergarten? Wie heißen deine Freunde?“

Wenn Mädchen ängstlich sind und nicht antworten wollen, kann folgende Formulierung helfen: „Soll deine Mama erzählen? Sag aber bitte Bescheid, wenn sie etwas vergisst!“

Die meisten Mädchen erleben die Untersuchung, die weder schlimm ist noch wehtut, allenfalls als „komisch“, meistens aber ohne Angst mit Neugier und Spannung.

Ein „Nein!“ ist zu akzeptieren.

Nie sollten Kinder mit Zwang oder gegen ihren Willen durch Festhalten untersucht werden.

Bei Bedarf ist eine Folgekonsultation vorzubereiten und zu terminieren.

Die Untersuchung eines Kindes in diesem Alter erfordert Zeit, Geduld und eine möglichst kindgerechte Atmosphäre.

Zur **Anamnese** gehören:

- Konsultationsgrund
- Bisherige Erkrankungen und Entwicklung
- Familien- und soziale Anamnese
- Fragen zur Genitalhygiene
- Fragen zur Miktionsposition
- Sichten des Vorsorgehefts

Allgemeinstatus (▶ Kap. 1.3)

PRAXISTIPP

Die Untersuchung des äußeren Genitales erfolgt erst nach der Allgemeinuntersuchung. Eine abdominale sonografische Untersuchung (▶ Kap. 1.25) gehört je nach Fragestellung ebenfalls dazu.

Inspektion der Vulvo-Analregion

Kleinkinder können wie Säuglinge auf einer Untersuchungsliege mit guter Beleuchtung in der sogenannten Froschposition, bei der die Mutter die Beine abduziert und beugt, untersucht werden. Ganz ängstliche Mädchen können auch auf dem Schoß der Mutter, die auf einem (gynäkologischen) Stuhl sitzt, untersucht werden.

Kooperative Mädchen können auch in Steinschnittlage auf dem gynäkologischen Untersuchungsstuhl untersucht werden – nach vorheriger Demonstration des Stuhls und Erklärung der Sitzposition.

Durch vorsichtiges Auseinanderspreizen der Strukturen (Separation) und leichten Zug an den äußeren Labien nach unten außen (Traktion) eröffnet sich der Blick auf die genitalen Strukturen (▶ Abb. 1.2), die dann der Mutter/den Eltern und dem Mädchen mit einem Handspiegel gut erklärt werden können. Bei der Notwendigkeit eines vaginalen Abstrichs (▶ Kap. 1.7) ist die besondere Berührungsempfindlichkeit und Schmerzhaftigkeit des Hymenalsaums in der hormonellen Ruhephase zu berücksichtigen.

Weiterführende Information
Es ist hilfreich, einen erklärenden Flyer für eine kindergynäkologische Untersuchung zu entwerfen und Müttern bereits bei der Terminabsprache zur Vorbereitung des Kindes mitzugeben oder die Information auf der Praxishomepage zur Verfügung zu stellen.

Falls ein Mädchen eine Untersuchung konsequent ablehnt, ist dies ihm gegenüber wohlwollend und positiv zu kommentieren und ein neuer Termin zum weiteren Kennenlernen zu vereinbaren.

1.5 Wie wird eine Jugendliche untersucht?

Jugendliche befinden sich in Pubertät und Adoleszenz in einer sehr sensiblen Phase, in der körperliche, seelische und soziale Umbrüche stattfinden.

Präventive medizinische Betreuung durch Gynäkologinnen

Jugendliche brauchen Erwachsene mit Lebenserfahrung und Kompetenz, die sie in den Veränderungen der Pubertät und Adoleszenz begleiten. Nur Mädchen, die ihren Körper kennen und schätzen, können damit verantwortlich umgehen. Mädchen sollten die Möglichkeit haben, weibliches Körperwissen positiv und wertschätzend zu erwerben und sich mit den eigenen Veränderungen positiv auseinanderzusetzen.

Erwartungen von Mädchen an Frauenärzte sind:
- Zeit zum Zuhören
- Wertschätzung, ernst genommen werden
- Verschwiegenheit
- Professionalität
- Beratung, Begleitung, Beistand
- Vermittlung von Sicherheit
- Entscheidungshilfe

Für junge Mädchen bedeutet es auch heute noch eine große Überwindung, eine gynäkologische Praxis aufzusuchen, da dies mit Scham und Ängsten verbunden ist. An der gynäkologischen Praxis klebt die Angst vor dem Untersuchungsstuhl, der beängstigend klinisch und monströs anmutet, und vor den medizinischen Instrumenten. Zu viele negative Geschichten ranken sich um dieses Ereignis.

Der Gedanke an eine Untersuchung ruft große Schamgefühle hervor, verbunden mit dem Gefühl durch die Untersuchungsposition ausgeliefert zu sein. Mädchen fühlen sich bei einer nicht gut vorbereiteten Untersuchung durch eine fremde Person ihrer körperlichen Intimsphäre beraubt.

Idealerweise erfahren die Mädchen, dass sie in gynäkologischen Praxen eine Anlaufstelle für umfassende Information und Orientierungshilfe finden und dass es nicht primär um eine Untersuchung geht und diese oft auch gar nicht notwendig ist.

Das Gespräch im Vordergrund

Fragen zu Beschwerden bei der Menstruation, die Frage „Ist bei mir alles normal?“, aber auch Fragen zur Verhütung sind die häufigsten Konsultationsgründe jugendlicher Mädchen. Ob in einer Gruppe, zu zweit, mit Freundin, Mutter oder einzeln – immer steht das Gespräch mit dem Mädchen im Vordergrund.

Inhalte des **Basisgesprächs:**

- Moderation mit und Wertschätzung der Begleitperson
- Hinweis auf Schweigepflicht
- Klärung der Anrede: Du oder Sie
- Vieraugengespräch anbieten, mit der Bitte um Erlaubnis, intime und persönliche Fragen zu stellen
- Klärung des Konsultationsgrunds
- Klärung des allgemeinen Gesundheitszustands
- Orientierung zur gynäkologischen Entwicklung:
  - Menarche
  - Zyklusablauf, z. B. Länge, Blutungsstärke
  - Beschwerden
  - Verhütungsbedarf
- Eigene, familiäre, soziale Anamnese

In der Regel ist keine Untersuchung notwendig. Für viele Mädchen ist es entlastend, gleich zu Beginn des Gesprächs zu kommunizieren, dass zunächst nur ein Gespräch erfolgt und normalerweise beim Erstkontakt keine gynäkologische Untersuchung durchgeführt wird.

PRAXISTIPP

Das Gespräch steht im Vordergrund, Untersuchung nur bei Beschwerden

Wichtig ist, dass die jungen Mädchen sich ernst genommen fühlen und die Scheu vor der ärztlichen Autorität verlieren. **Über Eck zu sitzen** ermöglicht eine Kommunikation auf Augenhöhe, die nicht einschüchtert und genügend Distanz zwischen den Gesprächspartnern gewährt. Ausgewähltes Anschauungsmaterial kann bereitliegen und zum Gespräch hinzugenommen werden.

Eine weitergehende gynäkologische Untersuchung sollte nur erfolgen, wenn das Mädchen sie explizit wünscht, z. B. weil es „das“ endlich einmal hinter sich bringen möchte, oder wenn der Vorstellungsgrund sie erforderlich macht. Das Ausmaß der Untersuchung orientiert sich an der Fragestellung. Die Abklärung der Beschwerden und des Gesundheitszustands sollte gleichzeitig einen erklärenden Charakter haben.

Findet eine Untersuchung statt, sollte immer eine **Gesamtinspektion** mit Bestimmung von Größe, Gewicht und Erhebung der Tanner-Stadien durchgeführt werden.

Dabei ist auch auf den Ernährungs- und Pflegezustand, Verletzungen (Ritzen?), Hämatome und sonstige Besonderheiten wie Hauterkrankungen zu achten.

Die inspektorische und palpatorische **Untersuchung der Brust** ist indiziert bei Fragestellungen zur Brust und Brustbeschwerden.

Eine **Abdominalsonografie** kann bei Unterbauchschmerzen, unregelmäßigen Zyklen und der Frage „ob alles in Ordnung ist" sinnvoll sein (▶ Kap. 1.25).

Gynäkologische Untersuchung auf dem Untersuchungsstuhl

Ist eine Untersuchung notwendig, gilt es vorher abzuklären, ob Mädchen Tampons benutzen oder ob bereits Geschlechtsverkehr stattgefunden hat.

Vor und während der Untersuchung wird dem jungen Mädchen jeder Schritt erklärt und ihm immer wieder Zeit gelassen, sich einzulassen und somit in der Untersuchungsatmosphäre zu entspannen. Vulväre Strukturen können nach Abfrage, ob dies gewünscht wird, mit einem Handspiegel demonstriert werden.

Bei einer Untersuchung ist es selbstverständlich, dass Mädchen wie auch Frauen nie ganz unbekleidet sein sollten.

Abschließendes Gespräch

Im Anschluss an die jeweils notwendige Untersuchung sollte immer ein erklärendes Gespräch geführt werden. Dabei können auch die Gefühle des Mädchens bei der Untersuchung noch einmal kommuniziert werden.

Eventuelle Therapiemaßnahmen sind zu erläutern, Therapieanleitungen am besten schriftlich zu fixieren, da Mädchen in ihrer Aufregung nur einen Bruchteil des Gesprächs aufnehmen.

Folgetermine zur weiteren Begleitung werden angeboten.

> Mädchengerechte gynäkologische Betreuung erfordert Ruhe, Empathie und genaues Hinhören. Mädchen wissen oft nicht, dass sie auch „nur" für ein Beratungsgespräch die Praxis aufsuchen können.

1.6 Muss ein Erziehungsberechtigter bei der Untersuchung dabei sein?

> Nein! Mädchen können alleine kommen, auch zu einer eventuellen Untersuchung.

Minderjährige Mädchen kommen manchmal allein, oft in Begleitung der Mutter oder einer sonstigen Erziehungsberechtigten, einer Freundin oder auch des Freundes in die gynäkologische Praxis.

Bei der Behandlung Minderjähriger ist zwischen der Geschäftsfähigkeit und der Einwilligungsfähigkeit zu unterscheiden. Zudem ist die ärztliche Schweigepflicht zu berücksichtigen.

Die **Geschäftsfähigkeit** betrifft den Abschluss eines Behandlungsvertrags und damit den Vergütungsanspruch bei ärztlichen Leistungen (▶ Kap. 17.1).

Die **Einwilligungsfähigkeit** betrifft die Möglichkeit einer Patientin, die medizinische Maßnahme in Art, Bedeutung, Tragweite und Risiken zu erfassen und eine Entscheidung über Behandlung/Therapie zu treffen. Es gibt keine gesetzlichen Altersgrenzen bezüglich der Einwilligungsfähigkeit Minderjähriger (▶ Kap. 17.1, ▶ Kap. 17.7).

Weiterführende Information
Ist eine Minderjährige einwilligungsfähig, gilt auch die ärztliche Schweigepflicht.

Kommt ein Mädchen in Begleitung, kann, je nach Situation, nach einem allgemeinen Gespräch ein Vieraugengespräch angeboten werden, um unter Hinweis auf die Schweigepflicht Beschwerden und Fragen zu eruieren, die sonst vielleicht nicht angesprochen werden.

Eventuelle Untersuchungen orientieren sich an den Beschwerden und werden nur bei ausdrücklichem Wunsch des Mädchens unter Beachtung seines Schamgefühls im Beisein Dritter durchgeführt.

1.7 Wann und wie wird in der hormonellen Ruhephase ein vaginaler Abstrich durchgeführt?

Vulvitis und Vulvovaginitis gehören zu den häufigsten Konsultationsgründen in der kinder- und jugendgynäkologischen Sprechstunde. Essenziell für die weitere Diagnostik ist die **Anamnese:**

- Seit wann treten die Beschwerden auf?
- Gibt es Vorerkrankungen (Kinderkrankheiten, Krankheiten des Respirationstrakts, Verdacht auf Scharlach in der Familie, im Kindergarten oder in Schule, Neurodermitis oder atopische Disposition)?
- Werden noch Windeln getragen?
- Nässt das Kind nachts ein?
- Wie kommt das Kind mit der Körperhygiene zurecht?
- Wie sitzt es auf der Toilette?
- Gibt es Hinweise auf Masturbation?
- Welche bisherigen Behandlungsversuche fanden statt?

Nach Visualisierung des Introitus durch die Separations- und Traktionsmethode (▶ Kap. 1.4, ▶ Abb. 1.2e) wird mit einem sterilen, angefeuchteten Abstrichtupfer, einem dünnen Frauenkatheter oder durch Aspiration mit einem Katheter für Neugeborene ohne Berührung des äußeren Genitales oder des Hymens, Sekret aus dem hinteren Scheidendrittel gewonnen und in das Kulturmedium zur bakteriologischen Untersuchung eingebracht.

Bei Verdacht auf akuten sexuellen Missbrauch müssen Abstriche von Urethra, Vulva, Anus und intravaginale Abstriche entnommen werden (▶ Kap. 16.10).

Eine Abstrichentnahme von der Vulva zur mikrobiologischen Keimdifferenzierung ist beim präpubertären Mädchen in der Regel nicht zielführend, da in diesem Bereich eine Vielzahl an Haut- und Darmkeimen, die Bestandteil der normalen Mikroflora sind, erfasst werden. Im Kindesalter sind zur mikrobiologischen Keimdifferenzierung – wenn überhaupt – nur intravaginale Abstriche sinnvoll.
Für die Diagnostik der Vulvovaginitis (▶ Kap. 6.10) sind Abstriche nur bei Verdacht auf ß-hämolysierende Streptokokken der Gruppe A zu empfehlen.

1.8 Ab wann ist ein Pap-Abstrich zu entnehmen?

In Deutschland ist die Krebsfrüherkennung im SGB V geregelt. Frauen zwischen 20 und 35 Jahren haben Anspruch auf ein jährliches Screening mit Abnahme eines zytologischen Abstrichs (Pap-Abstrich). Früherkennung hat zum Ziel, Krankheit, Vorstufen von Krankheit oder Risikofaktoren für Krankheit frühzeitig zu erkennen und dann zu behandeln. Systematische Vorsorgeuntersuchungen (Screening) gesunder Menschen sollen nur dann angeboten werden,

- wenn sie nachweislich die krankheitsspezifische Mortalität oder Inzidenz senken,
- wenn die Vorteile und Risiken bekannt sind,
- wenn das Kosten-Nutzen-Verhältnis akzeptabel ist und
- sie den Betroffenen wenig belasten.

Das Zervixkarzinom wird zu 99,6 % durch humane Papillomaviren der High-Risk-Gruppe (HPV 16, 18, 45, 31) verursacht. Die Entstehung eines Zervixkarzinoms ist aber nicht der Regelfall, sondern eine seltene Folge einer High-Risk-HPV-Infektion.

HPV-Infektionen sind besonders im Jugendalter häufig und werden zu 90 % bei intaktem Immunsystem innerhalb von 12–18 Monaten eliminiert. Ein Screening in der Adoleszenz birgt das Risiko der Entdeckung von auffälligen Pap-Abstrichen, die sich von alleine zurückbilden. Ein auffälliger zytologischer Abstrich stellt eine unnötige psychische Belastung für die Jugendliche dar und führt gegebenenfalls zu unnötigen Kontrollen und Therapien.

Eine Ausnahme sind sexuell aktive Patientinnen mit Immundefekt oder unter Immunsuppression (HIV-positiv, Zustand nach Transplantation, Krebserkrankung, Langzeitsteroidtherapie bei chronischen Nieren- und Darmerkrankungen, Krankheitsgruppe des Lupus erythematodes). Bei ihnen besteht ein 5- bis 7-faches Risiko, eine persistierende HPV-Infektion und eine HPV-assoziierte, intraepitheliale Neoplasie zu entwickeln. Hier sollte bereits vor dem 20. Lebensjahr ein Pap-Abstrich erfolgen bzw. spätestens 3 Jahre nach Aufnahme der sexuellen Aktivität ein Pap-Abstrich abgenommen werden. Weitere Risikofaktoren für HPV-Persistenz sind: Rauchen, Verwendung oraler Kontrazeptiva über mehr als 5 Jahre, früher Beginn sexueller Aktivität, Koinfektion mit Herpes simplex oder Chlamydien.

Ein routinemäßiger Pap-Abstrich oder HPV-Testung ist bei Jugendlichen unter 20 Jahren nicht zu empfehlen!

1.9 Wann sollte eine Vaginoskopie durchgeführt werden?

Eine Vaginoskopie sollte gezielt bei ausgesuchten Indikationen, nur mit einem an eine Kaltlichtquelle angeschlossenen Vaginoskop, durch eine erfahrene Fachperson und gegebenenfalls in Sedierung durchgeführt werden. Eine Indikation ist der therapieresistente und/oder blutige Ausfluss. Die häufigste Ursache dafür ist ein vaginaler Fremdkörper. Diese können nicht immer mittels Ultraschall oder rektaler Palpation diagnostiziert werden (▶ Kap. 1.35).

Wenn weder durch Traktion und Separation der Labien, in Knie-Ellenbogen-Lage, per Palpation oder mittels Ultraschall ein Fremdkörper dargestellt werden kann, sollte bei therapieresistentem und/oder blutigem Ausfluss eine Vaginoskopie durchgeführt werden. Bei kooperativen Mädchen und erfahrener Untersucherin kann dies mit guter Vorbereitung in der Praxis klappen. In allen anderen Fällen empfiehlt sich eine Vaginoskopie in Sedierung.

Bei anhaltendem blutigem Fluor ist auch an einen (seltenen) vaginalen Tumor zu denken, der ebenfalls eine Vaginoskopie indiziert.

Rezidivierende Vulvovaginitiden und blutiger Fluor sind eine Indikation für eine Vaginoskopie.
Weitere Indikationen für eine Vaginoskopie sind:

- Traumatische Vaginalblutung mit Verdacht auf Vaginalverletzung
- Verdacht auf intravaginalen Fremdkörper
- Verdacht auf Tumor

Eine Vaginoskopie sollte nur durch eine diesbezüglich erfahrene Person durchgeführt werden.

1.10 Was ist bei Mädchen mit Migrationshintergrund zu beachten?

Die starke Zunahme von Flüchtlingen und Migranten stellt gerade die Gynäkologie, in der fachimmanent Scham- und Intimitätsgrenzen überschritten werden, vor neue Herausforderungen. Problem ist der klinische Alltag, der nur wenig Zeit lässt für kultursensible Auseinandersetzung bei oft mangelnden Sprachkenntnissen und niedriger Schulbildung.

Die Bedeutung der Körperlichkeit, der Scham und der Sexualität in anderen Kulturen ist bei der Betreuung von Migrantinnen zu beachten.

In vielen Kulturen (Islam, Buddhismus, ultraorthodoxes Judentum) ist z. B. die Menstruation Ausdruck von Unreinheit und „etwas Schlechtes“. Sexualität ist für das muslimische Leben ein Schlüsselthema, es prägt nachhaltig die islamische Ethik und Religionslehre. Vor allem in traditionell ausgerichteten Familien sind Töchter ihren Vätern und Müttern und Frauen ihren Männern Gehorsam schuldig. Familiäre Loyalität hat einen deutlich höheren Stellenwert als die staatliche Obrigkeit. Ehre ist ein zentraler Wert, Verletzungen der Ehre bedrohen die gesamte Familie.

Ein Drittel der Jugendlichen in Deutschland hat einen Migrationshintergrund.
Entscheidend für die Einstellung zu Liebe, Sexualität und Partnerschaft und das Informationsinteresse sind die Normen und Werte der Herkunftskultur sowie das Zugehörigkeitsgefühl zu diesen. 70 % der jungen Migrantinnen favorisieren moderne Lebensstile, die oft im Widerspruch zu den konservativen Werten der Familie und ihres Heimatlands stehen, woraus eine schwierige Ambivalenz entstehen kann.

Großer Aufklärungsbedarf

Viele Mädchen wissen wenig über biologische Zusammenhänge und Funktionsweisen. Für Mädchen muslimischer Herkunft ist die Absicherung und Bedeutung der Jungfräulichkeit bis zur Ehe auch bei eher modern erscheinenden Jugendlichen heute noch ein zentrales Thema. Wobei sie meist keine Vorstellung von der Anatomie haben, nicht wissen, wo das Hymen liegt, wie es aussieht und welche Variationsmöglichkeiten bestehen.

Das Thema Sexualität wird in Familien mit Migrationshintergrund je nach Herkunftsland unterschiedlich behandelt. Insbesondere in traditionell muslimischen Familien ist es häufig tabuisiert. Sexualität darf im Koran nur in der Ehe stattfinden.

Weder in den Schulen im Ursprungsland der Eltern noch in der Familie findet sexuelle Aufklärung statt. Junge Frauen werden oft ohne Wissen über Körperfunktion und Sexualität verheiratet. Frauen dürfen keine vorehelichen sexuellen Kontakte haben, Jungfräulichkeit ist religiös und gesellschaftlich ein Muss der unverheirateten muslimischen Frau. Die Ehre der Familie hängt daran.

20.000 Mädchen sind derzeit auch in Deutschland von einer Genitalverstümmelung bedroht (Terre des femmes o. J.). Häufig werden Besuche in den Ferien oder zu Festen in den Herkunftsländern dazu genutzt, auf gesellschaftlichen und/oder familiären Druck hin Beschneidungen auch bei größeren Mädchen und Jugendlichen durchführen zu lassen oder diese im Rahmen einer Zwangsverheiratung im Heimatland nachzuholen.

PRAXISTIPP

Bei Mädchen aus Herkunftsländern mit genitaler Mädchenbeschneidung sollte das Thema Genitalverstümmelung immer wieder **umfassend und proaktiv angesprochen** und erklärt werden, welche Gefahren eine Beschneidung birgt und dass und warum eine Beschneidung in Deutschland eine Straftat ist. Hilfsangebote sind zu vermitteln (▶ Kap. 1.13).

1.11 Sind Gynäkologen verpflichtet, auf Wunsch eine Bescheinigung über „Jungfräulichkeit“ auszustellen?

Der Begriff der Jungfräulichkeit ist ein kulturelles Konzept ohne medizinische Grundlage, er wird mit der Intaktheit des Hymens gleichgesetzt.

Jungfräulichkeit bedeutet per Definitionem sexuelle Unberührtheit.

Für Mütter und Mädchen muslimischer Herkunft ist die Absicherung und Bedeutung der Jungfräulichkeit bis zur Ehe auch bei eher modern erscheinenden Jugendlichen heute noch ein zentrales Thema. Immer noch hängt die Ehre der Familie von der Einhaltung dieser Norm ab.

Kleine Mädchen werden von Müttern nach akzidentellen Genitaltraumata vorgestellt. Jugendliche Mädchen kommen mit dieser Fragestellung oft in großer Sorge, um sich selbst zu entlasten oder sie kommen auf Drängen von Eltern oder Angehörigen.

Frauen und Mädchen haben dabei **keine Vorstellung von der Anatomie,** wissen nicht, wo das Hymen liegt (manche vermuten es weit oben in der Vagina), wie es aussieht (viele glauben, dass es bis zum ersten Koitus verschlossen ist) und welche Variationsmöglichkeiten bestehen. Zudem gibt es viele **Mythen,** wodurch das Hymen Schaden nehmen könnte: durch Sport, Tampons, Berührungen im Genitalbereich, sexuelle Praktiken wie Reiben des Penis im Genitalbereich, Analverkehr. Auch nach Geschlechtsverkehr hoffen manche Mädchen, dass das „Jungfernhäutchen“ intakt geblieben ist und sie weiterhin „Jungfrau“ sind.

Für die Untersuchung auf „Jungfräulichkeit“ gibt es keine medizinischen Standards und es gibt auch keine eindeutigen Kriterien für den Nachweis, ob Geschlechtsverkehr stattgefunden hat. Durch die Elastizität und Heilungstendenz des Hymens in der Pubertät kann eine vaginale Penetration stattfinden, ohne dass es zu nachweisbaren Hymenverletzungen kommt.

Bei Ratsuchenden besteht die feste Überzeugung, dass die Beschaffenheit des Hymens Auskunft über die Jungfräulichkeit geben kann.

Daher ist vor einer eventuellen Inspektion zu klären:

- Worin besteht das konkrete Anliegen und auf wessen Veranlassung wird die „Jungfräulichkeit“ angefragt?
- Gibt es konkrete Ängste?
- Gab es bereits sexuelle Kontakte? Welcher Art waren diese?
- Steht eine Heirat bevor?
- Wie ist die familiäre Situation?
- Ist das Leben des Mädchens bedroht?

Eine Untersuchung ist unter Abwägung der Konsequenzen für das Mädchen in jedem Einzelfall eine **individuelle Entscheidung,** auch die Formulierung einer eventuellen Bescheinigung.

Jeder Arzt muss entscheiden, ob er ohne sichere medizinische Grundlage eine Aussage mit weitreichenden Konsequenzen treffen möchte.

Weiterführende Information

Erzwungene Untersuchungen auf Virginität werden von der WHO als geschlechtsspezifische Gewalt verurteilt (World Health Organization 2018).

1999 wurde durch den türkischen Justizminister ein Gesetz erlassen, welches diese Untersuchung (außerhalb von Gerichtsprozessen wegen sexueller Gewalt) verbietet (Seyler 2009).

Am 17. Oktober 2018 veröffentlichten die WHO, UN Human Rights und UN Women eine Erklärung, in der die Abschaffung sogenannter „Jungfräulichkeitstests“ gefordert wird (World Health Organization 2018).

1.12 Wie erkennt man weibliche Genitalverstümmelung?

Weibliche Genitalverstümmelung ist eine schwere Menschenrechtsverletzung und in Deutschland eine Straftat nach § 226 a StGB.

Historie

Die weibliche Beschneidung wurde erstmals ca. 163 v. Chr. auf griechischem Papyrus in Ägypten erwähnt. Sie ist weniger durch Religion als durch Tradition begründet.

Gründe

Die Beschneidung gehört zur kulturellen Identität, sie symbolisiert das Bekenntnis zu Traditionen und Werten der Gesellschaft und wird mit der gesellschaftlichen Anerkennung der Rolle als Frau belohnt. Die Beschneidung soll die Jungfräulichkeit und damit die Ehre der Familie und auch nach der Migration die Treue zum Ehemann bewahren.

Häufigkeit

In Ägypten, Äthiopien, Eritrea, Nigeria, Somalia, Sudan und Togo wie auch in einigen Ländern des Mittleren Ostens (Indonesien) sind 70–98 % der Frauen beschnitten. Durch den Zuzug von Migrantinnen aus diesen Ländern lebten 2021 in Deutschland ca. 75.000 Frauen nach Beschneidung. 20.000 Mädchen sind von Beschneidung bedroht (Terre des femmes o. J.).

Gynäkologische Praxen werden häufig im Rahmen von Asylverfahren mit der Bitte konfrontiert, zu bescheinigen, ob eine Frau oder ein Mädchen eine Genitalverstümmelung erlebt hat.

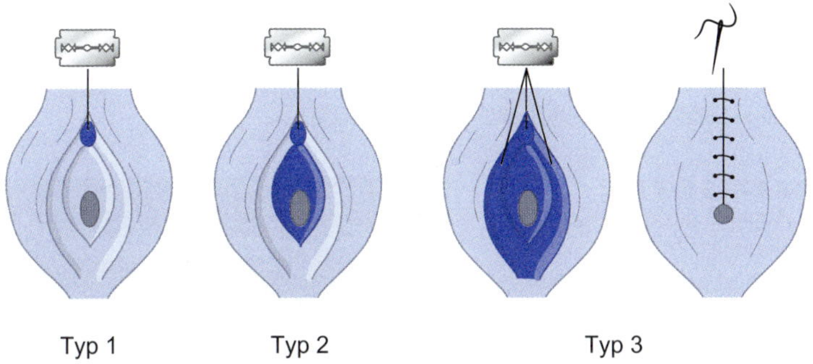

Abb. 1.3 Formen der weiblichen Genitalverstümmelung [L138]
Typ 1: Entfernung oder Verletzung von Klitoris und Klitorisvorhaut
Typ 2: Zusätzlich zu Typ I Teil- oder Komplettentfernung der inneren Labien (häufigste Form)
Typ 3: Komplettes äußeres Genitale entfernt und bis auf ein kleines Loch zugenäht („pharaonische Beschneidung", betrifft z. B. in Somalia 80 % von den insgesamt 98 % beschnittenen Frauen, Deutsche Welle o. J.)
Typ 4: Alle weiteren Arten wie Ätzen, Brennen, Scheuern oder Auftragen von nervenschädigenden Substanzen

Der Typ der Beschneidung (▶ Abb. 1.3) ergibt sich aus dem Vulvabefund. Verletzungen bei Typ 1 und 2 verheilen aufgrund der hohen Regenerationsfähigkeit des Gewebes oft sehr gut und es sind häufig nur feine, minimale Narben oder Strukturunregelmäßigkeiten nachweisbar, die Wissen um die anatomischen Variationen und genaues Hinsehen erfordern.

1.13 Wie können Mädchen vor Genitalverstümmelung geschützt werden?

Regelmäßige, genitale Untersuchung bei pädiatrischen Kontrollen

Wann immer möglich, z. B. bei den U-Untersuchungen der Pädiater, sollte das Genitale von Kindern inspiziert und dessen Anatomie gegenüber dem Mädchen selbst und den Müttern demonstriert und erklärt werden. Regelmäßige Befundkontrollen der Vulva zeigen, dass Veränderungen am Genitale nicht verborgen bleiben können.

Aufklärung

Für das Leben von Menschen anderer Kulturen in fremden Ländern ist das Festhalten an Traditionen eine wichtige Basis ihrer Identität. Um vielen dadurch gefährdeten Mädchen das Schicksal einer Beschneidung zu ersparen, ist es wichtig,

- Vertrauen aufzubauen,
- das Thema Beschneidung anzusprechen,
- Kenntnisse der Anatomie zu vermitteln,
- über die medizinischen Gefahren zu sprechen und
- sich als Ansprechpartnerin für Probleme und Fragen anzubieten.

Auch in Deutschland praktizieren illegale „Beschneiderinnen" und gibt es Ärzte, die dies gegen Entgelt vornehmen (Internationale Gesellschaft für Menschenrechte o. J.).

Die Bundesregierung hat einen Schutzbrief (▶ Abb. 1.4) als Flyer in bisher 16 Sprachen erstellt, der Mädchen und Eltern erklären soll, dass Beschneidung in Deutschland strafbar ist. Auch wenn sie im Ausland durchgeführt wird, droht den Eltern eine Haft von bis zu 15 Jahren. Auch kann ihnen die Einreise verweigert bzw. eine bestehende Aufenthaltserlaubnis entzogen werden.

PRAXISTIPP

Bei Eltern und Mädchen aus Herkunftsländern mit genitaler Mädchenbeschneidung sollte dieses Thema immer wieder sorgfältig und proaktiv angesprochen werden und erklärt werden, dass und warum eine Beschneidung in Deutschland eine Straftat ist. Das Genitale ist regelmäßig zu beobachten.

Bei Verdacht haben Ärzte die Möglichkeit, diesen dem **zuständigen Jugendamt** zu melden. Hilfestellung gibt die Empfehlung der Bundesärztekammer (2016).

Hilfe per Telefon ist 24 Stunden am Tag, kostenfrei und anonym in 18 Sprachen über das „Hilfetelefon – Gewalt gegen Frauen“ möglich:
08000 116 016
www.hilfetelefon.de

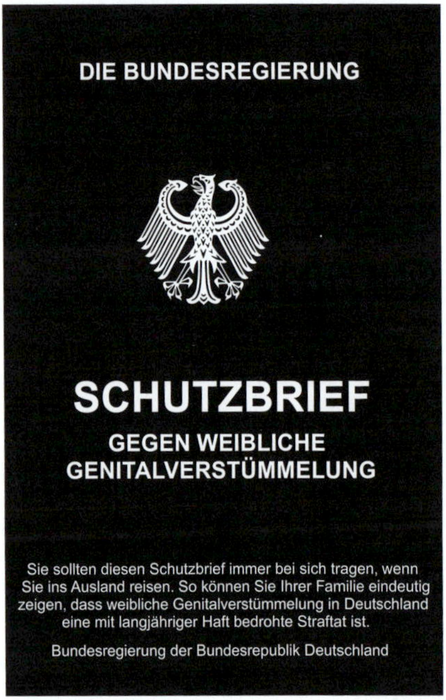

Abb. 1.4 Schutzbrief der Bundesregierung gegen weibliche Genitalverstümmelung [W200]

Harnträufeln und Harnwegsinfekte bei Mädchen und Adoleszentinnen

1.14 Was ist zu tun, wenn nach dem Toilettengang Urin „nachträufelt“?

„Meine Tochter ist eigentlich trocken, aber immer wieder ist die Unterhose mehr oder weniger nass, es riecht nach Urin und manchmal sind auch grünliche Streifen im Slip.“

Den meisten Fällen von Einnässen am Tag liegt eine funktionelle Ätiologie zugrunde, neurologische Dysfunktionen sollten ausgeschlossen sein. Postmiktionelles Nachträufeln weist auf einen vaginalen Reflux hin.

Anamnese

- Allgemein:
  - Bisherige Entwicklung?
  - Kürzliche, anderweitige Infekte?

  - Rezidivierende Harnwegsinfekte?
- Kontinenzanamnese:
  - Seit wann ist das Kind trocken?
  - Seit wann bestehen Probleme?
  - Gehen Tröpfchen oder größere Mengen ab?
- Miktionshaltung?
- Genitalhygiene?
- Sonstige vulväre Beschwerden (Jucken, Brennen, Schmerzen)?
- Besondere familiäre oder psychische Belastung?

Untersuchung

- **Gesamtkörperstatus:**
  - Größe, Gewicht
  - Tanner-Stadien (▶ Kap. 3.1)
  - Ernährungs- und Pflegezustand
  - Hinweise auf Gewalteinwirkung
- **Genitalstatus:**
  - Hygienezustand
  - Hinweise auf Smegma, Stuhlreste und/oder vaginalen Fluor
- Besonderheiten der Vulva:
  - Vulva-/Labiensynechie (▶ Kap. 6.5 ff.)
  - Hymen altus (▶ Kap. 6.20)
  - Verletzungen
- Gegebenenfalls **Urinanalyse** (▶ Kap. 1.15)
- Gegebenenfalls Vorstellung beim **Kinderurologen** zur weiteren differenzialdiagnostischen Abklärung

Ursachen

Vaginaler Reflux durch falsche Miktionshaltung: Setzen sich kleine Mädchen auf eine herkömmliche Toilettenbrille, so ist häufig das Gesäß die tiefste Stelle. Wenn sich der Urinstrahl im Lauf der Miktion abschwächt, besteht die Gefahr, dass sich Urin im Bereich des Introitus und der vorderen Vagina ansammelt. Bei adipösen Mädchen sowie bei der Miktion mit geschlossenen Beinen ist zudem der freie Ablauf gestört, der Urin wird in die Vagina gelenkt. Nach dem Aufstehen kommt es zum Ablauf des Resturins.

Harnabflussbehinderung durch Vulva- bzw. Labiensynechie oder Hymen altus: Verklebungen, meist der Vulvaränder (Vulvasynechie) oder der inneren Labien (Labiensynechie) sind ein häufiger Befund (▶ Kap. 6.5). Oft findet sich eine hintere, fast subtotale Synechie bis unterhalb der Klitoriseichel. Dabei kann der freie Harnabfluss behindert sein, es kommt zu partiellem Urinfluss in die Tasche hinter der Verklebung, was die Ursache für Harnträufeln oder rezidivierende Harnwegsinfekte sein kann. Ähnliches kann sich bei einem hochaufgebauten Hymen (Hymen altus, ▶ Kap. 6.20) ereignen.

Nicht ausreichende Intimhygiene, Vulvareizung: Die unspezifische Vulvitis oder Vulvovaginitis (▶ Kap. 6.8) ist eine häufige Ursache für feuchte, grünliche Sekretspuren in der Unterhose und kann somit ungewollten Urinabgang vortäuschen. Die Schweißdrüsen der Vulva produzieren viel Sekret, zusammen mit abgeschilferten Hautzellen, Urinresten und den lokalen Keimen bildet sich – insbesondere bei nicht ausreichender Intimhygiene (▶ Kap. 1.18; ▶ Kap. 1.19) – das typische, interlabiale Sekret (Smegma).

Richtige Miktionshaltung zur Vermeidung von vaginalem Reflux
Das Mädchen muss in aufrechter, entspannter Haltung sicher auf dem WC sitzen, sodass der Beckenboden gut entspannt ist. Die Schenkel sollten gespreizt und die Kniegelenke rechtwinklig gebeugt sein, die Füße sollten auf einem Hocker stehen, solange sie den Boden noch nicht erreichen. So sind die Hände frei zum Abputzen und werden nicht zum Festhalten an der Toilettenschüssel gebraucht.
Auch bei der Verwendung eines kindgerechten WC-Sitzes sollten die Füße auf einen Hocker aufgestellt werden können.
Eine Alternative stellt die Einnahme der „Pippi-Langstrumpf-Position" dar – mit Blick zur Wand bzw. zum Spülkasten, wobei die Beine automatisch weit gespreizt werden.

1.15 Wann ist eine Harndiagnostik notwendig?

Harnwegsinfekte (HWI) haben bei Kindern eine andere Bedeutung als bei Erwachsenen. Bei jungen Kindern mit fieberhaften Harnwegsinfekten ist eine Fehlbildung der ableitenden Harnwege oder ein vesikourethraler Reflux (VUR) auszuschließen. Infekte der unteren Harnwege gehen bei Kindern öfter als bei Erwachsenen in Infekte der oberen Harnwege über. Obere HWI führen öfter zu Bakteriämie, Urosepsis und Parenchymdefekten (Narben). Die Symptome und das Beschwerdebild einer HWI sind umso variationsreicher und unspezifischer, je jünger das Kind ist.

Neugeborene bis 3 Monate zeigen meist unspezifische Symptome wie Fieber, Berührungsempfindlichkeit, Trinkschwäche, Erbrechen, Durchfall, Lethargie.

Bei **Säuglingen und Kleinkindern < 2 Jahren** finden sich Fieber ohne sonstigen Fokus, Erbrechen, Diarrhö, Bauchschmerzen, auffällig riechender Urin.

Erst bei **Kindern > 2 Jahren** sind typische Beschwerden für eine Zystitis (Dysurie, Hämaturie, Harnretention, suprapubischer Schmerz, Harndrang, Enuresis) oder Pyelonephritis (hohes Fieber, Schüttelfrost, Flankenschmerz) zu erwarten.

Folgende Symptome sollten zu einer Urinuntersuchung auf Harnwegsinfektionen veranlassen (Gesellschaft für Pädiatrische Nephrologie und Arbeitskreis Kinder- und Jugendurologie in der Deutschen Gesellschaft für Urologie 2021):

- Fieber beim Säugling
- Fieber unklarer Ätiologie unabhängig vom Alter
- Unklare Gedeihstörung und/oder beeinträchtigter Allgemeinzustand beim Säugling
- Unklare Abdominalbeschwerden oder Flankenschmerzen
- Pollakisurie, Drangsymptomatik, neu auftretende Inkontinenz
- Miktionsbeschwerden
- Makrohämaturie

Bei jedem Fieber bei Neugeborenen und bei Fieber ohne Fokus über 39° über 48 Stunden bei Säuglingen und Kleinkindern sollte eine Harndiagnostik durchgeführt werden.

1.16 Wie wird eine Harndiagnostik durchgeführt?

Für die Urinuntersuchung ist eine korrekte Uringewinnung unerlässlich.

Die Gewinnung von **Mittelstrahlurin** nach Reinigung der Vulva mit Wasser und hautfreundlicher Seife oder mit einem Feuchttuch ohne allergene Substanzen, reicht **bei Kindern mit stabiler Blasenkontrolle** in der Regel aus. Dabei sollte das Intervall zwischen der letzten Miktion und dem Zeitpunkt der Uringewinnung möglichst lang sein, damit den in der Blase befindlichen Keimen genügend Zeit zur Vermehrung gegeben ist.

Eine kontaminationsfreie Uringewinnung ist **bei Kindern ohne Blasenkontrolle** deutlich schwieriger:

Nach gründlicher Reinigung und Abtrocknung der Vulva wird ein selbstklebender **Urinbeutel** befestigt. Unter Flüssigkeitszufuhr und Antriggern der Blase („Quick-Wee", siehe Kasten) kann die Miktion beschleunigt werden. Der Urin sollte sofort nach Gewinnung mit Urinteststreifen untersucht werden. Weil diese Methode häufig Kontaminationen oder falsch positive Befunde zeigt, **eignet sie sich nicht zur Gewinnung von Urin für eine Urinkultur.**

Beim **„Clean-catch"** wird das Kind nach Reinigung der Vulva (s. o.) mit entblößtem Genitale auf dem Schoß gehalten und nach dem Trinken die Spontanmiktion abgewartet. Kurz nach Einsetzen der Miktion wird der Urin mit einem sterilen Gefäß aufgefangen. Diese Methode soll falsch-positive Ergebnisse in lediglich 5 % erbringen. Die italienischen und britischen NICE-Guidelines empfehlen dieses Vorgehen als Standardmethode bei Säuglingen (Ammenti et al. 2012; Herreros et al. 2015; Schlager 2016).

PRAXISTIPP

„Quick-Wee"-Methoden: Die Miktion kann beim Säugling oder Kind ohne Blasenkontrolle nach vorherigem Trinken durch verschiedene Maßnahmen stimuliert werden:

- Suprapubische Kälteapplikation durch einen in kaltes Wasser getauchten Tupfer
- Zarte suprapubische Klopfbewegungen
- Wärmeapplikation durch Föhnen auf geringer Stufe

Katheterurin ist indiziert, wenn bei einem Säugling oder Kleinkind mit begründetem Verdacht auf eine Pyelonephritis für eine Urinkultur möglichst kontaminationsfreies Material benötigt wird.

Die **Uringewinnung durch suprapubische Blasenpunktion** ist indiziert bei Verdacht auf Pyelonephritis, wenn beim Katheterurin mit Kontamination durch Vulvaprobleme (Vulvovaginitis, Vulvasynechie, anogenitale Dermatitis) zu rechnen ist. Sie ist (nur) von erfahrenen Untersuchern durchzuführen.

Bei einem Säugling oder Kind mit nicht vorhandener Blasenkontrolle kann ein Beutelurin verwendet werden, um bei unauffälligem Befund eine HWI weitgehend auszuschließen. Für die Durchführung einer Urinkultur-Diagnostik sollte eine „Clean-catch"-Urinprobe oder Katheterurin oder Blasenpunktionsurin gewonnen werden.

Harnanalyse

Je nach Analyse wird der Urin hinsichtlich des Vorhandenseins von Blut, Leukozyten, Nitrit, Eiweiß und die Zahl uropathogener Bakterienkolonien in der Urinkultur beurteilt.

Urinteststreifen eignen sich zum Screening bei Verdacht auf HWI. Hier wird semiquantitativ und qualitativ auf Blut, Leukozyten, Nitrit und Eiweiß untersucht. Die Ergebnisse werden zusammen mit dem mikroskopischen Befund, der Anamnese und den klinischen Werten beurteilt.

Bei Säuglingen und Kindern erfolgt die **mikroskopische Untersuchung** im unzentrifugierten frischen Nativ-Urin.

> Der gleichzeitige Nachweis von Leukozyten und Nitrit macht eine HWI höchstwahrscheinlich, während das gleichzeitige Fehlen von Leukozyten und Nitrit eine HWI weitgehend – jedoch nicht hundertprozentig – ausschließt.
> In einer Studie bei Kindern erwiesen sich die konventionelle Mikroskopie und der Urin-Streifentest hinsichtlich der Sensitivität als gleichwertig.
> Die Erfassung einer Leukozyturie mit dem Urinteststreifen kann die Urin-Mikroskopie zum Nachweis von Leukozyten in der Praxis ersetzen.
> Kinder mit Verdacht auf HWI sollten einem Kinderarzt vorgestellt werden.

Indikationen für eine **Urinkultur mit Antibiogramm und Resistenzprüfung** sind:

- Je nach Abwägung bei Verdacht auf eine unkomplizierte Zystitis
- Immer bei Kindern mit Verdacht auf Pyelonephritis
- Vor Einleitung einer antibakteriellen Therapie

> Im Fall einer unkomplizierten Zystitis bei jugendlichen Mädchen kann auf die Urinkultur-Diagnostik nach sorgfältiger Abwägung verzichtet werden.

Jede Urinkultur sollte idealerweise aus einer frisch gewonnenen Urinprobe sofort oder spätestens innerhalb von (2-) 4 Stunden angesetzt werden. Bis dahin ist der Urin bei 2–8 °C aufzubewahren, um falsch hohe Keimzahlen zu vermeiden. Lange Kühlzeiten wiederum führen zu einer Keimreduktion und verfälschen daher ebenfalls das Ergebnis.

Bei der Einsendung von Urin sollten dem Labor die Art der Uringewinnung (Mittelstrahlurin, Clean-Catch-Urin, Katheterurin, Blasenpunktionsurin) und der Entnahmezeitpunkt des Urins mitgeteilt werden, um eine adäquate Interpretation der Kulturergebnisse (z. B. Keimzahlen, Mischkulturen) zu ermöglichen.

Intimhygiene

1.17 Sind Feuchttücher für die Intimpflege von Säuglingen geeignet?

In der Regel sollten bei jedem Windelwechsel die Urin- und Stuhlreste – auch zwischen den Labien – mit lauwarmem Wasser von vorne nach hinten entfernt werden. Danach sollten die Vulva und der Po trocken getupft werden.

Können dabei die Stuhlreste nicht komplett entfernt werden, können Feuchttücher oder Öltücher zu Hilfe genommen werden. Nach wie vor ist die Anwendung von Feuchttüchern umstritten, jedoch sind neuere Produkte, die einen pH-Puffer und gut verträgliche Konservierungsstoffe enthalten und alkohol- sowie duftstofffrei sind, unbedenklich für die Gesundheit des Säuglings.

Zu bedenken ist jedoch die Umweltbelastung durch Feuchttücher, da diese nicht biologisch abbaubar sind. Werden sie fälschlicherweise in der Toilette entsorgt, können sie in den Toiletten und auch in den Kläranlagen eine Verstopfung verursachen.

PRAXISTIPP

Die meisten Baby-Feuchttücher sind heutzutage frei von Schadstoffen und damit unbedenklich für die Reinigung von Säuglingen. Sie stellen jedoch eine deutliche Umweltbelastung dar.

1.18 Wie sollte sich ein Mädchen vor der Pubertät im Intimbereich waschen?

In der Regel genügt eine einmal tägliche sanfte Reinigung mit lauwarmem Wasser mit der Hand. Eine Reinigung mit einer pH-neutralen Waschlotion ist nur selten notwendig.

Nach jeder Miktion sollten die Urinreste trocken getupft und nach jeder Defäkation „von vorn nach hinten gewischt" werden – niemals vom Darmausgang in Richtung Intimbereich. Reicht die Trockenreinigung nicht aus, sollten Stuhlreste mit klarem, lauwarmem Wasser entfernt oder an der Haut haftende Stuhlreste mit einer fettreichen Salbe und sauberem Toilettenpapier gelöst werden. Zur Hautpflege, insbesondere bei Hauterkrankungen wie Lichen sclerosus oder Neurodermitis, können morgens zum Schutz der Haut Salben oder fetthaltige Cremes, die möglichst wenig Zusatzstoffe enthalten, aufgetragen werden. Grundsätzlich ist es wichtig, die Intimregion sauber, trocken und luftig zu halten.

Präpubertäre Kinder, insbesondere bei Neigung zu Vulvitiden, sollten angeleitet werden, sich täglich selbst mit der Hand im Intimbereich (auch zwischen den Labien) mit klarem, lauwarmem Wasser zu waschen.

1.19 Welche Intimpflege wird in der Pubertät empfohlen?

Viele Spezialprodukte zur Intimhygiene, z.B. feuchte Reinigungstücher, Seifen, Intimsprays und parfümiertes Toilettenpapier, sind verzichtbar, da sie der Haut Fett entziehen, die schützende Hautbarriere beeinträchtigen und zu Hautreizungen und Allergien führen können.

Außerhalb der Menstruationsblutung genügt in der Regel tägliches Waschen der Vulva mit klarem, lauwarmem Wasser um Ausfluss, Schweiß und die Kontamination mit Urin und Stuhl zu entfernen. Wichtig ist, alle Hautfalten von Smegma zu säubern. Bei Bedarf kann eine pH-neutrale Seife oder Waschlotion verwendet werden. Während der Menstruation kann mehrmaliges Waschen am Tag notwendig sein.

Die Vagina hat in der Geschlechtsreife von Natur aus einen selbstreinigenden Mechanismus, daher sollten Scheidenspülungen vermieden werden.

Zu langes und zu heißes Baden, vor allem mit Schaumbädern, sind besonders belastend für die Hautbarriere.

Beim Abtrocknen wird empfohlen, nicht zu rubbeln oder zu reiben, sondern die Wasserrückstände sanft abzutupfen. Nach dem Wasserlassen sollte die gesamte Vulva behutsam trocken getupft werden. Nach dem Stuhlgang sollten Kotreste mit weichem Toilettenpapier von der Scheide in Richtung Rücken gründlich entfernt werden.

Zur Hautpflege, besonders bei Hauterkrankungen wie Lichen sclerosus (▶ Kap. 6.1, ▶ Kap. 6.2, ▶ Kap. 6.3, ▶ Kap. 6.4) oder Neurodermitis, können Salben oder fetthaltige Cremes, die möglichst wenig Zusatzstoffe enthalten, empfohlen werden.

PRAXISTIPP

Vorsicht bei parfümierten Intimwaschlotionen! Sie können zu Hautirritationen und Kontaktallergien führen.

In allen Altersstufen muss die Intimregion sauber, trocken und luftig sein!

1.20 Gibt es Empfehlungen zur Intimrasur?

Aus hygienischer oder medizinischer Sicht ist eine Entfernung der Genitalhaare nicht notwendig. Es gibt verschiedene Methoden der Haarentfernung wie Intimrasur, Waxing, Sugaring oder Epilation.

Die häufigste Methode bei uns ist **die Nassrasur.** Vor der Nassrasur sollte die Haut mit einer pH-neutralen Waschlotion gereinigt werden. Mit einer scharfen Klinge sollte die Haut mit zwei Fingern gespannt und möglichst in Haarwuchsrichtung rasiert werden. Danach sollte mit klarem Wasser nachgespült und trocken getupft werden. Bei Bedarf kann eine Hautschutzsalbe aufgetragen werden.

Die Trockenrasur benötigt weniger Zeit, ist aber weniger gründlich und hinterlässt kleine Stoppeln. Bei Neigung zu eingewachsenen Haaren und Rasurbrand ist sie der Nassrasur vorzuziehen.

In muslimischen Ländern ist die häufigste Methode der Haarentfernung das Waxing oder Sugaring. In beiden Fällen werden die Haare mit der Wurzel entfernt. Diese Methoden sind schmerzhafter, aber von länger andauerndem Erfolg und zeigen weniger Komplikationen.

Wichtig ist, dass die zarte Haut im Bereich der äußeren Labien und des Mons pubis beim Enthaaren so wenig wie möglich strapaziert wird. Bei allen Methoden kann es zu einwachsenden Haaren, Mikroverletzungen und Follikulitiden kommen. Die Folgen sind Rötung, Brennen („Rasurbrand"), Papeln und Pusteln bis hin zu Abszessen. Der Haupterreger ist Staphylococcus aureus.

Das Risiko für kutane sexuell übertragbare Krankheiten (HPV, Herpes, Molluscum contagiosum, Syphilis) ist erhöht.

Bei Dermatosen im Vulvabereich (Neurodermitis, Psoriasis) sollte eine Intimrasur vermieden werden.

Nicht zu empfehlen sind Enthaarungscremes, da deren Inhaltsstoffe im Intimbereich eine Allergie oder Hautirritationen auslösen können.

Rasierklingen sollten regelmäßig gewechselt und auf keinen Fall von mehreren Personen verwendet werden.

1.21 Ab wann dürfen Mädchen Tampons benutzen? Sind Tampons gesundheitsschädlich?

Die Benutzung von Tampons hängt nicht vom chronologischen, sondern vom Reifealter ab. Sobald das Mädchen in die Geschlechtsreife kommt, ist das Hymen durch den Östrogeneinfluss ausreichend weit, weich und nachgiebig, sodass bei sachgerechter Anwendung ein Tampon eingeführt werden kann.

Ausnahme sind Hymenanomalien (Hymen bifenestratus, Hymen altus, Hymen punctatus, Hymen cribriformis, ▶ Kap. 6.20) und Hymenalsepten, die zu Problemen beim Einführen oder bei der Entfernung eines Tampons führen können. Deshalb ist bei Schwierigkeiten beim Einführen oder Entfernen eines Tampons die gynäkologische Abklärung anatomischer Besonderheiten sinnvoll.

Häufig sind jedoch die Unkenntnis über die Scheidentopografie bzw.-anatomie und die Angst vor Schmerzen der Grund für eine nicht erfolgreiche Tamponverwendung. Anatomische Modelle können hilfreich sein, um Mädchen die Anatomie ihres Genitales zu verdeutlichen.

Schmerzen bei der Tamponverwendung können auftreten, wenn der Tampon nicht weit genug eingeführt wurde oder wenn ein Tampon ohne Blut- oder Flüssigkeitsbenetzung entfernt wird und die Vagina dadurch austrocknet.

Wird ein Tampon über mehrere Tage vergessen, kann es zu Unterleibsschmerzen und zu übelriechendem, blutigem Ausfluss kommen. In der Regel führt dies nicht zu einer Unterleibsinfektion.

Eine Besonderheit stellt das **menstruationsassoziierte toxische Schocksyndrom** (TSS) dar. Das TSS ist eine sehr seltene, durch das Toxin von Staphylococcus aureus oder Streptococcus pyogenes verursachte, lebensbedrohliche Erkrankung. Das menstruationsassoziierte TSS wird durch das TSS-Toxin 1 (TSST-1) von Staphylococcus aureus verursacht und tritt vor allem bei intravaginalem Menstruationsschutz (Tampon oder Menstruationstasse) auf, wenn das Mädchen oder die Frau noch keine TSST-1-Antikörper besitzt. Etwa 80 % der Mädchen haben bei der Menarche TSST-1-Antikörper und sind nicht gefährdet.

Bei jungen Mädchen mit plötzlichem Fieber, Ausschlag und Hypotonie sollte an das menstruelle TSS gedacht werden!

1.22 Kann es durch Tampons zur „Defloration" kommen?

Dem Duden nach bedeutet „Defloration" *Beenden der weiblichen Jungfräulichkeit* (Dudenredaktion 2020, S. 339). Fälschlicherweise wird dies mit einer Verletzung bzw. einem „Einriss" des Hymens gleichgesetzt.

Das Hymen ist während der Geschlechtsreife eine elastische Schleimhautfalte am Vaginaleingang mit einer Öffnung, durch die der natürliche Fluor und das Menstruationsblut abfließen können. Diese Öffnung zeigt vielfältige Variationen und ist normalerweise so dehnbar, dass ohne Probleme ein Tampon eingeführt werden kann, ohne dass es zu Einrissen kommt.

1.23 Was ist von Menstruationstassen zu halten?

Immer mehr Jugendliche und junge Frauen verwenden Menstruationstassen (moon cups), vor allem mit der Idee des Umweltschutzes (weniger Verpackungsmüll, Wiederverwendbarkeit). Inzwischen gibt es diese in vielen Größen und Formen in den meisten Apotheken und Drogeriemärkten. Bei der Verwendung der richtigen Größe ist ein sicherer Auslaufschutz gewährleistet. Werden die empfohlene Liegedauer (4–8 Stunden) und die richtige Hygiene eingehalten – Hände vor und nach dem Einsetzen waschen, Tassen regelmäßige auswaschen und desinfizieren – besteht kein erhöhtes Infektionsrisiko. Beim Einsetzen werden Menstruationstassen gefaltet und vor dem Muttermund platziert. Beim Entfernen ist zunächst der Unterdruck zu beseitigen. Wichtig sind anatomische Kenntnisse. Bei Mädchen, die noch keinen Geschlechtsverkehr hatten, ist die Anwendung theoretisch möglich, aber an der praktischen Umsetzung fehlt es oft. Ob die Tassen in ökologischer (weniger Umweltbelastung) und ökonomischer (weniger Kosten) Hinsicht Vorteile bringen, wird noch diskutiert.

PRAXISTIPP

Menstruationstassen können unbedenklich empfohlen werden. Der richtige Gebrauch muss geübt werden.

Ultraschall

1.24 Wann ist ein Ultraschall notwendig?

Eine Untersuchung ist nur so gut wie die Fragestellung, welche die Untersuchung beantworten soll. Um Ultraschalluntersuchungen zielgerichtet einzusetzen und Normalbefunde einordnen oder Pathologien gezielt erkennen zu können, ist ein grundlegendes Verständnis von Physiologie, Anatomie, Pathophysiologie und Pathologie unerlässlich.

Eine zentrale Fragestellung bei der Beurteilung des Uterus lautet beispielsweise: **Ist der Uterus infantil oder pubertär?**

In Ergänzung zur körperlichen Untersuchung mit Bestimmung der Tanner-Stadien hilft der Ultraschall, den Reifegrad der inneren Genitalien zu beurteilen.

Fragestellungen an die Beurteilung der Ovarien können beispielsweise sein: **Gibt es bei einem pubertären Ovar Follikel? Sind beide Ovarien noch infantil?**

Mögliche Symptome und klinische Fragestellungen, die Anlass zur Sonografie der Brust geben, sind unter anderem der Nachweis eines Brustdrüsenkörpers, Raumforderungen oder Entzündungen.

Typische Krankheitsbilder, bei denen der Ultraschall eingesetzt wird, sind in der Kinder- und Jugendgynäkologie unter anderem:

- Pubertas praecox (▶ Kap. 3.21 ff.; ▶ Kap. 3.18)
- Pubertas tarda (▶ Kap. 3.28)
  - genitale Fehlbildungen (▶ Kap. 7)
- Hirsutismus
- Polyzystisches Ovar-Syndrom (PCOS, ▶ Kap. 1.29, ▶ Kap. 11.6)
- Frage nach Raumforderungen (▶ Kap. 8)
- Variante oder Besonderheit der Geschlechtsentwicklung (▶ Kap. 13) (Hoffmann, Haber und Gaßner 2018).

1.25 Wie wird im Kindesalter ein Ultraschall des inneren Genitales durchgeführt?

Die Untersuchung des inneren Genitales erfolgt im Kindes- und Jugendalter **transabdominell in Rückenlage bei gut gefüllter Blase.** Die transabdominale Untersuchungstechnik zeichnet sich durch eine hohe Akzeptanz aus und ist mit modernen Geräten qualitativ ausreichend für die meisten Fragestellungen im Kindes- und Jugendalter. Die transvaginale Sonografie sollte hingegen erst jenseits der Pubertät und nach bereits erfolgtem Geschlechtsverkehr eingesetzt werden (Hoffmann, Haber und Gaßner 2018).

PRAXISTIPP

Eine gute Blasenfüllung ist unerlässlich für die gründliche Beurteilung der inneren Genitalien bei transabdominalem Ultraschall, denn die gefüllte Harnblase verdrängt den Darm und somit etwaige Luftüberlagerungen und sie stellt eine hervorragende Wasservorlaufstrecke dar.

Eltern, Kinder und Mitarbeitende sensibilisieren:

- Kinder mit Harndrang direkt der Ultraschalluntersuchung zuführen, wenn eine Sonografie geplant oder wahrscheinlich ist.
- Bei leerer Harnblase: das Kind trinken lassen und 45–60 Minuten später untersuchen. Dann gelingt in der Regel eine überlagerungsfreie Ultraschalluntersuchung.

Suprapubischer Längsschnitt (Sagittalebene): Hier liegt der Uterus dorsal der Harnblase und weist eine tubuläre Form auf, die in Abhängigkeit von der Pubertätsentwicklung charakteristisch ist (▶ Abb. 1.5, ▶ Abb. 1.9, ▶ Abb. 1.11).

Suprapubischer Querschnitt (Axialebene): Hier stellt sich der Uterus als rundliches oder quer-ovales Organ dar (▶ Abb. 1.6, ▶ Abb. 1.10, ▶ Abb. 1.12). Durch Schwenken des Schallkopfs nach kranial lassen sich die Tuben darstellen, je nach Lage kommen auch beide Ovarien zur Darstellung (▶ Abb. 1.7). Die Ovarien sind im Längs- und Querschnitt länglich geformt (▶ Abb. 1.8).

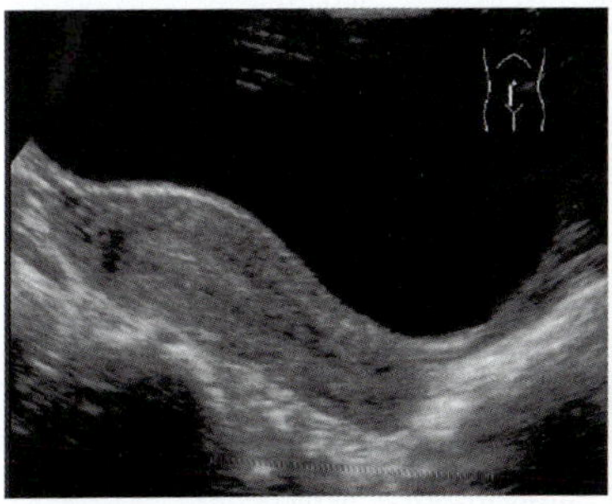

Abb. 1.5 Pubertärer Uterus, sagittal mit Endometriumreflex [M1152]

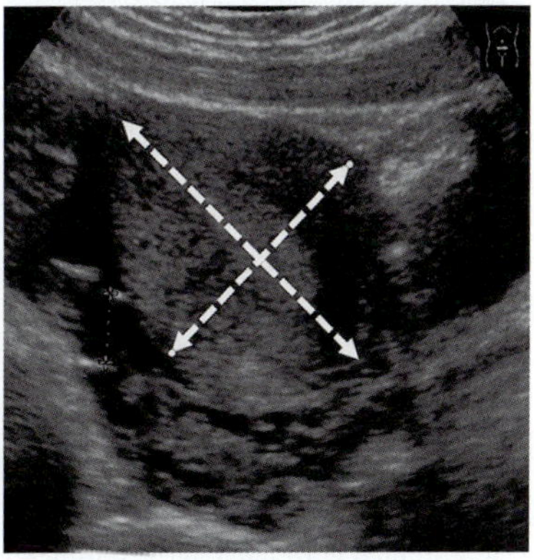

Abb. 1.6 Pubertärer Uterus, axial mit Endometriumreflex [M1152]

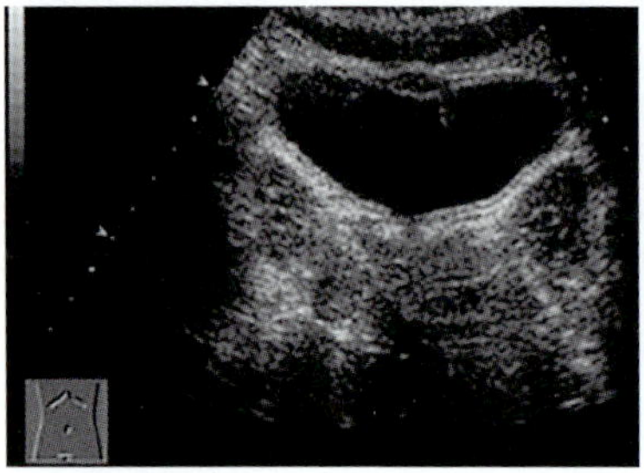

Abb. 1.7 Beide Ovarien retrovesikal darstellbar [M1152]

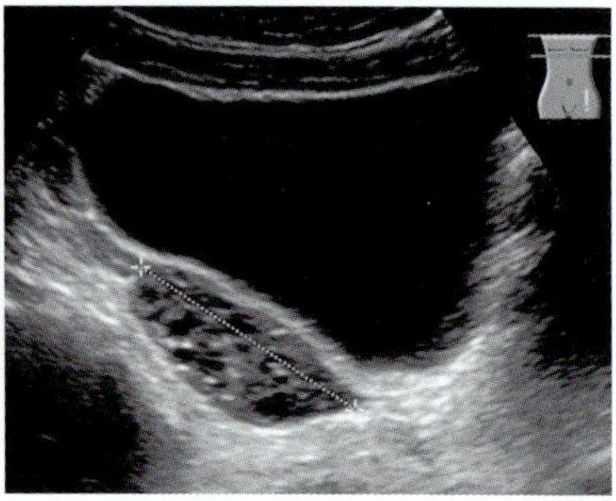

Abb. 1.8 Linkes Ovar, sagittal: länglich-ovale Form mit physiologischen Follikeln [M1152]

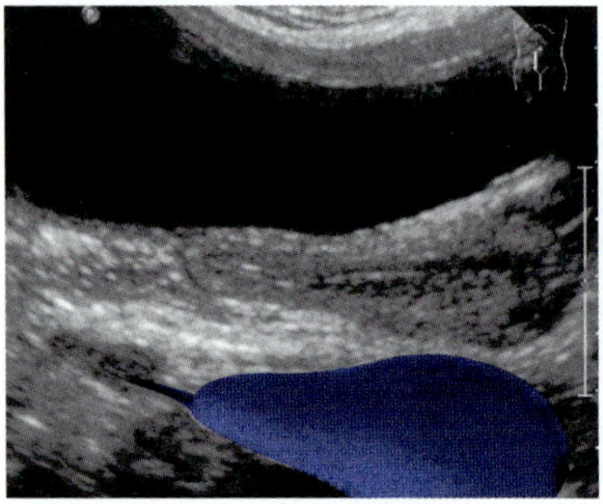

Abb. 1.9 Neonataler Uterus, sagittal: umgekehrte Birnenform [M1152]

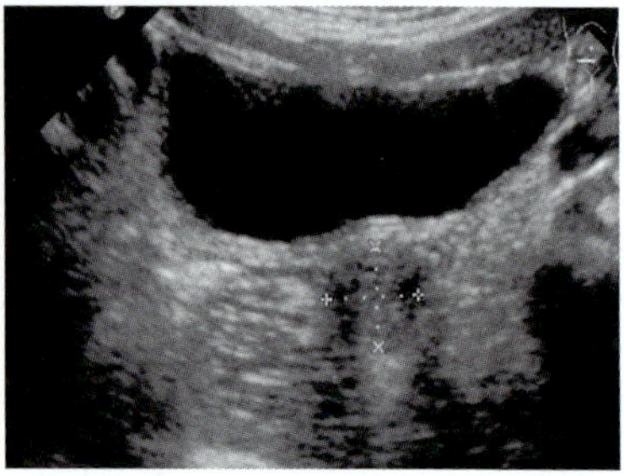

Abb. 1.10 Neonataler Uterus, axial [M1152]

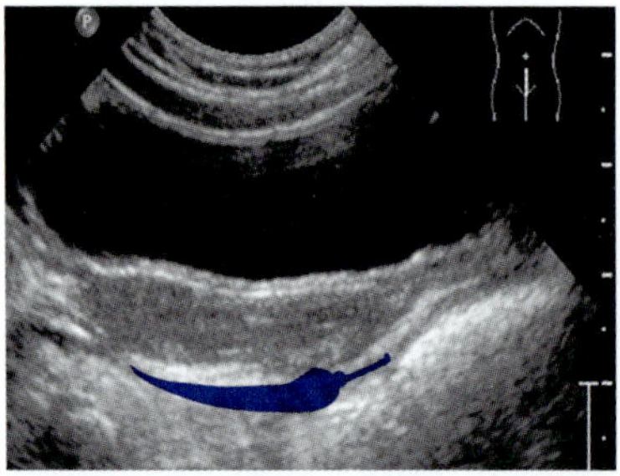

Abb. 1.11 Infantiler Uterus, sagittal: schmale Sichel- oder Peperoni-Form [M1152]

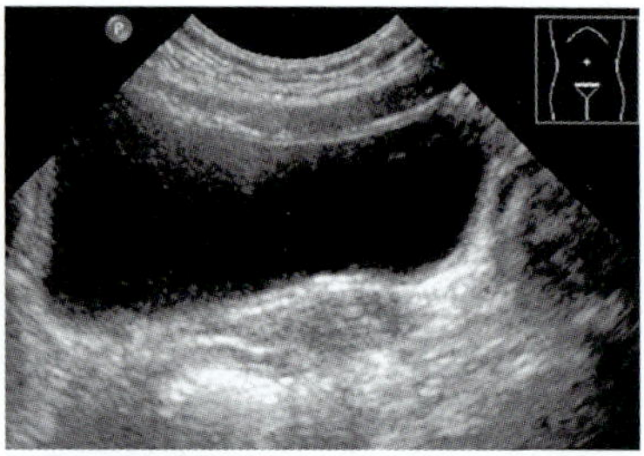

Abb. 1.12 Infantiler Uterus, axial [M1152]

Die **Messung von Uterus und Ovarien** erfolgt in der jeweils größten Ausdehnung im Längs- und Querschnitt:

- Längsschnitt: Länge messen (maturer Uterus ohne Zervix)
- Querschnitt: Tiefe und Breite messen.

Das Volumen wird nach der vereinfachten Ellipsoidformel berechnet:

$$\text{Volumen} = \text{Länge (a)} \times \text{Breite (b)} \times \text{Tiefe (c)} \times 0{,}5$$

Tab. 1.1 Mittlere Volumina für Uterus und Ovarien (modifiziert nach Haberer und Meyer 1994)

Entwicklungsphase	Neonatal	Infantil (B1)	Praemenarchal (B2–B3)	Menarche (B3–B4)	Postmenarchal (B5)
Uterusvolumen (ml)	3,5	1	≥ 3	15	25
Ovarvolumen (ml)	ca. 1	1–2	2–4	4–6	8

Normalbefund des Uterus

1.26 Wie groß darf ein kindlicher Uterus sein?

Der Uterus durchläuft charakteristische Entwicklungsstufen. Seine Größe ist in Normwerttabellen publiziert (▶ Tab. 1.1) (Haberer und Meyer 1994).

Neugeborenenalter: Der Uterus ist umgekehrt birnenförmig und relativ groß. Das Corpus-Zervix-Verhältnis beträgt ca. 1:2,5. Durch plazentare Stimulation kann ein echoreiches Endometrium darstellbar sein. Volumina bis 8 ml sind normal und werden erst in der Pubertät wieder erreicht (Länge bis 5 cm, Durchmesser bis 2 cm; ▶ Abb. 1.9, ▶ Abb. 1.10).

Hormonelle Ruhephase: Der Uterus verkleinert sich und nimmt eine schmale Sichel- oder „Peperoni"-Form an. Das Corpus-Zervix-Verhältnis liegt bei etwa 1:1; Volumen < 2 ml (Länge 2–3 cm, Durchmesser 1–1,5 cm; ▶ Abb. 1.11, ▶ Abb. 1.12).

Pubertät: Der Uterus wächst vor allem im Corpusbereich, weist eine „Birnenform" auf, das Corpus-Zervix-Verhältnis beträgt ≥ 2:1 (Länge bis 5–8 cm, Durchmesser bis 3,5 cm; ▶ Abb. 1.6, ▶ Abb. 1.7). Bei geringer Blasenfüllung knickt der Corpus gegenüber der Zervix (Anteversio) und die Zervix gegenüber der Vagina (Anteflexio) ab.

Mit zunehmender Blasenfüllung richtet er sich auf bis zur gestreckten Lage. Ein Abnicken nach dorsal (Retroflexio bzw. Retroversio) findet sich bei ca. 10 % der Frauen als Normvariante.

> Bei einem pubertären Uterus erwartet man ein Volumen ≥ 3 ml, wobei die Beurteilung der Form relevanter ist als die Messung des Volumens.

1.27 Ab welcher Uterusgröße ist mit der Menarche zu rechnen?

Im Mittel ist ab einer Uteruslänge von 55 mm und einem Volumen > 15 ml mit einer uterinen Blutung zu rechnen (Buck 2002).

Befunde der Ovarien

1.28 Müssen Ovarialzysten kontrolliert werden?

Die Darstellung von Follikeln bis 9 mm ist in jedem Alter normal. Ovarialzysten sind häufig sonografische Zufallsbefunde.

Sonografische Kriterien von Ovarialzysten sind:

- Scharf begrenzte, echofreie Raumforderungen, die oft weitere kleine Zysten enthalten („Tochterzysten", ▶ Abb. 1.13)
- Intraabdominelle Lage im kleinen Becken und Abdomen bis zum Oberbauch
- Wechselnde Lage im Verlauf

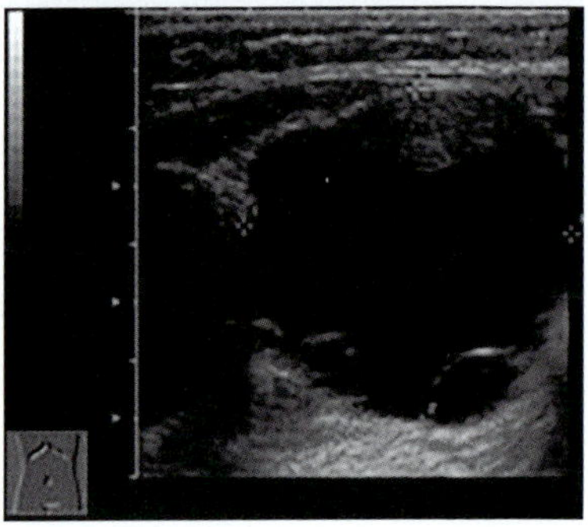

Abb. 1.13 Einfache, echofreie Ovarialzyste mit kleinen Zysten innerhalb der Ovarialzyste [M1152]

Unterschieden werden

- nach Größe: Mikrozysten und Makrozysten,
- nach Anzahl und Anordnung: multizystische und polyzystische Ovarien, und
- nach Echotextur: einfache (unkomplizierte) und komplexe (komplizierte) Zysten (▶ Tab. 1.2).

Echogenes Material innerhalb der Zyste mit beweglichem Sediment und eine verdickte Zystenwand sprechen für eine stattgehabte Ovarialtorsion beim neonatalen Ovar oder für eine eingeblutete Zyste, deren Inhalt sich im Verlauf resorbiert (▶ Kap. 1.33).

Neonatale Ovarialzysten < 2 cm Durchmesser sind bei 90 % der Neugeborenen darstellbar und physiologisch. Sie müssen nicht kontrolliert werden (Brandt et al. 1991; Khong et al. 2003).

Klinisch relevante größere Zysten (> 5 cm Durchmesser) sind deutlich seltener (ca. 1:2.500 (Bryant und Laufer 2004; Sakala, Leon und Rouse 1991).

Innerhalb von 3 Monaten bildet sich die Hälfte spontan zurück, im 1. Lebensjahr sind es ca. 75 % (Luzzatto et al. 2000).

Kontrolle asymptomatischer neonataler Ovarialzysten (> 2 cm): direkt postpartal (1.–3. Lebenstag), nach 4 Wochen sowie alle 3 Monate bis zum Ende des 1. Lebensjahrs (Garten, Schmid und Degenhardt 2008).

1.29 Wie ist ein polyzystisches Ovar zu erkennen?

Polyzystische Ovarien: Bis zu 8 Jahre postmenarchal findet sich häufig eine PCO-Morphologie nach Rotterdam-Kriterien, daher ist die Ultraschalldiagnostik für die Diagnose eines PCOS (▶ Kap. 11.6) in der Adoleszenz nicht geeignet (Al Wattar et al. 2021).

Sonografische Kriterien sind:

- Vergrößerung des Ovars (Länge > 3,5 cm bzw. Volumen > 10 ml) und/oder
- Viele (je nach Definition 10–20) randständige mikrozystische Follikel < 10 mm, die perlschnurartig um ein echogenes Stroma liegen (▶ Abb. 1.14a).

Im Gegensatz hierzu sind multizystische Ovarien mit normaler Größe des Ovars und gleichmäßiger Verteilung der Follikel im Ovar ein Normalbefund (▶ Abb. 1.14b).

Tab. 1.2 Sonografische Terminologie von Ovarialzysten

Kriterium	Terminus	Befund
Durchmesser	Mikrozysten	< 10 mm
	Makrozysten	≥ 10 mm
Anzahl	multizystisch	5–11, unregelmäßig verteilt
	polyzystisch	≥ 10–20 (je nach Definition), randständig „perlschnurartig“
Echotextur	einfach (unkompliziert)	echofrei, glatt begrenzt
	komplex (kompliziert)	Septierung, Binnenechos, Sediment-/Spiegelbildung

1.30 Wann müssen Ovarialzysten operiert werden?

Die wesentlichen **Komplikationen** bei **neonatalen Ovarialzysten** sind:

- Ovarialtorsion
- Perforation mit freier Flüssigkeit bis hin zur Peritonitis und akutem Abdomen
- Mechanischer Ileus, z. B. durch die Größe der Zyste, Volvulus oder Adhäsionen

Eine **Operationsindikation** kann gegeben sein bei

- Zystendurchmesser > 5 cm und häufig wechselnder Lage bei Neugeborenen,
- Zysten > 10 cm bei Adoleszentinnen,
- doppelseitigen Ovarialzysten,
- nicht echofreiem Zysteninhalt,
- fehlender Rückbildung und
- Vorhandensein klinischer Symptome, z. B. akutes Abdomen (Chiaramonte, Piscopo und Cataliotti 2001; Luzzatto et al. 2000; Mizuno et al. 1998).

Asymptomatische **pubertäre Zysten** beobachtet man durchaus 6 Monate und länger, da diese sich häufig spontan zurückbilden (▶ Kap. 8).

1.31 Gibt es bei Ovarialzysten sonografische Kriterien für die Dignität?

Bei der Abklärung komplexer Ovarialzysten sind ovarielle Tumoren (▶ Kap. 8.7) differenzialdiagnostisch in Betracht zu ziehen.

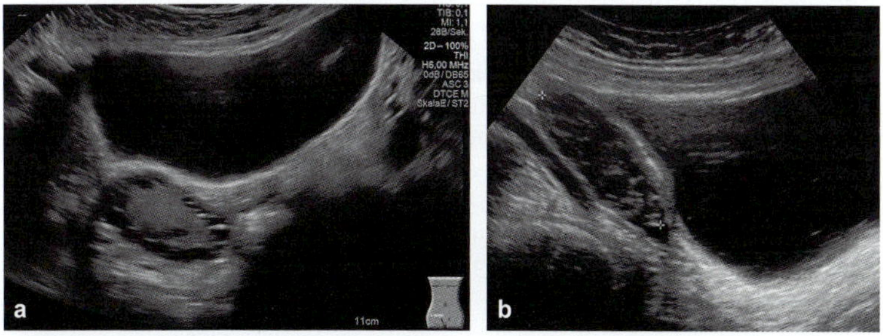

Abb. 1.14 a) PCO: Ovar mit randständigen Follikeln und zentral echogenem Stroma, b) multizystisches Ovar mit unregelmäßig verteilten Follikeln [M1152]

Beurteilt werden:

- Größe der Raumforderung
- Textur des Zysteninhalts (echofrei zystisch/komplex/rein solide)
- Organzugehörigkeit
- Abgrenzung zu benachbarten Organen (glatt begrenzt/infiltrierend, freie Flüssigkeit)

Die Vaskularisation wird mittels Duplexsonografie (und gegebenenfalls Dopplersonografie) dargestellt. Die Bildgebung stellt zusammen mit anamnestischen und laborchemischen Untersuchungen das dritte Standbein der Diagnostik dar.

Kriterien für **gutartige ovarielle Raumforderungen** sind:

- Glatt begrenzte, echofreie und dünnwandige Ovarialzysten mit distaler Schallverstärkung.
- Dünnwandige Ovarialzysten mit dünnen Binnenechos, die die Zyste inkomplett durchziehen (findet sich bei eingebluteten Zysten).
- Fehlen einer duplex- und dopplersonografisch nachweisbaren Vaskularisation (findet sich bei eingebluteten Ovarialzysten).
- Gutartige Teratome zeigen häufig echoreiche Verkalkungen mit Schallschatten.

Sonografische Zeichen für **maligne Ovarialprozesse** sind unter anderem:

- Überwiegend echogene Strukturen.
- Solide Raumforderungen des Ovars mit komplexem Echomuster.
- Septierungen bei benignen und malignen Raumforderungen; deutlich verdickte Septen sprechen für ein Malignom.
- Eine zentrale Blutversorgung in der Duplex- und gegebenenfalls Dopplersonografie ist verdächtig.
- Freie Flüssigkeit.
- Lymphknotenvergrößerungen mesenterial oder peritoneal.

(Brown et al. 1998; Tailor et al. 1999; Witczak et al. 2007)

Ein vergrößertes Ovar mit komplexer Textur ist als potenziell maligne zu betrachten, da die hohe Sensitivität zwar die Detektion ermöglicht, aber sehr unspezifisch ist. Eine weiterführende Diagnostik ist zwingend erforderlich, um die Dignität einer komplexen Ovarvergrößerung eindeutig zu belegen.

1.32 Wie sieht ein Teratom im Ultraschall aus?

Reife Teratome (▶ Kap. 8.7) zählen zu den **benignen** Keimzelltumoren. Sie sind sonografisch scharf begrenzt, haben unterschiedliche solide Anteile mit inhomogener Echotextur von zystisch bis verkalkt. In Abhängigkeit von der Verteilung der serösen, knöchernen und talgähnlichen Substanzen zeigt die inhomogene Echotextur zystische, solide und verkalkte Anteile. Diese können sowohl randständig in der Zystenwand lokalisiert sein als auch die Zyste komplett solide ausfüllen.

Typisch ist eine dorsale Schallauslöschung bzw. ein Schallschatten durch Fett und solide Tumoranteile, z.B. Knochen; dorsal der zystischen Anteile findet man eine Schallverstärkung (▶ Abb. 1.15).

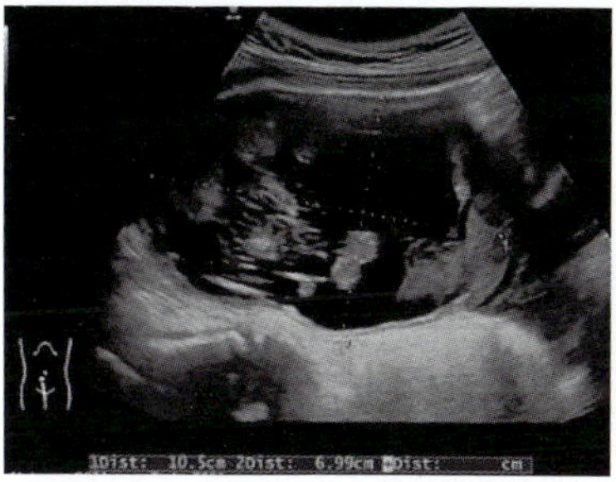

Abb. 1.15 Reifes Teratom, sagittal: komplexe Echotextur mit soliden und zystischen Anteilen; Schallverstärkung dorsal der zystischen Anteile, kaudal Schallabschwächung dorsal solider Anteile [M1152]

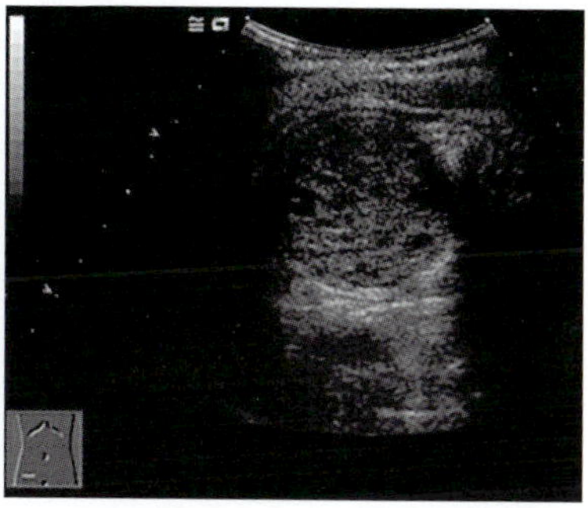

Abb. 1.16 Ovarialtorsion: vergrößertes Ovar direkt unter der Bauchdecke mit randständigen Follikeln und Flüssigkeitssaum um das Ovar [M1152]

1.33 Wie ist eine Ovarialtorsion zu erkennen?

Die Ovarialtorsion (▶ Kap. 8.10) setzt akut ein. Sie geht einher mit akut einsetzenden, starken Unterbauchschmerzen, eventuell auch mit Übelkeit und Erbrechen.

Prädisponierend sind Zysten und Raumforderungen (ca. 50 %), bei Adoleszentinnen auch ohne prädisponierende Erkrankung (Anders und Powell 2005; Schultz, Newton und Clatworthy 1963).

Zielführend sind folgende **Kriterien im B-Bild** (▶ Abb. 1.16, ▶ Abb. 1.17) (Bardin 2020):

- Einseitig vergrößertes Ovar, doppelt so groß wie die Gegenseite
- Echogenes Ovar mit kleinen peripheren Zysten (perlschnurartig subkapsulär gelegen)
- Verdickte Tube, gegebenenfalls mit verdrehten Gefäßen (Whirlpool-Zeichen)
- Verminderte oder fehlende Vaskularisation möglich, kann aber auch fehlen(!)
- Freie Flüssigkeit

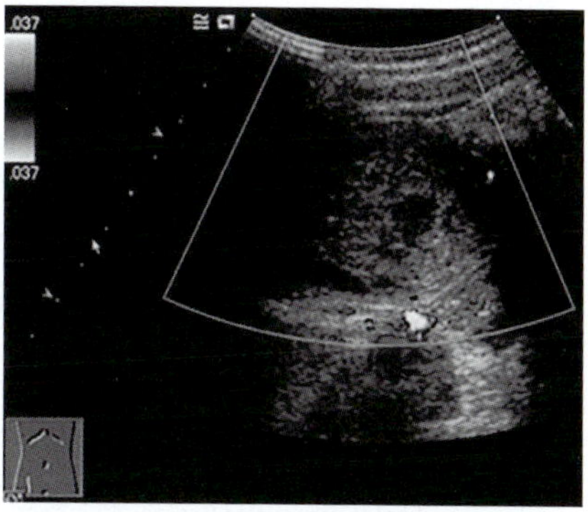

Abb. 1.17 Ovarialtorsion: vergrößertes Ovar von Abb. 1.16 im Duplex: verminderte Vaskularisation [M1152]

Eine **unauffällige Duplexsonografie** schließt eine Torsion nicht aus, da eine Doppelversorgung durch die **Aa. ovaricae** und **Aa. uterinae** besteht (Ben-Ami, Perlitz und Haddad 2002; Graif und Itzchak 1988; Graif et al. 1984; Lee et al. 1998; Varras et al. 2004; Vijayaraghavan 2004)! Bei Ovarialtorsion zeigen bis zu 60 % der farbcodierten Ultraschalluntersuchungen einen vorhandenen Dopplerfluss. In bis zu ⅓ der Fälle findet sich ein unauffälliger Ultraschallbefund! (Peña et al. 2000)!
Dies ist insbesondere bei partiellen Torsionen zu bedenken.

Bei Mädchen mit akut einsetzenden Unterbauchschmerzen ist differenzialdiagnostisch immer eine Ovarialtorsion in Betracht zu ziehen und zu diagnostizieren oder auszuschließen. Vergleichbar mit einer Hodentorsion stellt sie einen akuten Notfall dar.

PRAXISTIPP

Typische sonografische Zeichen einer Ovarialtorsion sind eine Ovarvergrößerung mit auffälliger Echotextur und (aber nicht immer) vermindertem Dopplerfluss im Vergleich zur Gegenseite.
Ein Ausschluss einer Ovartorsion ist sonografisch nicht sicher möglich, im Zweifelsfall ist eine Laparoskopie notwendig (▶ Kap. 8.10).

Sonografische Kontrollen nach (eventuell verzögerter) operativer Detorsion (▶ Kap. 8.12) sind mit Pubertätsbeginn im Seitenvergleich hilfreich, um eine Erholung des Ovars nach der möglichen Durchblutungsstörung während der Torsion abzuschätzen. Bei Nachweis von Follikeln ist von einer Erholung des Ovars auszugehen.

Weitere Indikationen für eine Sonografie

1.34 Gelten bei der Sonografie der Brust die gleichen Malignitätskriterien wie bei der erwachsenen Frau?

Tumoren der weiblichen Brust sind im Kindesalter sehr selten. In erster Linie handelt es sich um gutartige Tumoren.

Es gelten die gleichen **BI-RADS-Kriterien** wie bei der erwachsenen Frau (American College of Radiology 2016, ▶ Tab. 1.3).

Tab. 1.3 Malignitätskriterien bei der Brust-Sonografie

Kategorie	Befundung
0	keine Aussage möglich
I	negativ: unauffälliger Befund, kein Hinweis auf fokalen Herdbefund
II	benigne Veränderungen: Nachweis von eindeutig benignen Veränderungen, insgesamt kein Hinweis auf Malignität
III	wahrscheinlich benigne Veränderungen: kurzfristige Kontrolle empfohlen
IV	malignomverdächtige Befunde, unklare Veränderungen, die bildmorphologisch keine eindeutige Benignitätskriterien aufweisen: eine Biopsie sollte in Erwägung gezogen werden
V	hochmaligne Veränderungen: histologische Abklärung
VI	gesicherte Malignität

Gutartige Tumoren der kindlichen und adoleszenten weiblichen Brust sind:

- Zysten
- Vergrößerung der Brustdrüse beim Neugeborenen
- Abszess
- Fibroadenom
- Galaktozele
- Hämangiom

- Fibrozystische Mastopathie
- Lipom
- Traumatische Veränderungen (Hämatom, Fettgewebsnekrose)
- Pseudolymphom bei Borreliose (Lymphozytom)
- Intramammäre Lymphknoten
- Benigner Phylloidestumor
- Juvenile Papillomatose
- Adenom
- Fibrom
- Intraduktales Papillom
- Myoblastom
- Granularzelltumor

Sonografische Kriterien für gutartige Tumoren der Brust sind:

- Scharf abgegrenzte Ränder
- Lobulierungen der Ränder (Makrolobulierungen)
- Runde oder ovale Form
- Dünne, echogene Pseudokapsel
- Randschatten
- Dorsale Schallverstärkung
- Homogene innere Textur
- Komprimierbarkeit (▶ Abb. 1.18)

Die **Vaskularisation** ist gering. Oberflächlich gespannt verlaufende Gefäße mit wenigen gerade abgehenden Gefäßen ziehen in die Raumforderung. Die Werte für Pulsatilitäts- und Resistenzindex sind niedrig: begrenzte Sensitivität und Spezifität der Dopplersonografie.

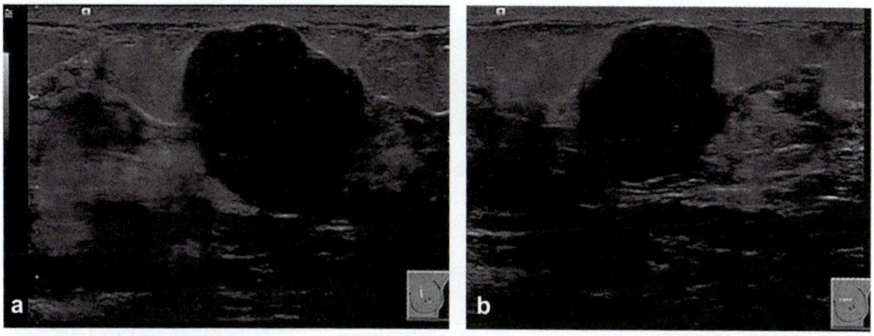

Abb. 1.18 Fibroadenom der juvenilen Brust in 2 Ebenen; scharf begrenzte, glattwandige, echoarme Raumforderung innerhalb des gesunden juvenilen echoreichen Brustdrüsengewebes [M1152]

Maligne Tumoren der kindlichen und adoleszenten weiblichen Brust:

- Maligner Phylloidestumor
- Metastasen bei Leukämie, Lymphom, Neuroblastom, Rhabdomyosarkom (alveolarer Subtyp), Nierenkarzinom
- Mammakarzinom

Sonografische Merkmale maligner Brustveränderungen sind:

- Unscharf begrenzte Ränder
- Unregelmäßige Form

- Mikrolobulierungen
- Raumforderung höher als breit
- Inhomogene innere Textur
- Spiculae
- Kalzifikationen
- Dorsale Schallabschwächung
- Unscharf begrenzter, echogener Halo
- Verziehung der Cooper-Ligamente
- Intraduktale Ausbreitung der Raumforderung und fehlende Komprimierbarkeit

Die **Vaskularisation** zeigt irreguläre und geschlängelt verlaufende Gefäße, die tiefer in den Tumor ziehen, Kalibersprünge und arterio-venöse Shunts. Die Werte für Pulsatilitäts- und Resistenzindex sind höher, somit besteht eine begrenzte Sensitivität und Spezifität der Dopplersonografie.

Juvenile Mastitiden können sonografisch mit malignen Veränderungen verwechselt werden. Im Zweifelsfall sollte eine interdisziplinäre Abklärung gemeinsam mit einem Brustzentrum erfolgen.

1.35 Kann ein vaginaler Fremdkörper sonografisch ausgeschlossen werden?

Nein. Eine unauffällige Ultraschalluntersuchung schließt einen vaginalen Fremdkörper nicht aus. Unter bestimmten Voraussetzungen gibt es sonografische Hinweise auf einen vaginalen Fremdkörper (Caspi et al. 1995):

- Ist das Material echodicht, wirft es einen Schallschatten (▶ Abb. 1.19).
- Glatte Konturen kommen im B-Bild sehr gut zur Darstellung (▶ Abb. 1.19).
- Metall und Glas verursachen eine Schallverstärkung im Sinne eines sogenannten Kometenschweifs (▶ Abb. 1.20).
- Feste Fremdkörper verändern die normale Anatomie der Vagina und führen gegebenenfalls zu einer dorsalen Imprimierung der Harnblasenwand (▶ Abb. 1.20).

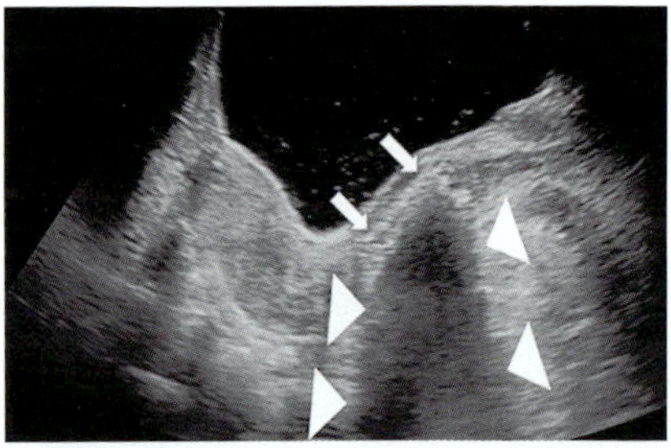

Abb. 1.19 Intravaginaler Tampon: Echoreflex intravaginal (Pfeile), Schallschatten retrovaginal (Dreiecke) [M1152]

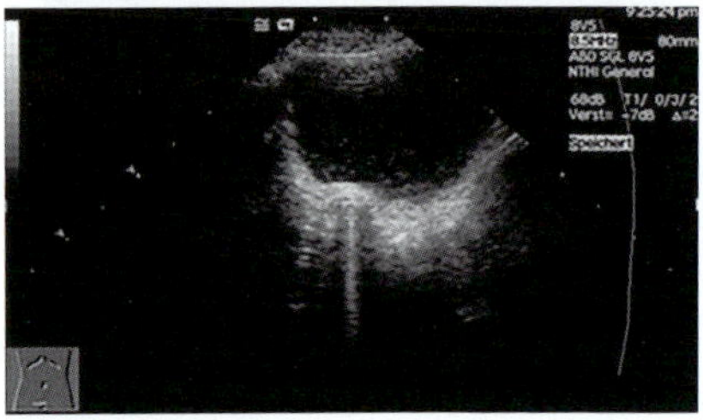

Abb. 1.20 Vaginaler Fremdkörper mit dorsaler Imprimierung der Blasenwand und Schallverstärkung im Sinne eines sogenannten Kometenschweifs (Schallverstärkung durch Metall oder Glas; hier Magnet in Kunststoffstäbchen) [G657]

Quellen

Untersuchungstechniken

Boardman LA, Robison K. Screening Adolescents and Young Women. Obstet Gynecol Clin North Am, 2013;40(2): 257–268.
Braverman PK, Breech L, Committee on Adolescence. American Academy of Pediatrics. Clinical report -- gynecologic examination for adolescents in the pediatric office setting. Pediatrics, 2010;126(3): 583–590.
Buddeberg C. Psychosexuelle Entwicklung im Kindesalter. In: Buddeberg C (Hrsg.). Sexualberatung. Eine Einführung für Ärzte, Psychotherapeuten und Familienberater. Stuttgart: Thieme; 2005. S. 105–110.
Bundesärztekammer. Empfehlungen zum Umgang mit Patientinnen nach weiblicher Genitalverstümmelung. 2016.
Cheikhelard A, Chaktoura Z, Thibaud E. Gynecologic Clinical Examination of the Child and Adolescent. In: Sultan C (ed.). Pediatric and Adolescent Gynecology. 2. A. Basel: Karger; 2012. p. 1–10.
Delisle B. Gynäkologische Betreuung von kleinen und heranwachsenden Mädchen. Frauenarzt, 2017;58(2): 116–121.
Delisle B. Vulvovaginitis beim präpubertalen Mädchen. Gynäkologie + Geburtshilfe, 2017;22(1): 2–5.
Deutscher Bundestag. Wissenschaftlicher Dienst. Sachstand. Strafbarkeit der Beschneidung von Mädchen, insbesondere in Fällen mit Auslandsbezug. WD 7 - 3000 - 075/18. 2018.
Deutsches Ärzteblatt. „Schutzbrief" soll Mädchen vor Genitalverstümmelung bewahren. 5. Februar 2021. Aus: www.aerzteblatt.de/nachrichten/sw/Genital-verst%C3%BCmmelung?s=&p=1&n=1&nid=120891 (letzter Zugriff: 6. Juli 2022).
Deutsche Welle. Immer mehr Frauen mit Genitalverstümmelung leben in Deutschland. Aus: www.dw.com/de/immer-mehr-frauen-mit-genitalverst%C3%BCmmelung-leben-in-deutschland/a-45240909 (letzter Zugriff: 6. Juli 2022).
Eder S. Wie gelingt die Mädchensprechstunde. Frauenarzt, 2017;58(11): 924–927.
Fahlbusch C. Krankheitsbilder des Genitales. In: Oppelt PG, Dörr HG (Hrsg.). Kinder- und Jugendgynäkologie. Stuttgart: Thieme; 2014. S. 283–301.
Gille G. „Ich höre was, was du nicht fragst …" – Prävention mit 9- bis 14-jährigen Mädchen in der gynäkologischen Praxis. Korasion, 2015;17(4): 17–22.
Gille G, Schaudig K, Schwenkhagen A. Mädchensprechstunde – primäre Prävention in der gynäkologischen Praxis. Der Gynäkologe, 2021;54(9): 614–615.
Haag-Wackernagel D. Die Klitoris – Teil 1: Entdeckt, ignoriert und verleugnet – die erstaunliche Geschichte des Bulbo-Klitoralorgans. Frauenarzt, 2021;62(6): 402–407.
Haag-Wackernagel D. Die Klitoris – das zentrale Organ der weiblichen Lust (Teil 2). Frauenarzt, 2021;(62)7: 484–488.
Halstrick C. Juristisches Grundwissen in der Mädchensprechstunde (mit Fallbeispielen). Der Gynäkologe, 2015;48(4): 306–310.
Heinz M. Altersgerechte Untersuchungsmethoden. In: Oppelt PG, Dörr HG (Hrsg.). Kinder- und Jugendgynäkologie. Stuttgart: Thieme; 2014. S. 63–72.
Herrmann B, Banaschak S, Csorba R, Navratil F, Dettmeyer R. Physical examination in child sexual abuse – approaches and current evidence. Dtsch Ärztebl Int, 2014;111: 692–703.
Hürlimann R. Gynäkologische Fragestellungen bei neugeborenen Mädchen. Pädiatrie, 2012;(17)2: 4–6.
Internationale Gesellschaft für Menschenrechte. Genitalverstümmelung auch in Deutschland. Interview mit Dr. Sabine Müller. Aus: www.igfm.de/genitalverstuemmelung-auch-in-deutschland/ (letzter Zugriff: 6. Juli 2022).
Jacobs AM, Alderman EM. Gynecologic Examination of the Prepubertal Girl. Pediatr Rev, 2014;35(3): pir. 35-3-97.
Jundt K, Friese K. Besonderheiten im Umgang mit muslimischen Patientinnen in der gynäkologischen Praxis. Der Gynäkologe, 2006;39(11): 899–903.

Kerrebroeck v H, Makar A. Cervical cancer screening in Belgium and overscreening of adolescents. Eur J of Cancer Prev, 2016;25(2): 142–148.
Ludwig M, Böhmer G, Heizmann W. Auswirkung hormoneller Kontrazeptiva an Vagina und Cervix uteri. Frauenarzt, 2012;53(7): 638–643.
McCree DH, Dempsey AF. Psychological impact of human papillomavirus and Pap testing in adolescents and young women. J Women Health (Larchmt), 2005;14(8): 742–744.
Nala. Gründe für weibliche Beschneidung/FGM. Aus: www.nala-fgm.de/fgm/gruende.html (letzter Zugriff: 6. Juli 2022).
Navratil F. Die gynäkologische Untersuchung bei der pädiatrischen Patientin. Pädiatrie, 2012;17(4): 7–8.
Pokorny SF. Genital Examination of Prepubertal and Peripubertal Females. In: Sanfilippo JS, Muram D, Dewhurst J, Lee PA (eds.). Pediatric and Adolescent Gynecology. Philadelphia: Saunders; 2001. p. 182–198.
Remberg A. Die erste gynäkologische Untersuchung, ein „ganz normales Erlebnis"? Korasion, 2001;3(3).
Sanyal M. Vulva: Die Enthüllung des unsichtbaren Geschlechts. Berlin: Wagenbach, 2009.
Scharmanski S, Hessling A. Im Fokus: Frauenärztinnen und Frauenärzte. Jugendsexualität 9. Welle. BZgA-Faktenblatt. Köln: Bundeszentrale für gesundheitliche Aufklärung (BZgA). 2021.
Seyler H. Das Jungfernhäutchen. Sexuologie, 2009;16(1–2): 33–36.
Stompe T, Bauer R, Ritter K. Umgang mit muslimischen Migrantinnen in der Gynäkologie. Speculum, 2019;37(4) (Ausgabe für Österreich): 16–18.
Terre des femmes –Menschenrechte für die Frau. Weibliche Genitalverstümmlerung. Begriffsdefinition. Verbreitung weltweit und in Deutschland. Aus: www.frauenrechte.de/unsere-arbeit/themen/weibliche-genitalverstuemmelung/allgemeine-informationen/verbreitung (letzter Zugriff: 13. Juli 2022).
Voß-Heine I. Mädchensprechstunde Teil 2: Organisation. Frauenarzt, 2005;46(6): 484–487.
Voß-Heine I. Vulvaprobleme und Fluor in der Kindheit. Pädiatrische Praxis, 2021; 97(1): 100–119.
Weissenrieder N. Abstrichentnahme Vulva/Vagina. In: Weissenrieder N. (Hrsg.). Kinder- und Jugendgynäkologie für die pädiatrische Praxis. Heidelberg: Springer; 2018. S. 59–62.
Weissenrieder N. Instrumentelle Untersuchung. In: Weissenrieder N. (Hrsg.). Kinder- und Jugendgynäkologie für die pädiatrische Praxis. Heidelberg: Springer; 2018. S. 55–58.
Wienke A, Hübner L. Stellungnahme der deutschen Gesellschaft für Gynäkologie und Geburtshilfe zu Rechtsfragen bei der Behandlung Minderjähriger. DGGG 2019. Aus: www.dggg.de/stellungnahmen/stellungnahme-zu-rechtsfragen-bei-der-behandlung-minderjaehriger (letzter Zugriff: 28. Juni 2022).
World Health Organization. Interagency statement calls for the elimination of "virginity-testing". 2018. Aus: www.who.int/news/item/17-10-2018-interagency-statement-calls-for-the-elimination-of-virginity-testing (letzter Zugriff: 6. Juli 2022).
Yüksel E, Yüksel-Sökmen Ö. Besonderheiten beim Umgang mit muslimischen Frauen in der Praxis. Geburtsh Frauenheilk, 2010;70(1): 64–65.

Harnträufeln und Harnwegsinfekte bei Mädchen und Adoleszentinnen

Ammenti A, Cataldi L, Chimenz R et al. Febrile urinary tract infections in young children: recommendations for the diagnosis, treatment and follow-up. Acta Paediatr, 2012;101(5): 451–457.
Benz MR. Auffälliger Urin und Schmerzen beim Wasserlassen. In: Fegeler U, Jäger-Roman E, Rodens K (Hrsg.). Praxishandbuch der pädiatrischen Grundversorgung. 2. A. München: Urban & Fischer; 2020. S. 335–352.

Berufsverband der Kinder- und Jugendärzte. Lach-Inkontinenz ist für Kinder nicht zum Lachen. 2016. Aus: www.kinderaerzte-im-netz.de/news-archiv/meldung/article/lach-inkontinenz-ist-fuer-kinder-nicht-zum-lachen/ (letzter Zugriff: 7. Juli 2022).
Delisle B. Vulvaerkrankungen im Kindesalter. Pädiatrische Praxis, 2017;88(3): 407–415.
Fernandez Ibieta MF, Zambudio Carmona G, Martinez Castano I, Guirao Pinera MJ, Ruiz Jimenez JI. Vaginal reflux: A forgotten cause of diurnal incontinence in prepubertal girls. An Pediatr (Barc), 2015;83(1): 55–62.
Gesellschaft für Pädiatrische Nephrologie (GPN), Arbeitskreis Kinder- und Jugendurologie in der Deutschen Gesellschaft für Urologie (DGU). S2k-Leitlinie. Harnwegsinfektionen im Kindesalter – Diagnostik, Therapie und Prophylaxe. 2021.
Heinz M. Altersgerechte Untersuchungsmethoden. In: Oppelt PG, Dörr HG (Hrsg.). Kinder- und Jugendgynäkologie. Stuttgart: Thieme; 2014. S. 63–72.
Herreros ML, Tagarro A, García-Pose A, Sánchez A, Canete A, Gili P. Accuracy of a new clean-catch technique for diagnosis of urinary tract infection in infants younger than 90 days of age. Paediatr Child Health, 2015;20(6): 30–32.
Kliniken Köln, TM Boemers. Blasenentleerungsstörungen. Aus: www.kliniken-koeln.de/Broschueren.htm (letzter Zugriff: 7. Juli 2022).
Kuwertz-Bröking E. Unkomplizierte Harnwegsinfektionen im Kindesalter. Pädiatrische Praxis, 2016;86(1): 83–97.
Schlager TA. Urinary Tract Infections in Infants and Children. Microbiol Spectr, 2016;4(5).
Shavit S, Draths R. Immer feucht, wie weiter? Inkontinenz im Kindesalter – im Zentrum steht die Blase. Pädiatrie, 2012;17(4): 10–13.
Utsch B, Klaus G. Urinanalyse im Kindes- und Jugendalter. Deutsches Ärzteblatt, 2014;111: 617–626.
Weissenrieder N. Richtige Miktion. In: Weissenrieder N. (Hrsg.). Kinder- und Jugendgynäkologie für die pädiatrische Praxis. Heidelberg: Springer; 2018. S. 16–18.

Intimhygiene

Bauer A, Deutinger J, Eberhard J et al. Vulvabeschwerden und Hautpflege. Empfehlungen zur Behandlung und Pflege. Frauenarzt, 2004;45(11): 1052–1056.
Blume-Peytavi U, Lavender T, Jenerowicz D, Ryumina I, Stalder JF, Torrelo A. Recommendations from European Roundtable Meeting on Best Practice Healthy Infant Skin Care. Pediatr Dermatol, 2016;33(3): 311–321.
Brochmann N, Dahl ES. Haarige Tipps. In: Brochmann N, Støkken Dahl E (Hrsg.). Viva la vagina. Alles über das weibliche Geschlecht. Frankfurt a. Main: Fischer; 2018. S. 38–42.
Cemek F, Odabas D, Senel Ü, Kocaman AT. Personal Hygiene and Vulvovaginitis in Prepubertal Children. J Pediatr Adolesc Gynecol, 2016;29(3): 223–227.
Chen Y, Bruning E, Rubino J, Eder SE. Role of female intimate hygiene in vulvovaginal health. Global hygiene practices and product usage. Womens health (Lond.), 2017;13(3): 58–67.
Crann SE, Cunningham S, Albert A, Money DB, O'Doherty KC. Vaginal health and hygiene practices and product use in Canada: a national cross-sectional survey. BMC Womens Health, 2018;18(1): 52.
Delisle B. Das Toxische-Schock-Syndrom aus kinder- und jugendärztlicher Sicht. Korasion, 2019;34(4): 34–37.
DeMaria AL, Flores M, Hirth JM, Berenson AB. Complications related to pubic hair removal. Am J Obstet Gynecol, 2014;210(6): 528–534.
Dudenredaktion. Duden. Die deutsche Rechtschreibung. 28. A. Berlin: Dudenverlag, 2020.
Eijk v AM, Zulaika G, Lechner M, Mason L, Sivakami M, Nyothach E. Menstrual cup use, leakage, acceptability, safety, and availability: a systematic review and meta-analysis. Lancet Public Health, 2019;4(8): e376–393.
Gille G, Eder S, Mendling W. Menstruation(shygiene) und junge Mädchen – ein Update. Gynäkologe, 2021;54(2): 131–140.

Gitmans U, Gitmans R. Pflege. In: Fegeler U, Jäger-Roman E, Rodens K (Hrsg.). Praxishandbuch der pädiatrischen Grundversorgung. 2. A. München: Urban & Fischer; 2020. S. 137–139.

Herrmann B. Sexueller Missbrauch. In: Oppelt PG, Dörr HG (Hrsg.). Kinder- und Jugendgynäkologie. Stuttgart: Thieme; 2014. S. 155–166.

Mendling W. Das Toxic-Shock-Syndrom aus gynäkologischer Sicht. Frauenarzt, 2016;57(11): 1052–1059.

Michl J, Baier H. Feuchttücher-Test: Wie schlagen sich Bübchen, Pampers & Co.? Aus: www.oekotest.de/kinder-familie/Feuchttuecher-Test-Wie-schlagen-sich-Buebchen-Pampers-Co-_11328_1.html (letzter Zugriff: 6. Juli 2022).

Mishori R, Ferdowsian H, Naimer K, Volpellier M, McHale T. The little tissue that couldn't – dispelling myths about the Hymen's role in determing sexual history and assault. Reprod Health, 2019;16(1): 74.

Nonfoux L, Chiaruzzi M, Badiou C et al. Impact of Currently Marketed Tampons and Menstrual Cups on Staphylococcus aureus Growth and Toxic Shock Syndrome Toxin 1 Production in Vitro. Appl Environ Microbiol, 2018;84(12): 1–12.

Osterberg EC, Gaither TW, Awad MA et al. Correlation between pubic hair grooming and STIs: Results from a nationally representative probability sample. Sex Transm Infect, 2017;93(3): 162–166.

Sutter N, Gnoth C. Menstruationshygiene – Bedeutung und Potenzial. Gynäkologie + Geburtshilfe, 2021;26(4): 18–23.

The American College of Obstetricians and Gynecologists. Committee Opinion No. 780. Diagnosis and Management of Hymenal Variants. Obstet Gynecol, 2019;133(6): e372–376.

Todorova P, Dimitrova D, David M. Welche Folgen haben intravaginal „vergessene" Tampons? Frauenarzt, 2021;62(5): 318–321.

Truesdale MD, Osterberg EC, Gaither TW et al. Prevalence of Pubic Hair Grooming – Related Injuries and Identification of High-Risk Individuals in the United States. JAMA Dermatol, 2017;153(11): 1114–1121.

Voß-Heine I. Intimhygiene. In: Oppelt PG, Dörr HG (Hrsg.). Kinder- und Jugendgynäkologie. Stuttgart: Thieme; 2014. S. 72–75.

Weissenrieder N. Präventive Beratung zur Genitalhygiene. In: Weissenrieder N. (Hrsg.). Kinder- und Jugendgynäkologie für die pädiatrische Praxis. Heidelberg: Springer; 2018. S. 14–19.

Ultraschall

Al Wattar BH, Fisher M, Bevington L et al. Clinical Practice Guidelines on the Diagnosis and Management of Polycystic Ovary Syndrome: A Systematic Review and Quality Assessment Study. J Clin Endocrinol Metab, 2021;106(8): 2436–2446.

American College of Radiology. ACR BI-RADS®-Atlas der Mammadiagnostik: Richtlinien zu Befundung, Handlungsempfehlungen und Monitoring. 5. A. Berlin, Heidelberg: Springer, 2016.

Anders JF, Powell EC. Urgency of evaluation and outcome of acute ovarian torsion in pediatric patients. Arch Pediatr Adolesc Med, 2005;159(6): 532–535.

Bardin R, Perl N, Mashiach R et al. Prediction of Adnexal Torsion by Ultrasound in Women with Acute Abdominal Pain. Ultraschall Med, 2020;41(6): 688–694.

Ben-Ami M, Perlitz Y, Haddad S. The effectiveness of spectral and color Doppler in predicting ovarian torsion. A prospective study. Eur J Obstet Gynecol Reprod Biol, 2002;104(1): 64–66.

Brandt ML, Luks FI, Filiatrault D, Garel L, Desjardins JG, Youssef S. Surgical indications in antenatally diagnosed ovarian cysts. J Pediatr Surg, 1991;26(3): 276–281; discussion 281–282.

Brown DL, Doubilet PM, Miller FH et al. Benign and malignant ovarian masses: selection of the most discriminating gray-scale and Doppler sonographic features. Radiology, 1998;208(1): 103–110.

Bryant AE, Laufer MR. Fetal ovarian cysts: incidence, diagnosis and management. J Reprod Med, 2004;49(5): 329–337.
Buck G. Sonographische Untersuchungen des Genital im Kindes- und Jugendalter. In: Wolf AS, Bitzer J, Lauritzen C (Hrsg.). Kinder- und Jugendgynäkologie: Atlas und Leitfaden für die Praxis. 2. A. Stuttgart: Schattauer; 2002. S. 25–57.
Caspi B, Zalel Y, Katz Z, Appelman Z, Insler V. The role of sonography in the detection of vaginal foreign bodies in young girls: the bladder indentation sign. Pediatr Radiol, 1995;25 Suppl 1: S60–61.
Chiaramonte C, Piscopo A, Cataliotti F. Ovarian cysts in newborns. Pediatr Surg Int, 2001;17(2–3): 171–174.
Garten L, Schmid O, Degenhardt P. Neonatale Ovarialzysten: Diagnostisches und therapeutisches Management. Monatsschrift Kinderheilkunde, 2008;156(7): 677–682.
Graif M, Itzchak Y. Sonographic evaluation of ovarian torsion in childhood and adolescence. AJR Am J Roentgenol, 1988;150(3): 647–649.
Graif M, Shalev J, Strauss S, Engelberg S, Mashiach S, Itzchak Y. Torsion of the ovary: sonographic features. AJR Am J Roentgenol, 1984;143(6): 1331–1334.
Haber HP, Meyer EI. Ultrasound evaluation of uterine and ovarian size from birth to puberty. Pediatr Radiol, 1994;24(1): 1–13.
Hoffmann V, Haber P, Gaßner I. Weibliches Genitale. In: Deeg KH, Hofmann V, Hoyer PF (Hrsg.). Ultraschalldiagnostik in Pädiatrie und Kinderchirurgie: Lehrbuch und Atlas. 5. A. Stuttgart, New York: Thieme; 2018. S. 1011–1044.
Khong PL, Cheung SC, Leong LL, Ooi CG. Ultrasonography of intra-abdominal cystic lesions in the newborn. Clin Radiol, 2003;58(6): 449–454.
Lee EJ, Kwon HC, Joo HJ, Suh JH, Fleischer AC. Diagnosis of ovarian torsion with color Doppler sonography: depiction of twisted vascular pedicle. J Ultrasound Med, 1998;17(2): 83–89.
Luzzatto C, Midrio P, Toffolutti T, Suma V. Neonatal ovarian cysts: management and follow-up. Pediatr Surg Int, 2000;16(1–2): 56–59.
Mizuno M, Kato T, Hebiguchi T, Yoshino H. Surgical indications for neonatal ovarian cysts. Tohoku J Exp Med, 1998;186(1): 27–32.
Orsini LF, Salardi S, Pilu G, Bovicelli L, Cacciari E. Pelvic organs in premenarcheal girls: real-time ultrasonography. Radiology, 1984;153(1): 113–116.
Peña JE, Ufberg D, Cooney N, Denis AL. Usefulness of Doppler sonography in the diagnosis of ovarian torsion. Fertil Steril, 2000;73(5): 1047–1050.
Sakala EP, Leon ZA, Rouse GA. Management of antenatally diagnosed fetal ovarian cysts. Obstet Gynecol Surv, 1991;46(7): 407–414.
Schultz LR, Newton WA Jr, Clatworthy HW Jr. Torsion of previously normal tube and ovary in children. N Engl J Med, 1963;268: 343–346.
Tailor A, Jurkovic D, Bourne TH, Collins WP, Campbell S. Sonographic prediction of malignancy in adnexal masses using an artificial neural network. Br J Obstet Gynaecol, 1999;106(1): 21–30.
Varras M, Tsikini A, Polyzos D, Samara C, Hadjopoulos G, Akrivis C. Uterine adnexal torsion: pathologic and gray-scale ultrasonographic findings. Clin Exp Obstet Gynecol, 2004;31(1): 34–38.
Vijayaraghavan SB. Sonographic whirlpool sign in ovarian torsion. J Ultrasound Med, 2004;23(12): 1643–1649.
Witczak K, Szpurek D, Moszyński R, Sroka Ł, Sajdak S. Clinical assessment of selected vascularization attributes of adnexal masses in preoperative prediction of tumor malignancy. Ginekol Pol, 2007;78(5): 373–377.

Weiterführende Literatur

Bottomley C, Bourne T. Diagnosis and management of ovarian cyst accidents. Best Pract Res Clin Obstet Gynaecol, 2009;23(5): 711–724.

Rackow BW. Polycystic ovary syndrome in adolescents. Curr Opin Obstet Gynecol, 2012;24(5): 281–287.

Rostamzadeh A, Mirfendereski S, Rezaie MJ, Rezaei S. Diagnostic efficacy of sonography for diagnosis of ovarian torsion. Pak J Med Sci, 2014;30(2): 413–416.

Rotterdam ESHRE/ASRM-Sponsored PCOS consensus workshop group. Revised 2003 consensus on diagnostic criteria and long-term health risks related to polycystic ovary syndrome (PCOS). Hum Reprod, 2004;19(1): 41–47.

Teede H, Misso M, Costello M et al. International evidence-based guideline for the assessment and management of Polycystic Ovary Syndrome, 2018. Aus: www.monash.edu/medicine/sphpm/mchri/pcos/guidelinev (letzter Zugriff: 25. Juni 2022).

2 Labordiagnostik in der kinder- und jugendgynäkologischen Sprechstunde

S. Heger

2.1 Welche Besonderheiten gibt es im Kindes- und Jugendalter in der Hormondiagnostik?

Hormonanalysen sollten nur mit gezielter Fragestellung und nach detaillierter Anamnese sowie gründlicher klinischer Untersuchung erfolgen. Allgemeingültig sind die tageszeitliche Sekretionsrhythmik verschiedener Hormone, speziell im Kindes- und Jugendalter zusätzlich die Wachstumsdynamik und Pubertätsentwicklung zu berücksichtigen (▶ Tab. 2.1). Die Beachtung alters- und pubertätsbezogener Referenzbereiche ist essenziell. Bei bestehender Menstruationsblutung ist die Zyklusphase zu beachten.

Hormonbestimmungen können in Blut-, Speichel- und Urinproben durchgeführt werden. Da stress- und angstvolle Situationen während einer Blutabnahme die Ergebnisse der Hormone, insbesondere der corticotropen Achse, stark verfälschen können, ist bei bestimmten Fragestellungen zu erwägen, eine in Ruhe, in der häuslichen Umgebung gewonnene 24-h-Sammelurinprobe zu analysieren.

Werden Hormonproben nicht in einem spezialisierten kinderendokrinologischen Labor analysiert, ist es als Zuweiser sinnvoll, sich im Labor nach der Berücksichtigung alters- und pubertätsspezifischer Besonderheiten in Bezug auf Analytik und Beurteilung (Referenzbereich) zu erkundigen.

Viele kommerziell erhältliche Tests sind in der Regel für Erwachsene entwickelt worden und erfüllen die Bedürfnisse für die jüngere Altersgruppe nur unzureichend.

2.2 Wann und warum sollte ein „Hormonstatus" bestimmt werden? Gibt es einen optimalen Zeitpunkt?

Ein „Hormonstatus" oder eine sogenannte „Hormonbasisdiagnostik" sollte nur mit gezielter Fragestellung und nach detaillierter Anamnese und gründlicher klinischer Untersuchung erfolgen. Sie dient dazu, eine Verdachtsdiagnose zu sichern oder auszuschließen, z. B. eine Hyperandrogenämie (▶ Kap. 11) bei sekundärer Amenorrhö (▶ Kap. 10.20) oder eine primäre Ovarialinsuffizienz bei primärer Amenorrhö (▶ Kap. 10.15, ▶ Kap. 10.16, ▶ Kap. 10.17, ▶ Kap. 10.18, ▶ Kap. 10.19). Ferner ist zu beachten, dass hormonelle Parameter alters-, entwicklungs- und geschlechtsabhängig sind. Es macht also z. B. keinen Sinn, bei einem 6-jährigen Mädchen mit Tanner-Stadium B1 und normaler Längen- und Gewichtsentwicklung die Spiegel von LH und FSH zur Überprüfung der Hypothalamus-Hypophysen-Gonaden-Achse zu bestimmen.

Viele Hormone unterliegen einer zirkadianen und zyklusabhängigen Rhythmik, die bei der Bestimmung zu berücksichtigen sind (▶ Tab. 2.1).

2

Tab. 2.1 Einflussfaktoren auf die Hormonsekretion

Faktor	Betroffene Hormone
Tageszeit	Gonadotropine, Wachstumshormon, adrenale und gonadale Steroide, ACTH
Alter	IGF-1/IGFBP-3, DHEA-S, adrenale und gonadale Steroide, Gonadotropine
Geschlecht	Gonadotropine, Sexualsteroide, Prolaktin, IGF-1/IGFBP-3
Gewicht	Wachstumshormon, Leptin
Pubertät	Gonadotropine, adrenale und gonadale Steroide, Wachstumshormon, IGF-1/IGFBP-3
Menstruationszyklus	Gonadotropine, Estradiol, Progesteron, gonadale Steroide (Androgene), Prolaktin
Stress	ACTH, Cortisol, Prolaktin, Wachstumshormon
Pulsatilität	LH, Wachstumshormon
Nahrung	C-Peptid, Insulin

Der optimale Zeitpunkt einer Blutentnahme ist die frühe Follikelphase: 3.–5. Zyklustag, das heißt 3.–5. Tag nach Beginn der Menstruationsblutung.
Bei unklarer Zyklusphase, z. B. bei Oligo-/Amenorrhö, und sonografisch flachem Endometrium kann die Blutentnahme „zyklusunabhängig“ erfolgen.
Im Fall eines > 5 mm aufgebauten Endometriums kann die Induktion einer Abbruchblutung durch Gestagengabe, z. B. 1 x 2 mg CMA oder 1 x 10 mg Dydrogesteron über 12 Tage, mit anschließender Blutentnahme am 3.–5. Zyklustag sinnvoll sein.

2.3 Gibt es spezielle Referenzbereiche für das Kindes-/Jugendalter?

Im Kindes- und Jugendalter unterliegen hormonelle Werte bis auf ganz wenige Ausnahmen (Parathormon, Glukagon etc.) immer speziellen Referenzbereichen, die sowohl geschlechts- und entwicklungsstadien- als auch altersabhängig sein können.

Zudem sind assayspezifische Referenzbereiche der verschiedenen Labore zu berücksichtigen.

2.4 Wie sind die Grenzwerte für Androgene in der Adoleszenz?

„Androgene“ ist ein Sammelbegriff.

Leitandrogen für die Nebenniere ist DHEA-S. Leitandrogene ovariellen Ursprungs sind Testosteron und Androstendion.

Da das biologisch aktive freie Testosteron in der Analyse störanfällig sein kann, wird empfohlen, zusätzlich den freien Androgen-Index (FAI) mittels Messung von Gesamttestosteron und sexualhormonbindendem Globulin (SHBG) zu bestimmen. Es ist zudem zu berücksichtigen, dass Parameter wie Gewicht, Pubertätsstatus und Menstruationszyklus Einfluss nehmen können. Die Bestimmung in einem Labor, das diese speziellen Besonderheiten berücksichtigt und spezielle entwicklungs- und altersbezogene Normwerte aufweisen kann, ist Voraussetzung für eine sinnvolle Beurteilung von Grenzwerten für Androgene.

PRAXISTIPP

Berechnung des freien Androgen-Index (FAI):

$$FAI = \frac{\text{Gesamttestosteron [nmol/l]} \times 100}{\mathit{SHBG\ [nmol/l]}}$$

$$\text{Testosteron [ng/ml]} \times 3{,}5 = \text{Testosteron [nmol/l]}$$

Basisdiagnostik Hyperandrogenämie:

- LH, FSH, Estradiol
- Testosteron, SHBG, FAI, Androstendion, DHEA-S, 17-OHP
- TSH, fT4, Prolaktin

Zur Abklärung eines Hirsutismus beim jugendlichen Mädchen sprechen die Erhöhung von Testosteron, Androstendion und FAI sowie ein normales DHEA-S für einen **ovariellen Ursprung** der Hyperandrogenämie. Eine Erhöhung von Testosteron und DHEA-S spricht meist für eine **adrenale** Hyperandrogenämie.

Ein basal über 2,0 ng/ml erhöhtes 17-OHP ist stark hinweisend für ein nicht klassisches AGS (Armengaud et al. 2009).

Bei einer gemischten ovariellen und androgenen Hyperandrogenämie kann gegebenenfalls eine Differenzierung mittels Dexamethason-Hemmtest (Suppression der adrenalen Androgene) weiterhelfen. In jedem Fall sollte, je nach Ursprung und klinischem Beschwerdebild, eine entsprechende weitere Diagnostik folgen. Zum Ausschluss eines nicht klassischen adrenogenitalen Syndroms kann dies ein ACTH-Test oder eine Steroidbestimmung im 24-h-Sammelurin sein.

Ein stark erhöhtes Testosteron > 2 ng/ml sollte – insbesondere bei gleichzeitig supprimierten Gonadotropinen – an einen androgenproduzierenden Tumor denken lassen.

Zwischen dem 5. und 9. Lebensjahr kommt es zum selektiven, physiologischen Anstieg adrenaler Androgene (sogenannte Adrenarche), deren Regulationsmechanismen noch ungeklärt sind. Übergewichtige Mädchen weisen in der Regel einen höheren Spiegel adrenaler Androgene (DHEA-S) auf. Besteht bei Mädchen vor dem 8. Lebensjahr klinisch eine isolierte Pubesbehaarung, ein normales Längenwachstum und ein altersentsprechendes Knochenalter, so liegt in der Regel eine isolierte prämature Pubarche vor (▶ Kap. 3.18, ▶ Kap. 3.19, ▶ Kap. 3.20) Besteht jedoch eine Längenakzeleration und/oder ein akzeleriertes Knochenalter, können andere Ursachen wie ein nicht klassisches adrenogenitales Syndrom ursächlich sein, sodass eine Vorstellung beim pädiatrischen Endokrinologen sinnvoll ist.

2.5 Wann sollte ein ACTH-Test durchgeführt werden?

In der pädiatrischen Gynäkologie wird ein ACTH-Test vor allem eingesetzt, um bei Hyperandrogenämie (▶ Kap. 11) ein adrenogenitales Syndrom (▶ Kap. 11.11) auszuschließen oder nachzuweisen, z. B. bei Hirsutismus, Klitorishypertrophie, Oligoamenorrhö.

Die häufigste Ursache des AGS (▶ Kap. 11.11, ▶ Kap. 11.12) ist der 21-Hydroxylase-Defekt (> 95 %), der in der klassischen Form heutzutage bereits im Neugeborenenscreening diagnostiziert wird. Nicht klassische Formen und seltene andere Enzymdefekte werden hier allerdings nicht erfasst.

Eine weitere Indikation zum ACTH-Test besteht bei Verdacht auf eine Nebenniereninsuffizienz (Morbus Addison).

Durchführung:

- Morgens nüchtern, bei Mädchen mit regelmäßigem Zyklus am 3.–8. Zyklustag, Ovulationshemmer müssen abgesetzt werden.
- Basale Blutentnahme: Cortisol, 17-OHP (gegebenenfalls weitere Steroidhormone).
- i. v.-Injektion von 250 µg ACTH (Kinder < 2 Jahre erhalten 125 µg; Neugeborene und Säuglinge bis 12. Lebensmonat 15 µg/kgKG).
- Stimulierte Blutentnahme nach 60 Minuten: Cortisol, 17-OHP; gegebenenfalls Blutentnahme nach 30 und 60 Minuten und Bestimmung weiterer Nebennierensteroide.

Beurteilung:

- Ein Cortisolanstieg über 200 ng/ml (> 550 nmol/l) schließt eine Glucocorticoid-insuffizienz aus.
- Mittels der Formel

  $$((17\text{-Hydroxyprogesteron} + 21\text{-Desoxycortisol})/\text{Cortisol}) \times 1.000$$

  30 Minuten nach ACTH-Stimulation kann ein heterozygotes AGS erkannt werden. Bei einem Cut-off-Wert von 8.4 liegt eine 89 %ige Sensitivität und Spezifität vor (Kulle et al. 2015).
- Ein 17-OHP-Anstieg > 10.000 ng/dl (> 300 nmol/l) spricht für ein klassisches 21-OH-Mangel-AGS. Ein 17-OHP-Anstieg > 1.000–10.000 ng/dl (31–300 nmol/l) für ein nicht klassisches 21-OH-AGS.
- Die spezifische Konstellation weiterer Hormone gibt Aufschluss über seltene Steroid-Biosynthesedefekte.

2.6 Verfälscht die hormonelle Kontrazeption einen ACTH-Test bei Diagnose eines nicht klassischen AGS?

Vor der Durchführung eines ACTH-Tests sollten orale Kontrazeptiva abgesetzt werden. Zahlreiche Studien belegen, dass die Einnahme den Spiegel an cortisolbindendem Globulin beeinflusst und zu veränderten Cortisolwerten im Serum führen kann (Klose et al. 2007). Insbesondere die Verabreichung antiandrogen wirkender oraler Kontrazeptiva vermindert die Synthese und Freisetzung adrenaler Androgene vor und nach ACTH-Stimulation (De Leo et al. 2007). Cortisolmessungen im Speichel scheinen durch orale Kontrazeptiva hingegen nicht beeinflusst zu werden (Nolan et al. 2018). Ob diese Methode jedoch eine suffiziente Alternative für die Diagnostik des nicht klassischen AGS unter hormoneller Kontrazeption darstellt, kann abschließend nicht beantwortet werden.

2.7 Wann sollte ein Dexamethason-Hemmtest durchgeführt werden?

Der niedrig dosierte Dexamethason-Hemmtest dient als Screeningtest beim Cushing-Syndrom. Bei gemischter Hyperandrogenämie kann er durch Suppression adrenaler Steroide zwischen ovariellen und adrenalen Androgenen diskriminieren.

Durchführung:

- Am Vortag um 23 Uhr Einnahme von 1,5 mg/qm KOF (max. 1 mg) Dexamethason p. o.
- Morgendliche Blutentnahme (8–9 Uhr): Cortisol (gegebenenfalls Testosteron, Androstendion, DHEA-S)

Beurteilung:

- Eine Suppression von Cortisol < 1,8 µg/dl schließt ein Cushing-Syndrom aus (Partsch und Dörr 2019).
- Eine signifikante Suppression von Androgenen spricht für eine funktionelle Hyperandrogenämie adrenalen Ursprungs und gegen einen androgenproduzierenden Tumor.

Bei Adipositas kann der Test falsch positiv ausfallen („Pseudo-Cushing-Syndrom“).

2.8 Wann sollte ein GnRH-Test durchgeführt werden?

Ein GnRH-Test (oft auch als LHRH-Test bezeichnet) ist sinnvoll, um bei einer Pubertas praecox (▶ Kap. 3) zwischen gonadotropinabhängiger (zentraler) Pubertas praecox und gonadotropinunabhängiger (peripherer) Pubertas praecox zu differenzieren. Ferner kann der Test zur Überprüfung bei GnRH-Agonistentherapie eingesetzt werden.

Bei der Pubertas tarda (▶ Kap. 3) hat er nur wenig Aussagekraft und zeigt lediglich an, ob die Hypophysen-Gonaden-Achse bereits aktiv ist.

Die basale Bestimmung von LH und FSH ist in der Regel ausreichend, um eine primäre Ovarialinsuffizienz (hypergonadotroper Hypogonadismus mit erhöhten Gonadotropinen) zu erkennen. Basal niedrige Gonadotropine schließen jedoch eine Pubertas praecox nicht aus.

Durchführung:

- Basale Blutentnahme für LH und FSH
- i. v.-Injektion von 60 µg GnRH/m^2 Körperoberfläche (maximal 100 µg)
- Stimulierte Blutentnahme für LH und FSH nach 30 Minuten

Beurteilung: Der Anstieg der Gonadotropine ist alters- und pubertätsstadienabhängig. Ein Anstieg von LH auf > 5 IU/l bzw. der Quotient von LH zu FSH in der stimulierten Probe von > 0,6 spricht für eine gonadotropinabhängige Pubertas praecox (Partsch und Dörr 2019).

2.9 Wann sollte ein Buserelin-Test durchgeführt werden?

Buserelin ist ein GnRH-Agonist. Ein Buserelin-Test ist hilfreich bei Pubertas tarda zur Differenzialdiagnose zwischen konstitutioneller Entwicklungsverzögerung (KEV) und hypogonadotropem Hypogonadismus.

Durchführung:

- 1. Blutentnahme morgens für LH
- s. c.- oder i. m.-Injektion von 10 µg Buserelin/kg Körpergewicht
- 2. Blutentnahme nach 4 Stunden für LH und Estradiol
- 3. Blutentnahme nach 24 Stunden für LH und Estradiol

Beurteilung: Eine konstitutionelle Entwicklungsverzögerung liegt vor, wenn der LH-Anstieg nach 4 Stunden über 4 IU/l liegt. Meist steigen auch die Estradiol-Spiegel an. Beim hypogonadotropen Hypogonadismus liegt LH nach 4 Stunden unter 4 IU/l.

2.10 Wie geht man mit einer (leichten) Hyperprolaktinämie um?

Prolaktin wird im Hypophysenvorderlappen gebildet und steht unter Kontrolle durch Dopamin (hemmt die Prolaktinausschüttung). Eine Hyperprolaktinämie kann durch die Einnahme von Dopamin-Antagonisten oder als Folge von funktionellen Störungen oder hypophysären Tumoren auftreten. Sie führt über eine Störung der GnRH-Pulsatilität zur Ovarialinsuffizienz.

Schon die Angst vor der anstehenden Blutentnahme kann den Prolaktinspiegel bis auf das Doppelte der Norm ansteigen lassen. Hier kann eine erneute stressfreie Blutentnahme, z. B. aus einer zuvor gelegten Venenverweilkanüle, hilfreich sein.

Als Zufallsbefund kann eine leichte Prolaktinerhöhung bei einer Schilddrüsenunterfunktion oder ovariellen Hyperandrogenämie vorliegen. Die Prolaktinspiegel können während der Pubertätsphase physiologisch etwas erhöht sein. Zahlreiche Medikamente (Psychopharmaka, Dopamin etc.) beeinflussen ebenfalls die Prolaktinspiegel.

Bei kontrolliert hohen/ansteigenden Prolaktinwerten (> 100 ng/ml) sowie bei entsprechender Klinik (z. B. Galaktorrhö (▶ Kap. 9.5), primäre oder sekundäre Amenorrhö) muss ein MRT des Schädels zum Ausschluss eines Prolaktinoms erfolgen.

Bei der Interpretation der Prolaktinspiegel kann es testbedingt (Antigenüberschuss im Immunassay) zu falsch niedrigen Prolaktinwerten kommen (Hook-Effekt). Umgekehrt kann es sich bei erhöhten Prolaktinspiegeln auch um Prolaktinaggregate handeln, die den Assay im Sinne falsch hoher Werte verfälschen.

▶ Tab. 2.2 zeigt Differenzialdiagnosen der Hyperprolaktinämie.

2.11 Was sagt der AMH-Wert aus? Kann er zyklusunabhängig bestimmt werden?

Das Anti-Müller-Hormon (AMH) wird von den Granulosazellen des Ovars produziert und ist ein Marker für die sogenannte ovarielle Reserve (▶ Kap. 12.9). Die Bestimmung kann zyklusunabhängig erfolgen. Es findet sich für AMH ein relativ stabiler Zyklusverlauf mit einer minimalen Schwankung hin zu niedrigeren Werten post ovulationem (Kissell et al. 2014; Ludwig 2008).

AMH korreliert signifikant negativ mit dem Body-Mass-Index. Unter oralen Kontrazeptiva, dem Vaginalring und anderen Hormonpräparaten findet sich keine relevante Absenkung des AMH-Spiegels (Ludwig 2008, ▶ Kap. 12.9).

Ob AMH als prognostischer Marker für das Vorliegen oder die Entwicklung eines PCOS beim jugendlichen Mädchen sinnvoll genutzt werden sollte, wird derzeit kontrovers diskutiert (Caanen et al. 2021).

Tab. 2.2 Differenzialdiagnose Hyperprolaktinämie

Mild
• Pubertät, Lutealphase (14.–28. Zyklustag) • PCOS • Hypothyreose • Stress • Schlaf • lokale Stimulation der Brust (Palpation, Trauma, Entzündung) • Schwangerschaft, Laktation • Leber-/Niereninsuffizienz • Alkohol • Medikamente: Neuroleptika, Antidepressiva, Antihypertensiva, Ca-Antagonisten, Antiemetika, Östrogene, Opiate
Stark
• „Makroprolaktinämie" (Prolaktinaggregate) • Prolaktinom • hypophysennahe Prozesse („Enthemmungshyperprolaktinämie")

2.12 Weist ein isoliert erhöhtes TSH auf eine Schilddrüsenunterfunktion hin?

Auch hier gelten altersbezogene Normwerte. Beispielsweise liegt die obere Norm (P97) für den TSH-Wert eines 10-jährigen Mädchens bei 5,2 µ/ml (Dortschy et al. 2009).

Die Bestimmung von fT4 ist zur Beurteilung der thyreotropen Stoffwechsellage obligat. Insbesondere adipöse Kinder und Jugendliche zeigen diskret erhöhte TSH-Werte bei normwertigem fT4. Diese Konstellation stellt einen hormonellen Kompensationsmechanismus dar, der keiner Therapie im Sinne einer Schilddrüsenhormonsubstitution bedarf.

Ein isoliert erhöhtes TSH bei normalen peripheren Schilddrüsenwerten (fT4) findet sich bei Adipositas häufig und ist in der Regel nicht therapiebedürftig.

2.13 Was sagt der HOMA-Index aus?

Mit der Bestimmung des HOMA-Index ist eine Insulinresistenz nachweisbar, die sich häufig bei Patientinnen mit Adipositas, Zyklusstörungen oder PCOS findet.

Berechnung:

HOMA-Index = Nüchternplasmainsulin (µU/ml) × Nüchternplasmaglukose (mmol/l)/22,5

HOMA-Index = Nüchternplasmainsulin (µU/ml) × Nüchternplasmaglukose (mg/dl)/405

Werte > 2,5 werden von vielen Laboren als pathologisch angegeben.

Interpretation des HOMA-Index (Grad der Insulinresistenz; Matthews et al. 1985):
- ≤ 1 normal
- > 2 Hinweis auf eine Insulinresistenz
- > 2,5 Insulinresistenz sehr wahrscheinlich
- > 5,0 Durchschnittswert bei Typ-2-Diabetes

Quellen

Armengaud JB, Charkaluk ML, Trivin C et al. Precocious pubarche: distinguishing late-onset congenital adrenal hyperplasia from premature adrenarche. J Clin Endocrinol Metab, 2009; 94(8): 2835–2840.

Caanen MR, Peters HE, van de Ven PM et al. Anti-Mullerian Hormone Levels in Adolescence in Relation to Long-term Follow-up for Presence of Polycystic Ovary Syndrome. J Clin Endocrinol Metab, 2021; 106(3): e1084–1095.

De Leo V, Morgante G, Piomboni P, Musacchio MC, Petraglia F, Cianci A. Evaluation of effects of an oral contraceptive containing ethinylestradiol combined with drospirenone on adrenal steroidogenesis in hyperandrogenic women with polycystic ovary syndrome. Fertil Steril, 2007; 88(1): 113–117.

Dortschy R, Schaffrath Rosario A, Scheidt-Nave C et al. Bevölkerungsbezogene Verteilungswerte ausgewählter Laborparameter aus der Studie zur Gesundheit von Kindern und Jugendlichen in Deutschland (KiGGS). Berlin: Robert Koch-Institut. 2009. Aus: https://edoc.rki.de/bitstream/handle/176904/3219/206ee9py9oog_03.pdf?sequence=1&isAllowed=y (letzter Zugriff: 15. Mai 2022).

Kissell KA, Danaher MR, Schisterman EF et al. Biological variability in serum anti-Mullerian hormone throughout the menstrual cycle in ovulatory and sporadic anovulatory cycles in eumenorrheic women. Hum Reprod, 2014;29(8): 1764–1772.

Klose M, Lange M, Rasmussen AK et al. Factors influencing the adrenocorticotropin test: role of contemporary cortisol assays, body composition, and oral contraceptive agents. J Clin Endocrinol Metab, 2007; 92(4): 1326–1333.

Kulle AE, Riepe FG, Hedderich J, Sippell WG, Schmitz J, Niermeyer L, Holterhus PM. LC-MS/MS based determination of basal- and ACTH-stimulated plasma concentrations of 11 steroid hormones: implications for detecting heterozygote CYP21A2 mutation carriers. Eur J Endocrinol, 2015; 173(4): 517–524.

Ludwig M. Anti-Müller-Hormon (AMH). Gynäkologische Endokrinologie, 2008;(2): 155–122.

Matthews DR, Hosker JP, Rudenski AS, Naylor BA, Treacher DF, Turner RC. Homeostasis model assessment: insulin resistance and beta-cell function from fasting plasma glucose and insulin concentrations in man. Diabetologia, 1985; 28(7): 412–419.

Nolan BJ, Sorbello J, Brown N, Dimeski G, Inder WJ. Characterization of the serum and salivary cortisol response to the intravenous 250 microg ACTH1–24 stimulation test. Endocrine, 2018; 59(3): 520–528.

Partsch CJ, Dörr HG. Testverfahren. In: Hiort O, Danne T, Wabitsch M (Hrsg.). Pädiatrische Endokrinologie und Diabetologie. 2. A. Berlin, Heidelberg, New York: Springer; 2019. S. 82–98.

3 Pubertät

D. Dunstheimer (3.16–3.30), H. Hoyer-Kuhn (3.1–3.15)

3.1 Was sind die Tanner-Stadien?

Anhand der Tanner-Stadien (▶ Abb. 3.1), die bereits 1969 durch den englischen Arzt James M. Tanner an kaukasischen Kindern beschrieben wurden, lässt sich die physiologische Entwicklung der äußerlichen Geschlechtsmerkmale beschreiben. Beurteilt werden die Brustentwicklung (B), die Entwicklung der Pubesbehaarung (P oder PH) und des weiblichen sowie männlichen Genitales (G). Die Bezeichnungen B1, P/PH1 und G1 stehen für den präpubertären Ausgangszustand eines Kindes.

3.2 Wann ist das erste Brustwachstum zu erwarten?

Der Beginn des Brustwachstums (Thelarche) ist bei kaukasischen Mädchen nach dem 8. Geburtstag als eines der ersten Zeichen der beginnenden Pubertätsentwicklung zu erwarten. Tritt vor dem 8. Geburtstag eine Thelarche auf, wird diese als

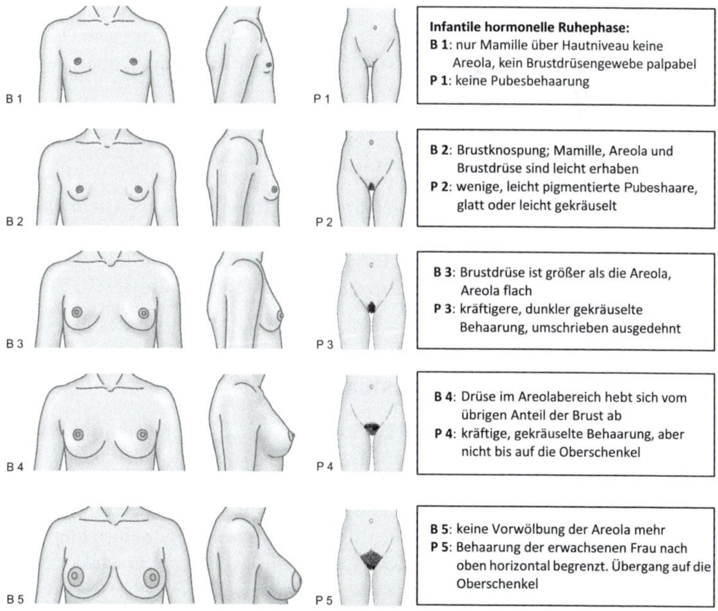

Abb. 3.1 Tanner-Stadien [L141]

prämature Thelarche bezeichnet und sollte Anlass für weitere diagnostische Schritte sein (siehe unten: „Frühe Pubertät"). Die beginnende Entwicklung der Brust wird als Tanner-Stadium B2 dokumentiert. Hier gilt es zu beachten, dass die Entwicklung der Brust („Brustknospe") häufig asymmetrisch oder initial nur einseitig auftritt.

3.3 Wann ist die erste Pubesbehaarung zu erwarten?

Der Beginn der Pubesbehaarung wird als Pubarche bezeichnet. Sie tritt häufig nach dem Beginn des Brustwachstums auf, kann aber auch vor oder parallel zur Brustentwicklung auftreten. Da die Pubarche auf einer Aktivierung der Nebennierenrinde (Adrenarche) basiert, gilt sie bei Mädchen nicht als primäres Pubertätszeichen. Bei einer Pubarche vor dem 8. Geburtstag sollte eine detaillierte Abklärung bei einem pädiatrischen Endokrinologen erfolgen, um eine Pubertas praecox von einer isolierten prämaturen Pubarche abzugrenzen.

3.4 Wann ist die erste Axillarbehaarung/Schweißgeruch zu erwarten?

Die erste Axillarbehaarung bzw. der erste Schweißgeruch treten als Zeichen der gesteigerten Androgenproduktion in der Zona reticularis der Nebennierenrinde auf. Physiologischerweise tritt im Alter von 6–10 Jahren eine Reifung der Zona reticularis mit konsekutiver Synthese von DHEA und DHEA-S ein. Bei 10–30 % der Mädchen lassen sich Zeichen der Adrenarche bereits vor dem Einsetzen der Brustentwicklung wahrnehmen.

Weitere Zeichen können fettige Haare und einzelne „Pickelchen" sein. Ein Auftreten deutlich vor dem 8. Geburtstag ist ähnlich wie die prämature Pubarche weiter abklärungsbedürftig.

3.5 Wann tritt der Wachstumsschub auf?

Der Wachstumsschub folgt in der Regel direkt dem Einsetzen der Brustentwicklung vor Auftreten der Menarche (erste Periodenblutung), welche eher am Ende der Pubertätsentwicklung steht. Der Wachstumsspurt ist zumeist ein Jahr nach Thelarche bereits auf dem Höhepunkt (bezogen auf die Wachstumsgeschwindigkeit (cm/Jahr)).

3.6 Wann ist das Längenwachstum beendet?

Das Längenwachstum endet in der Regel innerhalb von 2 Jahren nach Auftreten der Menarche. Sobald die Wachstumsfugen (Epiphysen) verknöchert sind, ist kein Längenwachstum mehr zu erwarten. Nach der Menarche ist im Mittel noch ein Wachstum von 6 cm zu erwarten. Diese Angabe ist aber als vage zu betrachten, da sowohl Alter bei Pubertätsbeginn, familiäre Endgrößen als auch Lebensumstände einen Einfluss auf die Längenentwicklung haben. Den sichersten Nachweis, dass die Endgröße erreicht ist, liefert ein Handradiogramm, welches den Epiphysenschluss zeigt.

Liegt die Wachstumsgeschwindigkeit bei 2 cm oder weniger pro Jahr, ist von einem Ende der Längenentwicklung auszugehen.

3.7 Was versteht man unter der Minipubertät?

Die Minipubertät bezeichnet die Aktivierung der Hypothalamus-Hypophysen-Gonaden-Achse (HHG) in den ersten 3–6 Lebensmonaten eines Säuglings. Bei Mädchen zeigen sich diese Zeichen teilweise bis zum zweiten Geburtstag in Form von prämaturer Thelarche oder einem östrogenisierten Hymen. Nach Abnabelung vom mütterlichen Kreislauf fallen die inhibierenden Hormonspiegel aus dem mütterlichen Blut weg, wodurch es zu einer passageren regelkreiskonformen Aktivierung der HHG-Achse kommt. Man geht davon aus, dass diese erste Aktivierung als Basis für eine physiologische Pubertätsentwicklung wichtig ist, wenngleich die detaillierte Bedeutung noch Inhalt aktueller wissenschaftlicher Untersuchungen ist.

3.8 Bis wann ist eine postnatale Blutung physiologisch?

Eine uterine Blutung in den ersten 3–7 Lebenstagen tritt bei ca. 5 % der neugeborenen Mädchen auf. Es wird angenommen, dass der Abfall der Steroidhormone, insbesondere des Progesterons, zur neonatalen postnatalen Blutung (Halban-Reaktion) führt. Postnatale Blutungen, welche innerhalb von 2–3 Tagen selbstlimitierend sind, werden aktuell als physiologisch gewertet. Ein Auftreten nach den ersten 6 Lebenswochen sollte Anlass sein, den Kinderarzt aufzusuchen und gegebenenfalls im Rahmen einer Sonografie anatomische Besonderheiten auszuschließen.

3.9 Wann wird die maximale Knochenmasse erreicht?

Die Entwicklung des Skelettsystems unterliegt verschiedenen Einflussfaktoren. Insbesondere die Muskelaktivität ist als entscheidender osteoanaboler Stimulus zu sehen. Des Weiteren spielen im Alter der Pubertät die Sexualhormone eine entscheidende Rolle für den Knochenaufbau. Bei Mädchen führt der pubertäre Östrogenanstieg zu einer Hemmung der knochenabbauenden Osteoklasten, womit letztlich ein Abbau von Knochenmasse verhindert wird. Die maximale Knochenmasse (peak bone mass) ist zum Ende der Adoleszenz (individuell zwischen dem 20. und ca. 25. Lebensjahr) zu erwarten, vorausgesetzt die Pubertätsentwicklung verlief uneingeschränkt. Um diese Knochenspitzenmasse zu erhalten, ist regelmäßige Aktivität unabdingbar. Das Zusammenspiel von Muskulatur und Knochen wird über die „funktionelle Muskel-Knocheneinheit" beschrieben.

3.10 Wann ist die Menarche zu erwarten?

Die Menarche (erste Monatsblutung) ist als Zeichen der fortgeschrittenen Pubertät im Mittel ca. 2 Jahre (normale Varianz 1–5 Jahre) nach der Thelarche zu erwarten. Das mittlere Alter lag zuletzt bei 12,8 Jahren (Kahl, Schaffrath Rosario und Schlaud 2007).

3.11 Wie lange dauert eine Monatsblutung?

Die Monatsblutung dauert bei 80–90 % der Adoleszentinnen 2–7 Tage. Persistiert die Blutung mehr als 7 Tage, spricht man von einer verlängerten Blutung (ehemals Menorrhagie). Insbesondere in den ersten 2 Jahren nach Menarche sind Unterschiede in Blutungsdauer, -stärke und Häufigkeit der Blutung physiologisch (▶ Kap. 10).

3.12 Ab wann sollte die Monatsblutung regelmäßig sein?

In den ersten 2 Jahren nach Menarche tritt die Monatsblutung noch unregelmäßig auf. Die individuellen Abstände zwischen den Blutungen geben dabei bereits einen indirekten Hinweis, ob es sich um ovulatorische Zyklen handelt. Nach 2 Jahren stellt sich zumeist ein regelmäßiger Zyklus zwischen 25–35 Tagen ein. Persistiert die Oligomenorrhö (Abstand zwischen den Periodenblutungen ≥ 35 Tage) darüber hinaus oder entwickelt sich eine sekundäre Oligomenorrhö ist eine Hormonstörung auszuschließen.

3.13 Ab wann treten ovulatorische Zyklen auf?

In den ersten 2 Jahren nach Menarche sind die meisten Zyklen anovulatorisch. 10–20 % der Zyklen der Adoleszentinnen sind bis 5 Jahre nach Menarche noch anovulatorisch. Nach 2 bzw. bis zu 5 Jahren stellt sich eine hormonelle Balance ein und damit auch regelmäßige Periodenblutungen.

3.14 Beginnt die Pubertät heutzutage immer früher?

Die Frage, ob die Pubertät immer früher beginnt, lässt sich nicht pauschal beantworten, da die verschiedenen „Meilensteine" der Pubertät (Thelarche, Pubarche, Menarche) im letzten Jahrhundert unterschiedliche Trends gezeigt haben. Das frühere Auftreten eines Merkmals über eine Generation wird als positiver säkularer Trend bezeichnet. Epidemiologische Studien zeigten einen positiven säkularen Trend für das Menarchealter bis zur zweiten Hälfte des 20. Jahrhunderts. Seit über 50 Jahren liegt das Menarchealter nun stabil im Mittel bei etwa 12,8 Jahren. Die Dokumentation des Auftretens der Thelarche hingegen zeigt weiterhin einen positiven säkularen Trend, sodass die Dauer von Beginn der Pubertät (Tanner-Stadium B2) bis hin zur Menarche länger geworden ist. Ursächlich werden verschiedene Aspekte diskutiert: Gewichtsentwicklung, Ethnizität und ein zunehmender Einsatz von in den Hormonstoffwechsel eingreifenden endokrinen Disruptoren. Endokrine Disruptoren sind chemische Stoffe, die auf den Hormonstoffwechsel einwirken und darüber, nach aktuellem Wissensstand, eine Veränderung des hormonellen Systems bis hin zu einer krankhaften Störung verursachen können. Beispielhaft sei hier der in Plastikflaschen verwendete Stoff Bisphenol A (BPA) genannt, welcher bei übermäßiger Aufnahme zu einer Östrogenisierung führen könnte. Die Relevanz der Verwendung von BPA im Alltag wird jedoch kontrovers diskutiert, da bei sachgemäßem Gebrauch der verwendeten Plastikflaschen, Schnuller oder PET Flaschen keine relevanten Mengen von BPA im menschlichen Organismus nachweisbar waren. Das Bundesinstitut für Risikobewertung arbeitet kontinuierlich am Verbraucherschutz, unter anderem auch im Hinblick auf den potenziellen Einfluss endokriner Disruptoren auf den Menschen. Aktuelle Informationen und Stellungnahmen sind frei zugänglich unter www.bfr.bund.de/de/start.html.

Frühe Pubertät

3.15 Wann ist die Pubertät zu früh?

Eine zu frühe Pubertät liegt vor, wenn das Tanner-Stadium B2 (▶ Abb. 3.1) vor dem 8. Geburtstag erreicht wird, unabhängig davon, ob die Pubarche schon eingesetzt hat. Wenn die Menarche **vor dem 9. Geburtstag** einsetzt, was selten vorkommt, liegt ebenfalls eine zu frühe Pubertät vor.

Bei Erreichen des Tanner-Stadium B2 kurz **nach** dem 8. Geburtstag liegt eine frühnormale Pubertät vor.

3.16 Welche Diagnostik sollte bei einer Brustdrüsenschwellung bei Neugeborenen durchgeführt werden?

Nach der Geburt werden die mütterlichen Hormone Prolaktin und Östrogene, die auf das bevorstehende Stillen vorbereiten und über die Plazenta zum Kind gelangen, vom kindlichen Organismus verzögert abgebaut. Dies liegt an der noch unreifen Leber von Neugeborenen. Wie bei der Mutter können diese Hormone an der kindlichen Brustdrüse eine Schwellung bewirken. Die bei einigen Neugeborenen zu beobachtende Brustdrüsenschwellung um den 2./3. Lebenstag bedarf daher keiner weiteren Diagnostik. In der Regel bildet sich die Brustdrüsenschwellung in den ersten Lebenswochen spontan zurück, es ist aber auch der Übergang in eine prämature Thelarche möglich. Manchmal sondern die Brüste Neugeborener einige Tropfen Milch (umgangssprachlich „Hexenmilch") ab. Sie kann farblos oder milchig-gelb sein. Der Begriff stammt aus dem Mittelalter; von Hexen vermeintlich verzauberte Vögel sollen die Babys befallen haben.

> Eine Brustdrüsenschwellung beim Neugeborenen lässt sich physiologisch erklären und es besteht in der Regel kein weiterer Abklärungsbedarf.

3.17 Welche Diagnostik ist bei prämaturer Thelarche erforderlich?

Bei Auftreten eines Tanner-Stadium B2 in den ersten beiden Lebensjahren ist von einer harmlosen prämaturen Thelarche im Rahmen der „Minipubertät" auszugehen und es bedarf, abgesehen von Ausnahmefällen, z. B. Verdacht auf ein hypothalamisches Hamartom, keiner weiteren Diagnostik. Die „Minipubertät" ist darauf zurückzuführen, dass die HHG-Achse bereits bei Geburt voll funktionsfähig ist und es bei einigen Mädchen bis zum 2. Lebensjahr zu einer physiologischen GnRH-Ausschüttung kommt.

Bei Auftreten einer prämaturen Thelarche bei Mädchen im Alter von 2–8 Jahren ist eine Sonografie zur Beurteilung von Uterus und Ovarien zu empfehlen (▶ Kap. 1.26):

- Liegt keine pubertäre Stimulation des Uterus (sondern die infantile „Peperoniform") vor, sind die Ovarien nicht vergrößert und kein Ovarialtumor oder größere Ovarialzysten darstellbar, ist von einer idiopathischen prämaturen Thelarche als einer Normvariante auszugehen. In diesen Fällen liegt auch keine Wachstumsbeschleunigung vor. Es kann zunächst weiter beobachtet werden.
- Liegen ein stimulierter Uterus („Birnenform") und für das Alter vergrößerte „stimulierte" Ovarien vor oder findet sich eine erhöhte Wachstumsgeschwindigkeit (perzentilenschneidendes Wachstum), ist eine Labordiagnostik mit Bestimmung von Estradiol, LH und FSH (gegebenenfalls GnRH-Test synonym: LHRH-Test), Tumormarkern (ß-HCG und AFP) sowie Schilddrüsenparametern angezeigt. Darüber hinaus gibt ein Handradiogramm Auskunft über eine vorzeitige Skelettreifung.

3.18 Ist eine vorzeitige Pubesbehaarung Zeichen einer Pubertas praecox?

Ursächlich für eine vorzeitige Pubesbehaarung (prämature Pubarche) ist eine zu frühe Bildung von Androgenen in den Nebennieren.

Eine Pubertas praecox dagegen wird verursacht durch eine zu frühe Östrogenbildung im kindlichen Ovar. Entweder ist der Auslöser ein vorzeitiges „Anspringen" des GnRH-Pulsgenerators im Hypothalamus mit anschließender Aktivierung der Hypothalamus-Hypophysen-Gonaden-Achse oder die Ursache liegt im Ovar selbst. Auch eine exogene, meist akzidentelle Östrogenzufuhr kann der Grund für eine Pubertas praecox sein.

Eine isolierte prämature Pubarche ist **kein** Zeichen einer Pubertas praecox.

3.19 Welche Diagnostik ist bei prämaturer Pubarche notwendig?

Bei einer isolierten prämaturen Pubarche ohne weitere Pubertätszeichen handelt es sich in den meisten Fällen um das Symptom einer vorzeitigen Adrenarche als eine Normvariante. Differenzialdiagnostisch ist aber immer an ein nicht klassisches AGS oder einen hormonproduzierenden Nebennierenrindentumor zu denken.

Folgende Aspekte sprechen gegen das Vorliegen einer Normvariante und sind somit verdächtig:

- Auftreten vor dem 7. Geburtstag
- Vorliegen einer Wachstumsbeschleunigung mit Skelettalterakzeleration > 12 Monate
- rasche Progredienz der Pubarche
- Klitorishypertrophie als weiteres Zeichen einer Hyperandrogenämie

Bei der idiopathischen prämaturen Pubarche/Adrenarche im Sinne einer Normvariante handelt es sich um eine Ausschlussdiagnose. Insbesondere bei den oben genannten Kriterien ist daher eine Bestimmung der Androgene (DHEA-S, 17-OHP, Testosteron, Androstendion) und insbesondere bei Verdacht auf ein nicht klassisches AGS ein Steroidprofil im Urin (Spot- oder 24-Stunden-Urin) bzw. ein ACTH-Test indiziert. Zum Ausschluss eines Tumors erfolgt des Weiteren eine Bildgebung der Nebennierenregion sowie der Ovarien.

Liegt keine Hyperandrogenämie oder eine **isolierte** Erhöhung von DHEA-S vor, kann von einer harmlosen prämaturen Adrenarche ausgegangen werden.

3.20 Sind bei isolierten Störungen der frühen Pubertät Kontrollen sinnvoll?

Da es sich bei isolierten Störungen der frühen Pubertät wie der idiopathischen prämaturen Thelarche und Pubarche bzw. Adrenarche um Ausschlussdiagnosen handelt, sind Verlaufskontrollen zur Beurteilung der Progredienz der Symptomatik sinnvoll; anfänglich nach ca. 3 Monaten. Im Verlauf ist nach individueller Einschätzung eine Ausdehnung der Untersuchungsintervalle möglich.

Nicht jede zentrale Pubertas praecox (ZPP), insbesondere die idiopathische Form, muss behandelt werden. Hier spielen Kontrolluntersuchungen zur Differenzierung

Tab. 3.1 Kriterien zur Differenzierung zwischen progressiver ZPP und nicht progressiver ZPP

Kriterium	Progressive ZPP	Nicht progressive ZPP
Erreichen der Tanner-Stadien	Erreichen des nächsten Tanner-Stadiums nach 3–6 Monaten	Stabilisierung oder Regression der Pubertätszeichen
Wachstumsgeschwindigkeit	akzeleriert für das Alter	normal für das Alter
Knochenalter	akzeleriert für das Alter (> 1 Jahr)	normal für das Alter
prospektive Endlänge	prospektive Endlänge liegt unterhalb des elterlichen Zielgrößenbereichs oder verschlechtert sich bei wiederholten Vorhersagen	prospektive Endlänge liegt innerhalb des Elternzielgrößenbereichs
Ultraschall von Uterus und Ovarien	Uterusvolumen > 2 ml oder Länge > 34 mm, birnenförmig, Endometriumreflex	präpubertäre Uterusgröße und -form
Sexualsteroide	Estradiol- bzw. Testosteron-Werte im pubertären Bereich	Estradiol bzw. Testosteron präpubertär niedrig
GnRH-Stimulationstest	stimulierter LH/FSH-Quotient > 1 oder LH-Anstieg in den pubertären Bereich	stimulierter LH/FSH-Quotient bzw. LH präpubertär

Carel und Léger (2008) modifiziert nach Heger (2011)

zwischen progressivem und nicht progressivem Verlauf eine große Rolle bei der Entscheidung für oder gegen eine pubertätsunterdrückende Therapie (▶ Tab. 3.1).

PRAXISTIPP

Einige Patientinnen mit Pubertas praecox weisen ein nur sehr langsames oder gar kein Fortschreiten der Pubertät auf. Daher ist es wichtig, vor Therapiebeginn ein Fortschreiten der Pubertät zu dokumentieren.

3.21 Was sind die Ursachen einer Pubertas praecox?

Man unterscheidet bei der Pubertas praecox zwischen

- einer zentralen Pubertas praecox (ZPP, alternativ GnRH-abhängige Pubertas praecox, Pubertas praecox vera) und
- einer peripheren Pubertas praecox (PPP, alternativ GnRH-unabhängige Pubertas praecox, Pseudopubertas praecox; ▶ Tab. 3.2).

Tab. 3.2 Einteilung und Ursachen der Pubertas praecox

Zentrale Pubertas praecox (ZPP)	Periphere Pubertas praecox (PPP)
idiopathisch	Ovarialzyste, -tumor
genetisch	MAS
ZNS-Erkrankungen	Hypothyreose
syndromal	akzidentell
(Pseudopubertas praecox)	AGS
	NNR-, anderer Tumor

Die Ursache für eine ZPP ist fast immer (ca. 90 %) idiopathisch. Es gibt auch genetische Formen. Selten ist eine ZNS-Erkrankung (Hirntumor, Hydrozephalus, Z. n. Bestrahlung) ursächlich oder es liegt eine ZPP im Rahmen einer syndromalen Erkrankung vor.

Die häufigste Ursache einer PPP ist eine Ovarialzyste. Bei rezidivierendem Auftreten muss in seltenen Fällen ein McCune-Albright-Syndrom (MAS, ▶ Kap. 8.6) in Betracht gezogen werden. Beim MAS handelt es sich um ein Krankheitsbild, bestehend aus der Trias von

- teils rezidivierenden, hormonell aktiven Ovarialzysten,
- polyostotischer fibröser Dysplasie, insbesondere im Bereich der langen Röhrenknochen oder des Keilbeins
- und Café-au-Lait-Flecken der Haut.

Typisch ist ein schubförmiger Verlauf; hormonelle Ruhephasen folgen Phasen erhöhter ovarieller Aktivität. Die Diagnose ist oft schwierig zu stellen, da oligosymptomatische Formen ohne Vorliegen der vollständigen Trias möglich sind. Weitere, seltenere Ursachen der PPP sind Ovarialtumoren, eine schwere unbehandelte Hypothyreose und eine akzidentelle Östrogenexposition. Auch eine Hyperandrogenämie im Rahmen eines AGS oder Nebennierenrindenprozess können zu einer PPP, in diesen Fällen mit klinischen Hyperandrogenämie-Zeichen, führen.

Eine (akzidentelle) mehrfache Einnahme (z. B. Pille) oder Applikation (z. B. Haarwasser) von Östrogenen kann ebenfalls zu einer peripheren Pubertas praecox führen. Die Einnahme oder Applikation von Androgenen führt beim Mädchen zur „heterosexuellen" peripheren Pubertas praecox.

Eine PPP kann im Verlauf indirekt zu einer ZPP führen, indem die HHG-Achse im Rahmen der vorzeitigen Reifung, auch erkennbar an der Skelettalterakzeleration, zu früh aktiviert wird.

3.22 Wie wird eine Pubertas praecox diagnostiziert?

Bei Vorliegen eines Tanner-Stadiums von mindestes B2 (▶ Abb. 3.1) vor dem 8. Geburtstag und einem pubertären Befund in der Sonografie der inneren weiblichen Geschlechtsorgane sowie einer Skelettalterakzeleration von mindestens 12 Monaten liegt mit hoher Wahrscheinlichkeit eine Pubertas praecox vor.

Bei der zentralen Pubertas praecox lassen sich bei ausgeprägten Befunden zusätzlich bereits basal pubertäre LH- und Estradiol-Konzentrationen nachweisen. Jedoch können Mädchen mit einer zentralen Pubertas praecox auch basale LH-Konzentrationen im präpubertären Bereich (< 0,3 IU/l) aufweisen. Daher ist zur differenzialdiagnostischen Klärung oft ein GnRH-Test (synonym: LHRH-Test) indiziert. Dieser muss nicht nüchtern und kann daher tageszeitunabhängig durchgeführt werden. Lässt sich LH in den pubertären Bereich (> 4–5 IU/l) stimulieren oder ergibt sich ein stimulierter LH/FSH-Quotient > (0,66)–1,0, liegt eine zentrale Pubertas praecox vor. Im Fall einer zentralen Pubertas praecox ist zum Ausschluss einer Pathologie im ZNS eine kraniale MRT indiziert.

Bei der peripheren Pubertas praecox findet sich neben dem eindeutigen Pubertätsbeginn bei der klinischen Untersuchung (Tanner-Stadium B2, Östrogenisierung der Genitalschleimhaut) nur eine für das Alter erhöhte Estradiol-Konzentration bei supprimierten LH- und FSH-Konzentrationen mit fehlender Stimulierbarkeit von LH im GnRH-Test. Zusätzlich lässt sich in einem Teil der Fälle eine periphere Ursache der Pubertas praecox, z. B. eine Ovarialzyste, nachweisen. Dies ist aber nicht zwingend erforderlich, da auch passagere Ovarialzysten, einmalig oder rezidivierend, ursächlich sein können. Auch liegt in diesen Fällen oft (noch) keine Skelettalterakzeleration vor.

3.23 Wie und wie lange wird eine zentrale Pubertas praecox behandelt?

Die pubertätsunterdrückende Therapie der ZPP wird mit Depot-GnRH-Agonisten durchgeführt. Aufgrund einer kontinuierlichen Freisetzung von GnRH aus Mikrokapseln kommt es zu einer Suppression von LH und FSH. Die gonadale Aktivität wird inhibiert und die klinischen Symptome bilden sich zurück bzw. die weitere Pubertätsentwicklung kommt zum Stillstand. In Deutschland sind verschiedene Depot-Präparate für die Therapie der ZPP zugelassen. Je nach Präparat erfolgen s.c.-Injektionen in 4- oder 12-Wochen-Abständen, bei einem weiteren Präparat sind intramuskuläre Injektionen im 6-Monats-Abstand ausreichend. Aufgrund des Wirkmechanismus der GnRH-Agonisten kann es in der Initialphase zu einem Anstieg von LH und Estradiol mit einer kurzzeitigen Verstärkung der Pubertätssymptomatik kommen. Dies bezeichnet man als Flare-up-Phase. Der nachfolgende Abfall von LH und Estradiol kann in seltenen Fällen auch zu einer transienten Abbruchblutung führen.

Harte Kriterien, die klar vorgeben, wann die Therapie beendet werden muss, gibt es nicht. Es ist zu berücksichtigen, dass der maximale pubertäre Wachstumsschub mit dem Alter abnimmt. Die Therapie sollte daher nicht unbegrenzt fortgeführt werden. Parameter, die in die Entscheidung für die Beendigung der Therapie einzubeziehen sind:

- Chronologisches Alter
- Skelettalter
- Genetische Ziel- und prospektive Endgröße
- Wachstumsgeschwindigkeit
- Wunsch der Patientin bzw. deren Familie

Die Überlegung, dass die betroffenen Mädchen ein ähnliches Menarchealter wie ihre Altersgenossinnen haben möchten, spielt hier ebenfalls eine Rolle. Über ein Skelettalter von 12 Jahren hinaus sollte unter Berücksichtigung des noch bestehenden Wachstumspotenzials in der Regel nicht behandelt werden.

3.24 Wie wird eine periphere Pubertas praecox therapiert?

Die Therapie der PPP erfolgt, je nach vorliegender Ursache, operativ bzw. mittels Chemo- oder Radiotherapie nach kinderonkologischen Protokollen. Medikamentös können Antiöstrogen, Aromatasehemmer, Antiandrogene oder Testosteronbiosynthesehemmer zum Einsatz kommen; hier handelt es sich allerdings fast ausschließlich um einen off label use.

Eine PPP durch eine östrogenproduzierende Ovarialzyste ist durch deren hohe spontane Rückbildungstendenz meist selbstlimitierend. Hier kann unter sonografischen Kontrollen und Aufklärung über ein mögliches Torsionsrisiko abgewartet werden.

Späte Pubertät

3.25 Was ist der Unterschied zwischen einer verzögerten und einer ausbleibenden Pubertätsentwicklung?

Eine Pubertas tarda liegt vor, wenn Zeichen einer Pubertätsentwicklung im Alter von ≥ 13,5 Jahren komplett fehlen, der Zeitbedarf für das Durchlaufen der Pubertät von den ersten Zeichen (Tanner B2) bis zur Menarche ≥ 5 Jahre beträgt oder ein Stillstand einer begonnenen Pubertätsentwicklung von ≥ 18 Monaten zu beobachten ist.

Ursächlich kann eine verzögerte oder eine ausbleibende Pubertätsentwicklung sein.

Eine **verzögerte Pubertätsentwicklung** im Sinne einer konstitutionellen Verzögerung von Pubertät und Wachstum (KEV) ist eine häufige, passagere Ursache einer Pubertas tarda. In diesen Fällen funktioniert die Hypothalamus-Hypophysen-Gonaden-Achse regelrecht, der GnRH-Pulsgenerator springt nur verspätet an. Es handelt sich um eine Normvariante und es besteht häufig eine positive Familienanamnese für eine KEV von Seiten der Eltern oder Geschwister.

Bei einer Pubertas tarda mit permanent **ausbleibender Pubertätsentwicklung** liegt eine Störung im Bereich der HHG-Achse oder der Gonaden mit der Folge eines permanenten Hypogonadismus vor.

3.26 Wieviel Zeit kann zwischen Thelarche und Menarche liegen?

Bei den meisten Mädchen beträgt das Zeitintervall zwischen Thelarche und Menarche 2–3 Jahre. Aber auch längere Intervalle bis zu 5 Jahren und kürzere Intervalle, bis hin zum Auftreten der Menarche vor der Thelarche im Sinne einer prämaturen Menarche (kontrovers diskutierte Rarität) sind möglich und nicht unbedingt pathologisch.

3.27 Was können Ursachen einer ausbleibenden Pubertätsentwicklung sein?

Liegt die Störung im Bereich der Gonaden (primär), so ist der Rückkopplungsmechanismus der HHG-Achse gestört. Die Konzentrationen von LH und FSH sind signifikant erhöht, es liegt ein **hypergonadotroper Hypogonadismus** vor.

Liegt die Störung zentral, im Bereich der Hypophyse (sekundär) oder des Hypothalamus (tertiär) liegen niedrige LH- und FSH-Konzentrationen im Sinne eines **hypogonadotropen Hypogonadismus** (HH) vor.

Ursachen eines hypogonadotropen Hypogonadismus sind ZNS-Erkrankungen bzw. -Fehlbildungen oder ein Gonadotropinmangel. Ein Gonadotropinmangel kann **isoliert,** wie beim Kallmann-Syndrom, oder **kombiniert,** wie beim Panhypopituitarismus, oder **funktionell,** wie bei einer chronischen Erkrankung oder im Rahmen einer Essstörung, vorkommen. Auch syndromale Ursachen sind möglich.

Der hypergonadotrope Hypogonadismus ist am häufigsten chromosomal bedingt, wie beim Turner-Syndrom (▶ Kap. 12) bzw. anderen Gonadendysgenesien. Es gibt auch autoimmune, monogenetische und syndromale Formen. In einigen Fällen lässt sich die Ursache nicht klären (idiopathisch).

3.28 Welche Diagnostik ist bei einer verzögerten/ausbleibenden Pubertätsentwicklung sinnvoll?

Anamnestisch ist bei einer verzögerten/ausbleibenden Pubertätsentwicklung das Erfragen der Familienanamnese und weiterer Vorerkrankungen wichtig. Auch Antworten auf die Frage nach den Ernährungsgewohnheiten und exzessivem Sport können Hinweise liefern. Die anamnestische Angabe eines fehlenden Riechvermögens deutet auf einen HH bei Kallmann-Syndrom hin, gegebenenfalls ist ein Riechtest indiziert. Es gibt allerdings auch HH-Formen mit intaktem Riechvermögen.

Bei einer Pubertas tarda finden sich in der Regel in der **Sonografie der inneren weiblichen Geschlechtsorgane** präpubertäre Befunde für Uterus und Ovarien, in einigen Fällen eines hypergonadotropen Hypogonadismus lassen sich die Ovarien bzw. Gonaden gar nicht darstellen.

Des Weiteren zeigt sich im **Handradiogramm** oft eine Skelettalterretardierung von mindestens 12 Monaten.

Laborchemisch ist die Bestimmung von Estradiol, der Gonadotropine LH und FSH, von Prolaktin (zum Ausschluss eines Prolaktinoms) und der Schilddrüsenparameter (zum Ausschluss einer Schilddrüsenfunktionsstörung) wegweisend. Bei der KEV und dem hypogonadotropen Hypogonadismus liegen, trotz Pubertätsalter, niedrige Estradiol-, LH- und FSH-Konzentrationen vor. Beim hypergonadotropen Hypogonadismus finden sich deutlich erhöhte LH- und FSH-Konzentrationen bei gleichzeitig niedriger Estradiol-Konzentration.

Liegt ein hypogonadotroper Hypogonadismus vor, ist bildgebend eine **MRT unter besonderer Berücksichtigung von Hypophyse und Hypothalamus** indiziert.

3.29 Wie wird eine konstitutionelle Entwicklungsverzögerung (KEV) diagnostiziert?

Bei Verdacht auf eine KEV, insbesondere bei positiver Familienanamnese, kann zunächst der Spontanverlauf abgewartet werden. Ist ein hypogonadotroper Hypogonadismus nicht sicher auszuschließen, ist ein GnRH- oder GnRH-Agonisten-Test, z. B. Buserelin-Test, indiziert. Bei beiden Tests ist bei einer KEV im Gegensatz zum HH ein LH-Anstieg auf 4–5 IU/l nach 30 Minuten im GnRH-Test bzw. nach 4 Stunden im GnRH-Agonisten-Test zu erwarten. Im GnRH-Agonisten-Test findet sich bei einer KEV im Gegensatz zum HH zudem nach 24 Stunden ein Estradiol-Anstieg. Die Bestimmung von Inhibin B kann differenzialdiagnostisch zusätzlich hilfreich sein, bei einer KEV ist eine Konzentration von über 20 pg/ml zu erwarten.

PRAXISTIPP

Der GnRH-Agonisten-Test ist bei der differenzialdiagnostischen Abgrenzung einer KEV gegenüber einem HH dem GnRH-Test deutlich überlegen. Letzterer ist dagegen weniger aufwendig, da nur zwei Blutentnahmen im Abstand von 30 Minuten erforderlich sind und der Test tageszeitunabhängig durchgeführt werden kann (▶ Kap. 2.8).

3.30 Gibt es ein „Minimalgewicht“ für die Menarche und beeinflusst (Leistungs-)Sport die Pubertätsentwicklung?

Der Einfluss metabolischer Ursachen auf den Pubertätszeitpunkt wird durch die Ernährungshypothese nach Frisch und Revelle von 1970 unterstützt. Diese besagt, dass ein kritisches Mindestgewicht für das Einsetzen der Menarche erforderlich ist. Das ZNS erhält über Hormone Informationen über den Gewichtszustand des Individuums. Hormone, die hier eine Rolle spielen, sind **Leptin, IGF-1** und **Insulin.**

Leptin, ein Hormon des Fettgewebes, ist fakultativ für den Pubertätsbeginn verantwortlich. Es ist in der Lage, Neurotransmitter, die für die Funktion der GnRH-Neuronen bedeutsam sind, zu modulieren und so Einfluss auf die reproduktive Achse zu nehmen. Ein Mangel an Leptin resultiert daher neben dem Übergewicht in einer Infertilität.

Zusätzlich zu Leptin scheinen Wachstumsfaktoren, insbesondere IGF-1, den Pubertätsbeginn zu beeinflussen. Im Mausmodell führt das Ausschalten der Expression von IGF-1-Rezeptoren in GnRH-Neuronen zu einem verzögerten Pubertätsbeginn. Passend hierzu finden sich bei Vorliegen einer Essstörung oft niedrige Wachstumsfaktoren.

Insulin gelangt über die Blut-Hirn-Schranke in das ZNS. Es wirkt als Sättigungssignal im Hypothalamus und tierexperimentelle Arbeiten legen nahe, dass Insulin im ZNS zusätzlich die Reproduktionsfunktion beeinflusst. Mäuse, in deren Neuronen der Insulinrezeptor nicht exprimiert wird, zeigen aufgrund eines hypogonadotropen Hypogonadismus eine verminderte ovarielle Follikelreifung. Es bestehen Hinweise darauf, dass Insulin, wie IGF-1, einen permissiven Effekt auf die Auslösung des Pubertätsbeginns haben könnte.

So hängt der Zeitpunkt der Menarche indirekt vom Körpergewicht, insbesondere vom Fettanteil im Körper ab. In der Pubertät steigt der Fettanteil an. Übergewichtige Mädchen haben daher die Menarche oft früher und entsprechend kann (Leistungs-)Sport die Pubertätsentwicklung negativ beeinflussen.

Zusammenfassend scheint ein kritisches Minimalgewicht bzw. eine kritische Fettmasse für den Beginn, aber auch die Aufrechterhaltung der Pubertätsentwicklung notwendig zu sein.

Quellen

Carel JC, Léger J. Precocious Puberty. N Engl J Med, 2008; 358(22): 2366–2377.

Frisch RE, Revelle R. Height and weight at menarche and a hypothesis of critical body weights and adolescent events. Science, 1970;169(3943):397–399.

Heger S. Therapie der Pubertas praecox vera. In: Holterhus PM, Schmedemann R (Hrsg.). Endokrinologische Therapien. Heidelberg: biomedpark Medien; 2011: S. 21.

Kahl H, Schaffrath Rosario A, Schlaud M. Sexuelle Reifung von Kindern und Jugendlichen in Deutschland. 2007. Aus: https://edoc.rki.de/bitstream/handle/176904/423/293fQNZFAlEs.pdf?sequence=1&isAllowed=y (letzter Zugriff: 25. Mai 2022).

Weiterführende Literatur

Binder G, Schweizer R, Haber P, Blumenstock G, Braun R. Accuracy of Endocrine Tests for Detecting Hypogonadotropic Hypogonadism in Girls. J Pediatr, 2015; 167(3): 674–678.

Carel JC, Eugster EA, Rogol A et al. Consensus statement on the use of gonadotropin-releasing hormone analogs in children. Pediatrics, 2009; 123(4): e752–762.

Carel JC, Leger J. Clinical practice. Precocious puberty. N Engl J Med, 2008; 358(22): 2366–2377.

Deutsche Gesellschaft für Kinderendokrinologie und -diabetologie (DGKED). S1-Leitlinie. Pubertas praecox. 2019.

Hauffa BP. Endokrinologische Therapien, Therapie der GnRH-unabhängigen Pubertas praecox. Heidelberg: biomedpark Medien, 2016.

Heger S. Endokrinologische Therapien, Therapie der Pubertas praecox vera. Heidelberg: biomedpark Medien, 2011.

Heger S, Hiort O. Pubertät und Pubertätsstörungen. In: Hoffmann G, Lentze M, Spranger J, Zepp F (Hrsg.). Pädiatrie. Berlin, Heidelberg: Springer, 2015.

Heger S, Partsch CJ, Sippell WG. Long-term outcome after depot gonadotropin-releasing hormone against treatment of central precocious puberty; final height, body proportions, body composition, bone mineral density, and reproductive function. J Clin Endocrinol Metab, 1999; 84(12): 4583–4590.

Hero M, Taneli R. Endocrine Therapies, Variations in delayed puberty: from constitutional delay to Kallmann Syndrome – a European perspective. Heidelberg: biomedpark Medien, 2015.

Partsch CJ, Holterhus PM, Mönig N, Sippell WG. Endokrinologische Funktionsdiagnostik. Kiel: Schmidt & Klaunig, 2011.

Vestergaard ET, Schorring ME, Kamperis K et al. The follicle-stimulating hormone (FSH) and luteinizing hormone (LH) response to a gonadotropin-releasing hormone analogue test in healthy prepubertal girls aged 10 months to 6 years. Eur J Endocrinol, 2017; 176(6): 747–753.

4 Anorexia nervosa

M. Stephan, P. G. Oppelt, C. A. Pontones

4.1 Was sind Red Flags für die Diagnose einer Anorexia nervosa?

Das rechtzeitige Erkennen auch bereits subsyndromaler Essstörungen bei Kindern ist sehr wichtig, da bei Mädchen – im Gegensatz zu Jungen – das Risiko, an einer manifesten Essstörung zu erkranken, im Laufe der Pubertät immer weiter ansteigt. Während bei ca. 20 % und damit ca. jedem 5. Kind in Deutschland im 11. Lebensjahr subsyndromale Symptome einer Essstörung zu finden sind, ist es bei den über 14-jährigen Mädchen schon jedes dritte, das solche Symptome zeigt (Kurth und Ellert 2008). Deswegen können auch Screening-Fragen hilfreich sein, deren Beantwortungen als Warnsignale bei Kindern und Jugendlichen gelten können, z. B. „Beeinflusst das Ergebnis auf der Waage, wie es dir geht?“ oder „Machst du dir manchmal Sorgen um deine Figur?“. Denn in der Unzufriedenheit mit dem eigenen Gewicht und in Sorgen um die Figur findet die Magersucht oftmals ihren Ursprung.

Generell sollte Verdacht geschöpft werden bei

- Kindern und Jugendlichen mit nicht anders begründbaren Wachstumsverzögerungen oder Hinweisen auf eine Mangelernährung,
- Patientinnen mit gastrointestinalen Störungen, für die sich keine andere Ursache finden lässt,
- Patientinnen mit Amenorrhö und natürlich
- bei Kindern mit niedrigem Körpergewicht oder starkem Gewichtsverlust.

Das reduzierte Körpergewicht ist aber das Hauptkriterium für die Diagnose einer Anorexia nervosa, wobei die Reduktion selbst herbeigeführt sein muss, entweder durch eine Einschränkung der Kalorienzufuhr oder durch aktive Maßnahmen wie übermäßiges Sporttreiben, Erbrechen oder den Einsatz von Medikamenten (Diuretika, Laxanzien oder auch Schilddrüsenhormone).

Bei einem Gewicht von unter 15 % des zu erwartenden Gewichts oder einem Body-Mass-Index (BMI) von unter 17,5 kg/m^2 spricht man aktuell von einer Anorexia nervosa (laut ICD-10, Dilling et al. 2011). Diese Grenze, die natürlich nur bei ausgewachsenen Jugendlichen gelten kann, soll in der neuesten Version (ICD-11, WHO 2022) auf 18,5 kg/m^2 hochgesetzt und somit mehr Patientinnen eingeschlossen werden. Für Kinder und Jugendliche wird eine altersadaptierte BMI-Grenze beim 5. Perzentil gezogen.

Trotz des geringen Körpergewichts wird aufgrund einer Körperschemastörung eine weitere Gewichtsreduktion angestrebt, das heißt, die Mädchen und jungen Frau halten sich trotz der Kachexie für zu dick und ertragen mehr Gewicht oder auch schon bereits die Vorstellung zuzunehmen nur schwer.

4.2 Welche Diagnostik bei Anorexia nervosa kann in der Praxis veranlasst werden?

Da das niedrige Körpergewicht das Leitsymptom der Anorexia nervosa ist, bleibt die Feststellung der Körpergröße und des Körpergewichts zur Errechnung des BMI die wichtigste Aufgabe. Alle weiteren Untersuchungen dienen nicht der Diagnosestellung, sondern lediglich der Gefahrenabwehr.

Hierzu ist neben den Standarduntersuchungen wie des Blutdrucks (oftmals hypotone Werte) und Pulses (Tachykardie möglich, häufig aber Bradykardie) oder der Körpertemperatur (Hypothermie?) auch die orientierende internistische und neurologische klinische Untersuchung zu zählen. Darüber hinaus ist natürlich auch die Entwicklung des Pubertätsstatus nach Tanner (▶ Kap. 3.1) zu beachten.

In der Labordiagnostik lässt sich eine milde Leukopenie bei fast jeder dritten Patientin mit Anorexia nervosa finden, häufig ist diese auch ausgeprägter oder es besteht sogar eine Panzytopenie. Ein besonderes Augenmerk sollte auch auf die Nierenwerte und den Urinstatus gelegt werden, da die Niere neben dem Knochenstoffwechsel als besonders vulnerabel erscheint und die glomeruläre Filtrationsrate (eGFR) reduziert sein kann. Auch der Leberstatus, der Schilddrüsenstoffwechsel und die Blutglukose sollten untersucht werden. Die Elektrolyte können, insbesondere bei bulimischen Verlaufsformen, ob des Erbrechens oder Medikamenteneinsatzes verschoben sein, worauf auch eine Erhöhung der Amylase hindeuten könnte. Insbesondere Hypokaliämien sind hier gefährlich, da sie auch zu teils lebensgefährlichen Herzrhythmusstörungen führen können, weshalb ein EKG die Diagnostik abschließt.

4.3 Wohin werden Patientinnen bei Verdacht auf Anorexia nervosa verwiesen?

Die Leitlinie (Deutsche Gesellschaft für Psychosomatische Medizin und Ärztliche Psychotherapie und Deutsche Gesellschaft für Kinder- und Jugendpsychiatrie, Psychosomatik und Psychotherapie 2018) empfiehlt tatsächlich schon zur Diagnosestellung die Hinzuziehung einer ärztlichen Psychotherapeutin, psychologischen Psychotherapeutin oder einer Kinder- und Jugendpsychotherapeutin zur Mitbeurteilung. Insofern ist die Vorstellung bei Kinder- und Jugendlichenpsychotherapeutinnen ein wichtiger Schritt in der Behandlung der Anorexia nervosa. Alternativ kann auch die Ambulanz einer Klinik für Kinder- und Jugendpsychiatrie aufgesucht werden.

Oftmals muss für eine dieser Vorstellungen erst eine Motivation auf Seiten der jungen Patientinnen aufgebaut werden. Wenn keine unmittelbare Gefahr in Verzug erscheint (▶ Kap. 4.4) kann auch erst eine therapeutische Beziehung zu dem Mädchen oder der Jugendlichen aufgebaut werden, indem eine regelmäßige, niederfrequente Anbindung an die eigene Praxis oder die zuständige Pädiaterin erfolgt. Es ist abzuwägen, ob zum Beispiel der (Schul-)Sport fortgesetzt werden kann. Auch Beratungsstellen bieten oftmals niederschwellige Gesprächsangebote an.

4.4 Ab wann ist eine stationäre Aufnahme notwendig?

Bei der Therapie der Anorexia nervosa kommt man – im Gegensatz zur Bulimia nervosa, bei der es auch sehr gute ambulante oder tagesklinische Behandlungsmöglichkeiten gibt – aufgrund der Ambivalenz gegenüber der Behandlung, der Angst vor Gewichtszunahme sowie der Notwendigkeit der therapeutischen Begleitung der Nahrungsaufnahme (Bodell und Keel 2010) an einer stationären Aufnahme oft nicht vorbei. Allerdings besteht gerade bei Kindern und Jugendlichen die Gefahr der Hospitalisierung sowie das Problem der unterbrochenen schulischen Ausbildung (Gowers et al. 2010), was abzuwägen ist.

Bei einen BMI über 14 kg/m² bzw. oberhalb des 3. Perzentils gilt das Untergewicht als deutlich, unterhalb von 14 kg/m² bzw. unter dem 3. Perzentil als gefährlich.

Spätestens dann ist in der Regel eine stationäre Therapie notwendig. Hierbei ist aber anzumerken, dass im Diagnostic and statistical manual of mental disorders (DSM-V, American Psychiatric Association 2013) bereits unter einem BMI von 15 kg/m² von extremer Anorexia nervosa gesprochen wird. Generell ist zu berücksichtigen, dass bei Kindern und Jugendlichen der Körperfettanteil gering ist und es schnell zu bedrohlichen Situationen kommen kann, weswegen der Zeitrahmen für die ambulante Therapie enger gefasst werden sollte, insbesondere bei anhaltenden Ess- und Gewichtsproblemen.

Eine Krankenhausbehandlung kann aber auch bei weniger stark untergewichtigen Patientinnen erforderlich sein, auch wenn der BMI aufgrund eines hohen Ausgangsgewichts noch nicht im gefährlichen Bereich liegen sollte, z. B. bei:

- Ausgeprägter psychischer Komorbidität
- Schwerwiegenden Verhaltensproblematiken wie
  - Schwere bulimische Symptomatik
  - Ausgeprägter Missbrauch von Medikamenten
  - Exzessiv-zwanghaftes Sporttreiben
  - Nicht suizidales selbstverletzendes Verhalten
- Sehr hoher Gewichtsverlust in relativ kurzer Zeit (> 20 % des Körpergewichts über einen Zeitraum von 6 Monaten)

Darüber hinaus ist auch in Abhängigkeit weiterer Diagnostik, z. B. bei ausgeprägten Veränderungen des Blutbilds oder auch bei Kalium-Serumwerten von ≤ 3,0 mmol/l, insbesondere auch bei EKG-Veränderungen, eine stationäre Behandlung zu erwägen. Auch die Blutglukose, für die Werte von ≤ 60 mg/dl (ca. 3,3 mmol/l) als Gefahrenindikation angesehen werden, kann die Indikation zur stationären Aufnahme bedingen, denn die Gefahr von hypoglykämischen Krisen, z. B. als Folge von Infektionen, erscheint sehr hoch.

4.5 Welche Therapieoptionen gibt es für die Anorexia nervosa?

Für die ambulante Praxis ist der Aufbau einer therapeutischen Beziehung essenziell. Hierbei ist aber abzuwägen, dass die vermehrte Aufmerksamkeit, z. B. durch regelmäßiges Wiegen und das Angebot von Gesprächsterminen auch ein sekundärer Krankheitsgewinn sein und somit zu einem Verstärker der Störung werden kann (Salerno et al. 2016). Die Ambivalenz der Patientin, einerseits gesund werden und zunehmen, andererseits aber in der Krankheit bleiben zu wollen, ist kein Ort zum Verweilen, sondern muss zeitnah überwunden werden, doch ist dabei die relative Ich-Nähe von Gewicht und Selbstkontrolle anzuerkennen und ein gemeinsamer Behandlungsplan anzustreben. Somit steht die Motivation zur Therapie – und innerhalb dieser zu einer Normalisierung des Essverhaltens – an erster Stelle. Hierbei ist der Entwicklungsstand der Jugendlichen unbedingt zu berücksichtigen. Daher ist der Einbezug der Angehörigen zu erwägen, allerdings unter der Berücksichtigung, dass die Kinder und Jugendlichen oftmals Symptomträger dysfunktionaler familiärer Strukturen sind.

Idealtypisch können mehrere Phasen der Therapie unterschieden werden. Zu Beginn der Therapie ist der Fokus auf die Veränderungsmotivation der Patientin zu legen und die regelmäßige Nahrungsaufnahme und Gewichtsrestitution zu überwachen. Ziel ist dabei vor allem eine Normalisierung des Essverhaltens, die Gewichtszunahme zeigt an, ob dies gelingt. Im nächsten Schritt kann dann therapeutisch, wenn eine relative Stabilität im Essverhalten erreicht wurde, an zentralen psychischen Konflikten und Problemen gearbeitet werden, immer auch mit dem Fokus, wie diese im

Zusammenhang mit der Essstörung stehen (Herzog und Zeek 2001). Schlussendlich sollte mit jeder Patientin eine Rückfallprophylaxe erarbeitet werden.

Als Behandlungsbausteine dienen klar symptomorientierte Elemente wie Ernährungstagebücher, Gewichtsvorgaben und vereinbarte Zielgewichte. Bei Kindern und Jugendlichen sollte als ambulante Behandlung erster Wahl eine familienbasierte Therapie erfolgen. Auch in der Nachsorgebehandlung einer stationären Therapie, die bei Kindern und Jugendlichen das Ziel des Erreichens des 25. Perzentils, mindestens jedoch des 10. hat, sollten auf die Familie ausgerichtete Interventionen Bestandteil der Therapie sein.

4.6 Wie ist die Prognose für eine Anorexia nervosa?

Die Prognose der Anorexia nervosa hängt auch vom Alter zum Zeitpunkt der Erstmanifestation ab. Sowohl ein Beginn im Erwachsenenalter als auch ein präpubertärer Beginn gehen mit einer schlechteren Prognose einher (Herpertz-Dahlmann 2015).

Generell scheint es jedoch zwei größere Gruppen zu geben:

- Die eine Gruppe zeigt eine relativ gute Prognose, im Sinne einer vollständigen Remission oder zumindest einer Verbesserung. Bei der Behandlung der Anorexia nervosa braucht man jedoch einen langen Atem: Die durchschnittliche Zeit bis zu einer Komplettremission betrug zumindest bei erwachsenen Patientinnen, die einst das Vollbild einer Magersucht zeigten, 5–6 Jahre (Herzog, Schellberg und Deter 1997).
- Die andere Gruppe (ca. 25 % der eingeschlossenen Patientinnen) zeigte jedoch einen chronischen Verlauf mit einer erhöhten Gefahr für einen vorzeitigen Tod (Steinhausen 2002). Die standardisierte Mortalitätsrate ist dabei mit 5,86 eine der höchsten aller psychischen Störungen und vergleichbar mit Suchterkrankungen (Arcelus et al. 2011). Obwohl viele Tode auch auf die Unterernährung und unmittelbare körperliche Folgestörungen zurückgehen, ist ca. $^1/_5$ aller Tode auf einen Suizid zurückzuführen (Smink, van Hoeken und Hoek 2012).

4.7 Warum und wann kommt es bei der Anorexie zu Zyklusstörungen?

Schon kurzzeitiges Fasten führt zu einem präpubertären Sekretionsmuster der Gonadotropine, insbesondere bei LH. Die Folge ist eine gestörte Follikelreifung mit Anovulation und Oligo-/Amenorrhö.

Interessanterweise kann eine Zyklusstörung der manifesten Gewichtsabnahme vorausgehen und nicht selten nach Gewichtsnormalisierung fortbestehen.

> Eine vorhandene bzw. regelmäßige Menstruation schließt allerdings eine Essstörung nicht aus.

4.8 Wie wird therapiert, wenn die Blutung nach Erreichen des Zielgewichts ausbleibt?

Die effektivste Maßnahme bleibt die frühzeitige Gewichtsrestitution und Normalisierung des Essverhaltens. Eine regelmäßige Östrogen-Gestagen-Applikation sollte bei über 15-Jährigen durchgeführt werden, die an einer chronischen Anorexia nervosa mit mangelnder Gewichtsrestitution leiden und mehr als ein Jahr nicht menstruieren. Darüber hinaus sollte eine Östrogen-Gestagen-Applikation erfolgen, wenn nach Gewichtsrestitution die Regelblutung weiterhin ausbleibt. Die Östrogensubstitution sollte transdermal erfolgen (▶ Kap. 10.21). Bei Frauen mit Anorexia nervosa kann eine hypothalamische Ovarialinsuffizienz nicht nur transient, sondern trotz stabiler Gewichtswiederherstellung auch persistierend auftreten und mit einer Infertilität einhergehen, sodass bei diesen Patientinnen eine hormonelle Stimulation und Ovulationsinduktion sinnvoll sein kann.

4.9 Ab wann und wie wird eine Hormontherapie bei Anorexie begonnen?

Chronisches Untergewicht und ein damit einhergehender Östrogenmangel im Kindes- und Jugendalter kann sich unter anderem negativ auf die maximale Knochendichte (peak bone mass) auswirken.

In der Phase der akuten Anorexie mit Amenorrhö ist die Gewichtsnormalisierung die wichtigste Determinante der Knochendichte. Die Substitution von Kalzium und Vitamin D kann erforderlich sein. Die **orale** Applikation von Östrogen-Gestagen-Präparaten konnte in bisherigen Interventionsstudien keinen signifikanten positiven Effekt auf den Knochenstoffwechsel erzielen.

Basierend auf der Misra-Studie (2011) wird in der aktuellen S3-Leitlinie zur Diagnostik und Behandlung der Essstörungen eine **transdermale** Östrogensubstitution bei Anorexie-Patientinnen empfohlen, wenn sie unter einer mehrjährigen ausgeprägten Anorexie leiden. Dies gilt insbesondere bei über 15-jährigen Patientinnen ohne Gewichtsrehabilitation und Amenorrhö länger als 1 Jahr (Deutsche Gesellschaft für Psychosomatische Medizin und Ärztliche Psychotherapie und Deutsche Gesellschaft für Kinder- und Jugendpsychiatrie, Psychosomatik und Psychotherapie 2018). Eingesetzt werden z. B. Estradiolpflaster 100 µg (gegebenenfalls steigern) plus CMA 2 mg p. o. Tag 1–14.

Eine transdermale Östrogensubstitution kann einen weiteren Verlust an Knochendichte zwar verhindern, den Verlust allerdings nicht wieder aufholen.

In Studien wird aktuell die Gabe von Bisphosphonaten, rekombinantem IGF-1 und rekombinantem Leptin getestet.

4.10 Ist bei Anorexia nervosa und Amenorrhö eine Verhütung notwendig?

Obwohl Patientinnen mit Anorexia nervosa sehr häufig unter Fertilitätsproblemen leiden, wird auch berichtet, dass ungeplante Schwangerschaften bei diesen Frauen im Vergleich zur Allgemeinbevölkerung häufiger sind. Das liegt vor allem daran, dass eine sichere Verhütung bei Amenorrhö fälschlicherweise als unnötig angesehen wird.

Sexuell aktiven Mädchen mit Anorexie wird eine Kontrazeption empfohlen.

4.11 Welche Verhütungsmethoden sind bei Anorexia nervosa sinnvoll?

Zur Verhütung bei Frauen mit Anorexia nervosa gibt es aktuell keine einheitlichen Empfehlungen. In der klinischen Praxis ist das Vorgehen analog zu gesunden Adoleszentinnen. Mittel der ersten Wahl ist eine Kombinationspille (Präparate mit 20 µg oder 30 µg Ethinylestradiol, Estradiol/-valerat oder Estetrol).

Da die Anwendung oraler Östrogene keinen Benefit auf den Knochenstoffwechsel bei Patientinnen mit Anorexia nervosa gezeigt hat, wäre der Einsatz anderer Verhütungsmethoden wie des Vaginalrings, aber auch östrogenfreier Methoden wie Intrauterinsystemen oder die östrogenfreie Pille ebenso denkbar.

Quellen

American Psychiatric Association. Diagnostic and statistical manual of mental disorders. 5th ed. Washington DC, 2013.

Arcelus J, Mitchell AJ, Wales J, Nielsen S. Mortality rates in patients with anorexia nervosa and other eating disorders. A meta-analysis of 36 studies. Arch Gen Psychiatry, 2011; 68(7): 724–731.

Bodell LP, Keel PK. Current treatment for anorexia nervosa: efficacy, safety, and adherence. Psychol Res Behav Manag, 2010;3: 91–108.

Deutsche Gesellschaft für Psychosomatische Medizin und Ärztliche Psychotherapie (DGPM), Deutsche Gesellschaft für Kinder- und Jugendpsychiatrie, Psychosomatik und Psychotherapie (DGKJP). S3-Leitlinie. Diagnostik und Therapie der Essstörungen. 2018.

Dilling H, Mombour W, Schmidt MH, Schulte-Markwort E (Hrsg.). Internationale Klassifikation psychischer Störungen: ICD-10 Kapitel V Diagnostische Kriterien für Forschung und Praxis. 5. A. Bern: Hans Huber, 2011.

Gowers SG, Clark AF, Roberts C et al. A randomised controlled multicentre trial of treatments for adolescent anorexia nervosa including assessment of cost-effectiveness and patient acceptability – the TOuCAN trial. Health Technol Assess, 2010; 14(15): 1–98.

Herpertz-Dahlmann B. Adolescent eating disorders: update on definitions, symptomatology, epidemiology, and comorbidity. Child Adolesc Psychiatr Clin N Am, 2015; 24(1): 177–196.

Herzog W, Schellberg D, Deter HC. First recovery in anorexia nervosa patients in the long-term course: a discrete-time survival analysis. J Consult Clin Psychol, 1997; 65(1): 169–177.

Herzog T, Zeeck A. Stationäre psychodynamisch orientierte Therapie bei Anorexie und Bulimie. In: Reich G, Cierpka M (Hrsg.) Psychotherapie der Essstörungen. 2. A. Stuttgart/New York: Thieme; 2001. S. 79–93.

Kurth BM, Ellert U. Gefühltes oder tatsächliches Übergewicht: Worunter leiden Jugendliche mehr? Dtsch Arztebl, 2008;105(23): 406–411.

Salerno L, Rhind C, Hibbs R et al. An examination of the impact of care giving styles (accommodation and skilful communication and support) on the one year outcome of adolescent anorexia nervosa: Testing the assumptions of the cognitive interpersonal model in anorexia nervosa. J Affect Disord, 2016; 191: 230–236.

Smink FR, van Hoeken D, Hoek HW. Epidemiology of eating disorders: incidence, prevalence and mortality rates. Curr Psychiatry Rep, 2012; 14(4): 406–414.

Steinhausen HC. The outcome of anorexia nervosa in the 20th century. Am J Psychiatry, 2002; 159(8): 1284–1293.

World Health Organization. ICD-11. International Classification of Diseases for Mortality and Morbidity Statistics. Eleventh Revision. Reference Guide. Aus: https://icd.who.int/browse11/l-m/en (letzter Zugriff: 25. Mai 2022).

Weiterführende Literatur

Deutsche Gesellschaft für Gynäkologie und Geburtshilfe (DGGG), Österreichische Gesellschaft für Gynäkologie und Geburtshilfe (OEGGG), Schweizerische Gesellschaft für Gynäkologie und Geburtshilfe (SGGG). S3-Leitlinie. Hormonelle Empfängnisverhütung. 2019.

Easter A, Treasure J, Micali N. Fertility and prenatal attitudes towards pregnancy in women with eating disorders: results from the Avon Longitudinal. Study of Parents and Children. BJOG, 2011; 118(12): 1491–1498.

Misra M, Golden NH, Katzman DK. State of the art systematic review of bone disease in anorexia nervosa. Int J Eat Disord, 2016;49(3): 276–292.

Misra M, Katzman D, Miller KK et al. Physiologic estrogen replacement increases bone density in adolescent girls with anorexia nervosa. Journal of Bone and Mineral Research, 2011; 26(10): 2430–2438.

Misra M, Klibanski A. Endocrine Consequences of Anorexia Nervosa. Lancet Diabetes Endocrinol, 2014; 2(7): 581–592.

Schorr M, Miller KK. The endocrine manifestations of anorexia nervosa: mechanisms and management. Nat Rev Endocrinol, 2017; 13(3): 174–186.

5 Hormontherapie

D. Dunstheimer (5.1–5.3), H. Hoyer-Kuhn (5.4–5.6)

5.1 Wie unterscheiden sich Hormonersatztherapie (HRT) und hormonelle Entwicklungstherapie (HDT)?

Unter einer Hormonersatztherapie oder „hormone replacement therapy" (HRT) versteht man die Substitution von Hormonen bei Wegfall der endogenen Produktion. Jegliche Hormontherapie nach der Pubertätsinduktion kann als HRT bezeichnet werden.

Eine hormonelle Entwicklungstherapie oder „hormone development therapy" (HDT) entspricht einer Hormontherapie, wie sie bei Mädchen mit Vorliegen eines permanenten Hypogonadismus – unabhängig davon, ob hypogonadotrop oder hypergonadotrop – zur Entwicklung der inneren und äußeren weiblichen Geschlechtsorgane erfolgt.

Der normale Ablauf der Pubertät in zeitlicher, phänotypischer und funktioneller Hinsicht soll durch die HDT imitiert werden. Ziele der HDT sind

- eine zeitgerechte Ausprägung der Pubertätsmerkmale und
- das Erreichen eines optimalen Pubertätswachstumsschubs mit einer Endgröße im genetisch vorgegebenen Zielgrößenbereich.

Am Ende der Pubertätsinduktion soll eine bezüglich der fettfreien Körpermasse, der regionalen Fettverteilung und der Knochendichte normale Körperzusammensetzung erreicht sein. Neben einer altersgemäßen psychosexuellen Entwicklung sind weitere Ziele eine normale Libido, Potenz und, wenn bei der jeweiligen Grunderkrankung möglich, Fertilität.

5.2 Ab welchem Alter sollte die Pubertät induziert werden?

Liegt ein bekannter permanenter Hypogonadismus – welcher Ursache auch immer – vor, sollte die Pubertät zeitgerecht in einem chronologischen Alter von 12–13 Jahren (entsprechend einem Skelettalter von ca. 11–12 Jahren) induziert werden. Bei Start der Pubertätsinduktion zu diesem Zeitpunkt und mit einschleichender Östrogendosis, entsprechend dem Schema in ▶ Tab. 5.1, ist entgegen früherer Ansicht nicht von einer Beeinträchtigung der Endgröße auszugehen.

Tab. 5.1 Schema zur Pubertätsinduktion und späteren Dauersubstitution

1.–6. Monat:	0,2 mg/Tag Estradiolvalerat p. o. kontinuierlich
6.–12. Monat:	0,5 mg/Tag Estradiolvalerat p. o. kontinuierlich
im 2. Jahr#:	1–1,5 mg/Tag Estradiolvalerat p. o. kontinuierlich 2 mg/Tag Chlormadinonacetat* p. o. an Tag 1–12/Monat
ab 3. Jahr**:	2 mg/Tag Estradiolvalerat p. o. kontinuierlich 2 mg/Tag Chlormadinonacetat p. o. an Tag 1–12/Monat

* alternativ Dydrogesteron 10 mg oder mikronisiertes Progesteron 200 mg (abends)
# oder ab Tanner-Stadium B3
** ab 3. Jahr Gabe als Kombinationspräparat; alternativ transdermale Applikation der Östrogenkomponente

Ist die Ursache des Hypogonadismus nicht bekannt und kommt auch eine KEV in Betracht, sollte der spontane Pubertätsverlauf auch über ein Alter von 13 Jahren hinaus abgewartet und bei anhaltendem Ausbleiben die Pubertät zum Zeitpunkt der Diagnosestellung eines permanenten Hypogonadismus induziert werden.

5.3 Gibt es ein Schema für die Pubertätsinduktion?

Eine deutsche interdisziplinäre Arbeitsgruppe (Ranke, Dörr 2009) hat eine Konsensusempfehlung zur Pubertätsinduktion bei Hypogonadismus erarbeitet (▶ Kap. 12.3). Unabhängig davon, ist die Hormongabe zur Pubertätsinduktion in Deutschland off label use. Zur Pubertätsinduktion wird die anfängliche Gabe natürlicher Östrogene, z.B. Estradiolvalerat, empfohlen. Man beginnt mit 0,2 mg Estradiolvalerat p.o. täglich über 6 Monate. Vom 6. bis 12. Monat wird die Dosis auf 0,5 mg p.o. täglich gesteigert. Im zweiten Therapiejahr oder ab Tanner-Stadium B3 erfolgt dann die Erhöhung der Estradiolvalerat-Dosis auf 1,0 mg p.o. täglich, im dritten Therapiejahr auf die endgültige Dosis von 2,0 mg p.o. täglich (▶ Tab. 5.1).

Zusätzlich wird die Therapie ab dem zweiten Therapiejahr oder bei der ersten Durchbruchblutung um ein Gestagen, z.B. Chlormadinonacetat oder Dydrogesteron, erweitert.

Das Östrogenpräparat wird kontinuierlich gegeben. Zur Praktikabilität erfolgt die zyklische Gestagengabe vom 1. bis einschließlich 12. Tag des jeweiligen Monats.

Die zuletzt erreichten Dosierungen können als weiterführende Hormontherapie beibehalten werden oder es erfolgt die Umstellung auf ein Kombinationspräparat, z.B. Estradiol mit Dydrogesteron. Je nachdem, ob eine regelmäßige Periodenblutung gewünscht wird, ist eine zyklische oder kontinuierliche Einnahme möglich.

Eine Hormoninduktions- bzw. -ersatztherapie wirkt nicht empfängnisverhütend.

Bei Kontrazeptionswunsch muss die Indikation geklärt (z.B. spontane Ovulationen bei UTS-Mosaik, passagere Hypogonadismusformen) und gegebenenfalls mit ovulationshemmenden Kombinationspräparaten therapiert werden.

Die Partialwirkungen auf andere Organe werden nicht nur durch die östrogene Substanz selbst, sondern auch durch den Aufnahmeweg beeinflusst. Bei einer transdermalen Gabe sind die Spiegel, die die Leber erreichen, niedrig und die Verträglichkeit ist besser, da die Stoffwechselwirkungen geringer ausfallen. Alternativ kann Östrogen daher auch von Beginn an transdermal substituiert werden. Obwohl die transdermale Applikation hinsichtlich kardiovaskulärer und Knochengesundheit sowie in Bezug auf das endgültige Uterusvolumen der oralen Substitution eindeutig überlegen zu sein scheint, finden sich in den **nationalen Leitlinien** bislang nur Schemata unter Verwendung von oralem Östrogen. In der **internationalen Leitlinie** zur Betreuung von Mädchen und Frauen mit Turner-Syndrom (Gravholt et al. 2017) aber wird die transdermale Applikation von Östrogen bevorzugt. Ergänzend ist zu sagen, dass eine Teilung von Östrogenpflastern von den Herstellern nicht vorgesehen ist, sodass es sich hier immer um off label use handelt (▶ Kap. 12.3). Alternativ können Gele oder Sprays zum transdermalen Einsatz kommen.

5.4 Wann sollte man transdermal therapieren?

Wie oben beschrieben, beinhaltet das in der derzeitigen AWMF-Leitlinie beschriebene Schema zur Pubertätsinduktion keine transdermale Applikation (Deutsche Gesellschaft für Kinderendokrinologie und -diabetologie, 2021). Über eine transdermale Östrogentherapie sollte insbesondere nachgedacht werden, wenn z. B. ein erhöhtes Risiko für das Auftreten einer Thrombose bekannt ist. Die dermale Applikation bedeutet diesbezüglich keine Risikoerhöhung, da der First-Pass-Effect in der Leber bei transdermaler Gabe der Östrogene umgangen wird.

Der klassische Einsatzbereich für eine transdermale Östrogentherapie ist die HRT in der Menopause. Neuere Studien (Singhal et al. 2021), die den Nutzen einer Östrogensubstitution bei anorektischen Mädchen bezüglich des Knochenstoffwechsels evaluiert haben, deuten auf eine höhere Wirksamkeit einer transdermalen Östrogenapplikation im Vergleich zur oralen Therapie speziell bei dieser Fragestellung hin.

5.5 Sollten auch schwerstbehinderte Mädchen mit Hypogonadismus eine HDT erhalten?

Die Indikation einer HDT bei schwerstbehinderten Mädchen ist individuell zu stellen. Eine pubertäre Entwicklung scheint für einzelne Organsysteme, z. B. das Skelettsystem, essenziell, um eine ausreichende Stabilität zu erlangen. Dazu gehören auch die Auswirkungen auf die psychische/kognitive Entwicklung im Rahmen der Pubertät. Demgegenüber stehen teilweise pflegerische Schwierigkeiten, z. B. bei Eintritt der Menarche. Es gilt Nutzen und individuelle Situation abzuwägen, um ein Regime, basierend auf der Art der Behinderung, zu erarbeiten.

5.6 Wie wird eine Hormonentwicklungstherapie kontrolliert?

Das Fortschreiten der Pubertät wird klinisch anhand der Entwicklung der äußeren Geschlechtsmerkmale (Tanner-Stadien) kontrolliert. In der Regel wird alle 3–4 Monate eine körperliche Untersuchung angestrebt. Zusätzlich werden regelmäßig sonografische Untersuchungen eingesetzt, um z. B. das Wachstum des Uterus und die Entwicklung zyklischer Endometriumsveränderungen beurteilen zu können.

Anhand der Bestimmung des Skelettalters per Radiogramm der linken Hand lassen sich Rückschlüsse auf die skelettale Reifung schließen, die unter dem Einsatz einer hormonellen Entwicklungstherapie ebenfalls voranschreiten sollte. Im Weiteren können laborchemische Analysen einen Hinweis auf das Fortschreiten der Pubertätsentwicklung liefern. Die Therapiesteuerung erfolgt jedoch vornehmlich nach klinischen Aspekten.

Quellen

Deutsche Gesellschaft für Kinderendokrinologie und -diabetologie (DGKED). S1-Leitlinie. Pubertas tarda und Hypogonadismus. 2021.

Gravholt CH, Andersen NH, Conway GS et al. Clinical practice guidelines for the care of girls and women with Turner syndrome: proceedings from the 2016 Cincinnati International Turner Syndrome Meeting. Eur J Endocrinol, 2017; 177(3): G1–70.

Ranke M, Dörr HG. Ersatztherapie mit Sexualsteroiden in der Adoleszenz bei Hypogonadismus. Monatsschrift Kinderheilkunde, 2009; 157: 260–266.

5

Weiterführende Literatur

Donaldson M, Kriström B, Ankarberg-Lindgren C et al. on behalf of the European Society for Paediatric Endocrinology Turner Syndrome Working Group. Optimal Pubertal Induction in Girls with Turner Syndrome Using Either Oral or Transdermal Estradiol: A Proposed Modern Strategy. Horm Res Paediatr, 2019; 91(3): 153–163.

Hauffa BP, Heger S. Störungen der Geschlechtsreife. In: Hiort O, Danne T, Wabitsch M (Hrsg.). Pädiatrische Endokrinologie und Diabetologie. Heidelberg: Springer; 2020. S.323–350.

Nabhan ZM, DiMeglio LA, Qi R, Perkins SM, Eugster EA. Conjugated oral versus transdermal estrogen replacement in girls with Turner syndrome: a pilot comparative study. J Clin Endocrinol Metab, 2009;94(6): 2009–2014.

Oppelt PG, Dörr HG. Kinder- und Jugendgynäkologie. Stuttgart: Thieme, 2014.

Ranke BM, Dörr HG. Hypogonadismus in der Adoleszenz – Therapien zur Optimierung von Feminisierung, Maskulinisierung und Wachstum. Verlag Wissenschaftliche Scripten, 2008.

Singhal V, Bose A, Slattery M et al. Effect of Transdermal Estradiol and Insulin-like Growth Factor-1 on Bone Endpoints of Young Women With Anorexia Nervosa. J Clin Endocrinol Metab, 2021; 106(7): 2021–2035.

6 Erkrankungen und Veränderungen des äußeren Genitales

C. Heitmann, S. Lehmann-Kannt

Lichen sclerosus

6.1 Wie erkennt man einen Lichen sclerosus? Wo ist er typischerweise lokalisiert?

Der Lichen sclerosus (LS) ist eine häufige, chronisch entzündliche, nicht ansteckende Hauterkrankung, die am gesamten Integument auftreten kann, besonders aber (in 85 % aller Fälle) die **Anogenitalregion** beider Geschlechter betrifft.

Der Lichen sclerosus kann in allen Altersgruppen auftreten, Manifestationsgipfel sind präpubertär und postmenopausal.

Die genaue Ursache ist unklar, vermutlich zählt der Lichen sclerosus zu den Autoimmunerkrankungen.

Mädchen sind 10-mal häufiger betroffen als Jungen. Das durchschnittliche Erkrankungsalter liegt bei 4–6 Jahren.

Der Begriff „Lichen" (*gr.: Flechte*) bezeichnet eine umschriebene flächenhafte Verdickung der Haut, der Begriff „sclerosus" eine umschriebene Verhärtung durch die Vermehrung von Bindegewebe. Der frühere Begriff „Lichen sclerosus et atrophicus" (LSA) wurde verlassen, da es erst im Endstadium der Erkrankung zu Atrophien kommt und in früheren Stadien die entzündlichen Veränderungen mit Hypertrophien dominieren (Buss und Höger 2021).

Häufig finden sich **initial unspezifische Symptome** wie genitaler Juckreiz (50 %) und Brennen (28 %) (häufig als Pilzinfektion fehlgedeutet und fehlbehandelt), milde Erytheme („Wundsein"), gefolgt von Ödemen und Erosionen. Einrisse und spontane Unterblutungen der Haut (▶ Abb. 6.1) führen nicht selten zur Vorstellung mit Verdacht auf sexuellen Missbrauch. **Später** kann es zur typischen **sanduhrförmigen Depigmentierung** („anogenitel 8", ▶ Abb. 6.2) und atrophischen Schrumpfung der Haut kommen, unbehandelt zu Narbenbildung. Bei Mädchen kann es zu Verklebungen der Haut im Bereich des Genitales („Vulva-" oder „Labiensynechie"; ▶ Abb. 6.3) kommen, bei Jungen zu einer narbigen Vorhautverengung („Phimose").

Differenzialdiagnostisch kommen in der Frühphase Ekzeme und später eine Vitiligo infrage.

Bei 67 % der Mädchen kommt es aufgrund analer Erosionen und Fissuren zu einem schmerzbedingten Stuhlverhalt mit sekundärer **Obstipation.** In etwa 10 % finden sich **extragenitale Symptome** (kleine, zum Teil juckende porzellanfarbene flache Papeln, die zu Plaques konfluieren können).

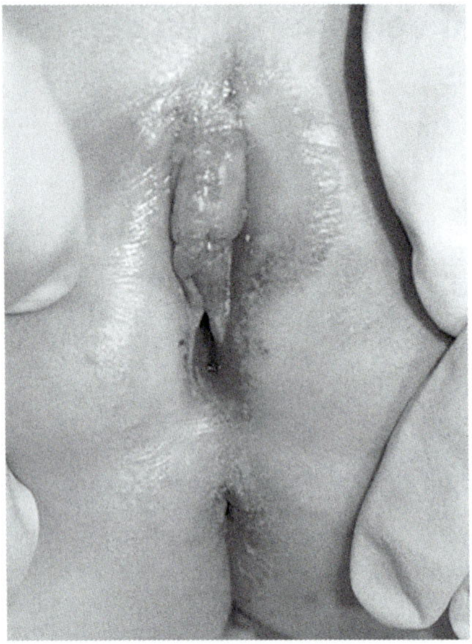

Abb. 6.1 Frühstadium: eher entzündliche Hypertrophie (Präputium clitoridis, anteriorer Anteil der inneren Labien), spontane Einblutungen, Rhagade linke vordere Kommissur [T1043]

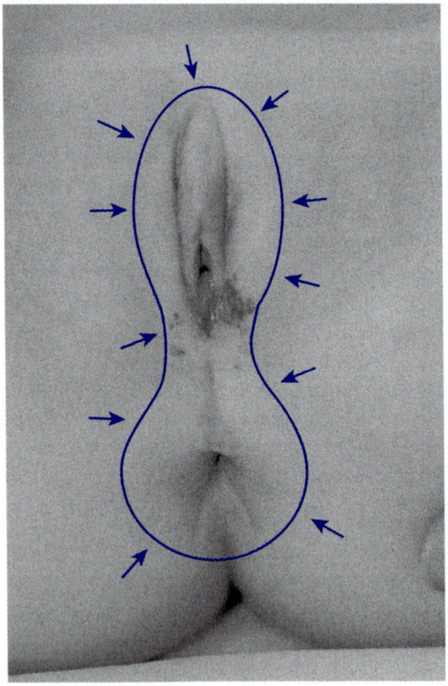

Abb. 6.2 Typische sanduhrförmige Depigmentierung um Vulva und Anus; spontane Einblutungen im Bereich beider posteriorer äußerer Labien [T1043]

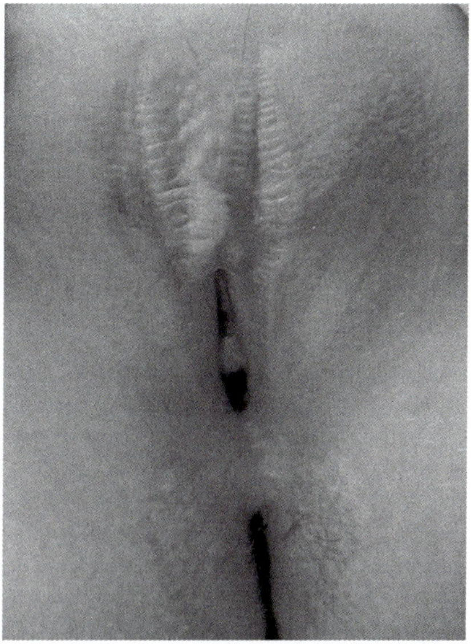

Abb. 6.3 Spätstadium: irreversible narbige Atrophie und Synechie des Präputium clitoridis und der inneren Labien an die äußeren Labien; Sklerosierungen im Dammbereich und perianal [T1043]

Der Lichen sclerosus wird häufig in den frühen Krankheitsstadien nicht erkannt, vor allem auch aufgrund fehlenden Wissens über das präpubertäre Auftreten.

6.2 Ist der Verdacht auf Lichen bei Kindern/Jugendlichen durch eine Biopsie zu sichern?

Beim Lichen sclerosus handelt es sich um eine klassische Blickdiagnose. Die Diagnose kann im Kindesalter klinisch gestellt werden, Biopsien zur Diagnosesicherung sind nur in wenigen Ausnahmefällen, z. B. bei fehlendem Therapieansprechen, erforderlich.

Das für erwachsene Frauen mit Lichen sclerosus mit zunehmendem Alter erhöhte Risiko eines Plattenepithelkarzinoms der Vulva besteht im Kindesalter nicht.

6.3 Ist der Lichen sclerosus immer symptomatisch?

Da viele Verläufe oligosymptomatisch sind, ist die Dunkelziffer hoch. Die genaue Prävalenz ist unbekannt, sie wird auf 0,1 % bei Mädchen bis 1,7 % bei erwachsenen Frauen geschätzt. Der Lichen sclerosus tritt familiär gehäuft auf (Buss und Höger 2021).

Die Erkrankung verläuft chronisch, oft schubweise mit längeren (symptomfreien) Ruheperioden. Es kann zu teilweisen und vollständigen Rückbildungen kommen. Spontane Remissionen werden bei Mädchen auf 25–33 % geschätzt (Promm, Rösch und Kirtschig 2021). Rezidive sind (auch nach eingetretener Pubertät) häufig. Eine einmal eingetretene Vernarbung ist nicht mehr reversibel.

10 % der Mädchen bleiben asymptomatisch und der Lichen sclerosus wird zufällig oder im Rahmen einer Abklärung bei Verdacht auf sexuellen Missbrauch di-

agnostiziert, da die Hauteinblutungen den Verletzungen nach externer Gewalteinwirkung ähneln können.

Nicht immer findet sich die klassische Weißverfärbung mit Hautatrophien, im Frühstadium sogar eher entzündliche Veränderungen mit Hypertrophien/leichter Ödembildung der inneren Labien (▶ Abb. 6.1; Buss und Höger 2021). Gelegentlich finden sich hypoplastische innere Labien als einziger Hinweis. Entscheidend ist die Anamnese (Juckreiz als Leitsymptom) und Verlaufskontrollen im akuten Schub.

6.4 Wie wird der Lichen sclerosus im Kindes- und Jugendalter behandelt?

Eine ursächliche Therapie gibt es nicht. Wichtig sind eine möglichst frühe Diagnosestellung und Therapie, um Beschwerden zu lindern und ein Fortschreiten der Erkrankung zu verhindern. Bei später Therapie sind bereits eingetretene Narbenbildungen irreversibel. Bei frühem Behandlungsbeginn sind Komplettremissionen möglich.

First-Line-Therapie ist die **lokale** Anwendung **hochwirksamer Corticosteroide** als Salbe oder Creme, z. B. Clobetasol/Mometasonfuroat, abends dünn auf die betroffene Haut aufgetragen: eine Fingerkuppeneinheit Salbe pro Anwendung, maximal 10 g Salbe/Monat. Die gesunde Haut sollte ausgespart werden (Buss und Höger 2021; Kirtschig et al. 2015).

Für die Verwendung von Mometasonfuroat spricht der im Vergleich zu Clobetasol günstigere therapeutische Index (TIX von 2,0).

Es gibt keine einheitlichen Daten und Empfehlungen zur Therapie. Die europäische Leitlinie empfiehlt die 1- bis 2-mal tägliche Applikation über 12 Wochen mit Reduktion bei gutem Ansprechen und milden Verläufen. Wenngleich nicht evidenzbasiert, kommen therapiebegleitend gerbende Sitzbäder über 5 Minuten zur Anwendung. Zudem empfohlen wird die möglichst dauerhaft fortgeführte **Pflege der Haut einmal täglich morgens** mit rückfettenden, parfümfreien Salben im Intervall sowie im Anschluss an die Corticoidtherapie. Für die Reinigung der Haut genügt warmes Wasser.

Mechanische Reizung, z. B. durch raue Handtücher, feuchtes/hartes Toilettenpapier, enge Kleidung und harte Fahrradsättel, sollte vermieden werden.

Bei Rezidiven empfiehlt sich eine erneute Therapie mit hochpotenten Steroiden 1- bis 2-mal täglich über 14 Tage. Viele Patientinnen profitieren von einer **Erhaltungstherapie** (je nach Bedarf Schemata von 2- bis 3-mal wöchentlich bis 1- bis 2-mal monatlich).

Bei häufigen Rezidiven, fehlendem Ansprechen oder Nebenwirkungen der Corticoidtherapie kommt eine **Second-Line-Therapie** mit topischen Calcineurin-Inhibitoren infrage, z. B. Erhaltungstherapie mit Tacrolimus als Creme/Salbe 0,03 % 2 x pro Woche.

Ein Therapieversuch mit niedrig potenten Steroiden ist zunächst effektiv, hat aber häufiger Rezidive zur Folge und wird daher nicht empfohlen.

Aufgrund der präpubertären und postmenopausalen Erkrankungsgipfel, also Zeiten der östrogenen Ruhephase, wurde immer wieder ein hormoneller Einfluss auf die Erkrankung diskutiert. Die Effektivität einer Östrogenbehandlung bei Lichen sclerosus ist jedoch nicht erwiesen (Kirtschig et al. 2015). Es besteht die Hoffnung, mit einer frühen konsequenten Langzeitbehandlung eine dauerhafte Remission zu erreichen. Prospektive Langzeitstudien fehlen dazu.

Es gibt keine Hinweise, dass eine Langzeittherapie zu einer erhöhten Malignitätsrate führen würde (Kirtschig et al. 2015).

Für eine höchstmögliche Compliance sollten regelmäßige Verlaufskontrollen (alle 6 Monate) vereinbart werden.

Therapie im Akutstadium

First-Line-Therapie: topische hochpotente Steroide (z. B. Clobetasol 0,5 mg/g oder Mometasonfuroat 1 mg/g)

Basistherapie: 12 Wochen 1- bis 2-mal täglich

Mögliches Reduktionsschema (bei gutem Ansprechen):

1.-4. Woche:	1- bis 2-mal täglich abends (und gegebenenfalls morgens) dünn aufgetragen
5.-8. Woche:	1 x alle 2 Tage
9.-13. Woche:	1- bis 2-mal x wöchentlich

Dauertherapie (zwischen den Schüben):

Pflegende Cremes/Salben zunächst 1 x täglich dann 2- bis 3-mal wöchentlich je nach Bedarf, Irritationen vermeiden

Therapie bei Rezidiv:

Clobetasol/Mometasonfuroat 1- bis 2-mal täglich über z. B. 14 Tage

Erhaltungstherapie: Clobetasol/Mometasonfuroat/Tacrolimus 0,03 %, z. B. 2- bis 3-mal wöchentlich

Labiensynechie

6.5 Wie hoch ist das Risiko für rezidivierende Harnwegsinfektionen oder aufsteigende Infektionen?

Die Labiensynechie findet sich typischerweise in der hormonellen Ruhephase (1.–8. Lebensjahr). Die Inzidenz wird mit bis zu 38 % angegeben, der Häufigkeitsgipfel liegt im Alter von 2–4 Jahren.

Es handelt sich um eine Verklebung der Ränder der inneren Labien, die ihren Ausgang meist von den kaudal davon gelegenen Vulvarändern nimmt und daher auch als Vulvasynechie bezeichnet wird (▶ Abb. 6.4).

Die genaue Ätiologie ist nicht bekannt. Neben dem physiologischen Östrogenmangel spielen entzündliche oder mechanische Irritationen sowie mangelnde (oder übertriebene) Hygiene als Auslöser eine Rolle. Die meisten (insbesondere kleinen, posterioren) Synechien sind asymptomatisch. Als Folge einer (fast) kompletten Synechie kann es bei (windelfreien) Kindern zum Nachträufeln von Harn kommen, wenn sich hinter die Synechie geflossener Urin entleert, was neben subjektivem Missempfinden eine lokale Entzündung unterhalten kann (▶ Kap. 1.14).

In einer retrospektiven Studie hatten von 151 Patientinnen mit subtotaler Labiensynechie 7 % eine erhöhte Miktionsfrequenz, 13 % postmiktionales Urin-Nachträufeln, 20 % einen Harnwegsinfekt, 9 % eine Vulvovaginitis und über 50 % waren asymptomatisch.

Weiterführende Information
Die Entwicklung eines Harnstaus ist nicht zu befürchten.

6.6 Wie wird eine Labiensynechie behandelt?

Die meisten (insbesondere kleine, posteriore) Synechien sind asymptomatisch und bedürfen keiner Therapie. Sie lösen sich häufig spontan, spätestens im Rahmen der Östrogenisierung bei Pubertätsbeginn.

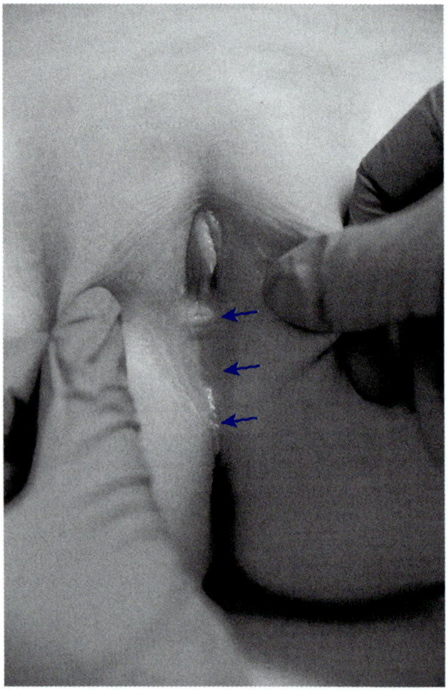

Abb. 6.4 Langstreckige, posteriore Labiensynechie, Pfeile markieren die Synechieraphe [T1043]

Eine Therapie ist nur indiziert bei symptomatischen Synechien (Harn-Nachträufeln, rezidivierende Vulvovaginitiden, Harnwegsinfekte).

Therapie der 1. Wahl ist die lokale Anwendung von 0,1 % Estriolsalbe (1- bis 2-mal täglich, am besten mit einem Wattestäbchen mit sanftem Druck auf die Synechie-Raphe aufgetragen (▶ Abb. 6.4).

In der Regel kommt es darunter innerhalb von vier Wochen zum Lösen der Synechie. Eine anschließende Fortführung der Therapie 1 x täglich über eine Woche und gegebenenfalls 1-bis 2-mal wöchentlich für weitere 1–2 Wochen wird empfohlen.

PRAXISTIPP

Die Demonstration der Applikation ist für den Therapieerfolg entscheidend, da oft bei Unsicherheit der Mütter eine großflächige Auftragung auf die gesamte Vulva/Klitoris erfolgt.

Das Eincremen sollte in entspannter Atmosphäre ohne Zwang (aber vielleicht mit einem attraktiven Ablenkungsmanöver, z. B. fünf Minuten Handy-Video) stattfinden.

Vor allem im amerikanischen Raum kommen als alternative Therapieoption lokale Corticosteroide (z. B. 0,05 % Betamethasoncreme 2 x täglich für 4–6 Wochen) zur Anwendung – analog zur Phimosebehandlung beim Jungen.

Für beide Regime werden in der Literatur ähnliche Erfolgsraten um 80 % und auch dieselben Rezidivraten angegeben (Bussen et al. 2016).

6.7 Wie ist bei rezidivierender Labiensynechie vorzugehen?

Über das relativ hohe Risiko von Rezidiven (bis 40 %) wird idealerweise bereits bei Therapiebeginn aufgeklärt.

Eine (problemlos mögliche) Wiederholung der Lokaltherapie ist nur bei erneuten Symptomen (vor allem Beeinträchtigung der Miktion) indiziert.

PRAXISTIPP

In den meisten Fällen führt nach vermeintlich „frustranen Therapieversuchen" eine erneute Demonstration der korrekten Anwendung zum Ziel.

Die manuelle mechanische Lösung nach vorheriger Applikation einer lokalanästhetischen Salbe, gegebenenfalls in Kombination mit einer kurzen Sedierung, wird in verschiedenen internationalen Arbeiten als weitere therapeutische Möglichkeit angeführt.

Dagegen sprechen die potenzielle Traumatisierung der Mädchen und die ähnlich hohen Rezidivraten wie nach konservativer Therapie.

Eine (leider immer wieder berichtete) manuelle Lösung ohne lokalanästhetische Vorbehandlung ist obsolet!

Die operative Eröffnung einer Labiensynechie in Narkose ist nur in sehr seltenen Ausnahmefällen bei derber, therapierefraktärer Synechie erforderlich.

Auch nach manueller/operativer Lösung bedürfte es einer Nachbehandlung mit lokaler Estriolsalbe.

Ziel einer Therapie ist nicht eine komplette Lösung der Synechie, sondern Symptom- und Beschwerdefreiheit. Bei unbeeinträchtigter Miktion und fehlenden Beschwerden kann eine Rest- bzw. Rezidiv-Synechie problemlos toleriert werden.

6.8 Wann manifestiert sich eine Vulvovaginitis?

Eine Vaginitis ist eine Entzündung der Vagina, infektionsbedingt oder nicht infektionsbedingt. Mitunter ist die Vulva mitbetroffen oder es handelt sich nur um eine äußerliche Entzündung, eine Vulvitis. Die Symptome umfassen Juckreiz, Brennen, Berührungsschmerz und Rötung, bei vaginaler Mitbeteiligung auch vaginalen Ausfluss. Dieser variiert je nach Ursache. In der gynäkologischen Praxis ist Juckreiz mit Verdacht auf eine Vulvovaginitis der häufigste Vorstellungsgrund von Mädchen (ca. 50 %). In spezialisierten Zentren ist dieser Anteil etwas geringer. Selten können zusätzlich eine Dysurie oder Blutungen auftreten.

Bei der Untersuchung von Mädchen sind altersspezifische Faktoren, insbesondere der Grad der Östrogenisierung zu beachten. Hier wird wie folgt unterteilt:

- **Neugeborenen- und Säuglingsphase/Minipubertät** (1.–2. Lebensjahr)
  - Residuelle Östrogenisierung durch die Mutter und danach durch endogene Östrogene, die während der sogenannten „Minipubertät" im Ovar gebildet werden.
  - In dieser Phase können Infektionen durch eine vertikale Übertragung resultieren: am häufigsten Candida albicans (Mund oder Genitale), im

Kleinkindalter: intertriginöse Dermatitis (Windeldermatitis). Durch die aufgeweichte Haut und kleine Verletzungen wird die Besiedlung mit Pilzen (Windelsoor) oder auch Bakterien begünstigt.
- **Hormonelle Ruhephase** (2.–8. Lebensjahr): Nicht östrogenisiertes Genitale mit dünnem, straffem und rigidem Hymen und atropher Vagina mit einem ph-Wert von 6,5 bis 7,5. In diesem Alter kommen sowohl spezifische als auch unspezifische Vulvovaginitiden vor. Nicht zuletzt muss aber auch an Hauterkrankungen (Dermatosen) gedacht werden, z. B. Lichen sclerosus, Psoriasis, seborrhoische Dermatitis, atopische Dermatitis.

Eine **Pilzerkrankung** ist in der hormonellen Ruhephase nahezu ausgeschlossen, da Pilze ein Östrogenmilieu benötigen (▶ Kap. 15.12).

- **Einsetzen der Pubertät** (in der Regel nach dem 8. Geburtstag). Als Zeichen der hormonellen Aktivierung wird in der Scheide ein milchig-weißes, geruchloses Sekret gebildet, der sogenannte „Weißfluss". Initial sind viele Mädchen und Mütter irritiert. Hier ist die Aufklärung über die Normalität dieses „Ausflusses" wichtig. Gleichzeitig kann die Erläuterung über den physiologischen Ablauf der Pubertät weiteren Unsicherheiten vorbeugen.

Die Vulvovaginitis findet sich typischerweise in der hormonelle Ruhephase.

6.9 An welche Ursachen ist bei einer Vulvovaginitis zu denken?

Unspezifische Ursachen:
- Lokale Reizung (enge Kleidung)
- Reibung (Selbstbefriedigung)
- Nicht ausreichende oder übertriebene Hygiene
- Allergische Disposition
- Darmkeime, durch den kurzen Abstand zum Anus, insbesondere bei falscher Abputztechnik nach dem Stuhlgang

Selten können auch genitale Fehlbildungen die Ursache sein, z. B. durch einen Reflux von Urin in die Scheide, insbesondere bei falscher Toilettensitztechnik sowie Hymen altus (▶ Abb. 6.5d).

Spezifische Ursachen:
- Fremdkörper: Hier ist – typischerweise im Kindergartenalter – an Murmeln und Reste von Toilettenpapier zu denken. Ein therapierefraktär persistierender, teilweise blutig-fötider Fluor ist typisch.
- Respiratorische Keime („gynäkologischer Schnupfen"), ß-hämolysierende Streptokokken der Gruppe A.
- Würmer (Oxyuren, ▶ Kap. 15.14, ▶ Kap. 15.15).
- Sexuell übertragene Infektionen (selten; ▶ Kap. 16.11)
- Sehr seltene Ursachen sind Polypen oder Tumoren.

Differenzialdiagnosen: Fälschlicherweise als Vulvovaginitis diagnostizierte Dermatosen wie Lichen sclerosus, Psoriasis oder atopische Dermatitis.

6.10 Wann sollte ein Abstrich entnommen werden?

Präpubertär sollten Abstriche nur in seltenen Ausnahmefällen entnommen werden. Viel wichtiger ist eine ausführliche Anamnese, die bereits wegweisende Hinweise für das weitere Vorgehen geben kann:

- Stattgefundene Infektionen
- Erkrankungen anderer Familienmitglieder (insbesondere Infekte der oberen Luftwege, Streptokokken-Infektionen)
- Hygieneverhalten
- Zeitpunkt des Beschwerdebeginns
- (Nächtlicher) Juckreiz
- Ausfluss
- Bisherige Therapie und Therapieerfolge

Ein **Abstrich der Vulva** ist nur bei Verdacht auf A-Streptokokken sinnvoll (meist hochrote, stark juckende Haut im Bereich der Vulva und oft auch perianal). Ein Streptokokken-Schnelltest ist möglich (▶ Kap. 6.13).

In allen anderen Fällen wird man im Vulvaabstrich meist eine Mischkultur von Keimen des Darms bzw. der physiologischen Standortflora finden, dazu gehören z.B. Staph. epi., Enterokokken, E. coli, Lactobazillen, S. viridans, Bacteroides, Klebsiella, Proteus, Pseudomonas). Dies hat keinen diagnostischen Wert und keine therapeutische Konsequenz.

Ein **intravaginaler Abstrich** ist präpubertär ebenfalls nur in Ausnahmefällen bei therapieresistentem Fluor vaginalis indiziert.

Wenn bei vaginalem Fluor ein Abstrich zu entnehmen ist, wird dieser intravaginal (hinter dem Hymen) entnommen, um eine Kontamination mit der äußeren Haut zu vermeiden. Sonst finden sich als Ergebnis nicht pathogene Vulvakeime, die unnötig behandelt werden.

Die Entnahme sollte ohne Berührung des präpubertär sehr schmerzempfindlichen Hymens erfolgen!

6.11 Wie therapiert man eine Vulvovaginitis?

Bei einer (meist vorliegenden) **unspezifischen Vulvovaginitis** stehen die Aufklärung und Verbesserung der Hygiene im Vordergrund. Hierzu gehören (▶ Kap. 1.17, ▶ Kap. 1.18, ▶ Kap. 1.19):

- Tragen nicht zu eng sitzender Kleidung, täglicher Wechsel der (Baumwoll-) Unterwäsche
- Nach der Miktion den letzten Tropfen mit Toilettenpapier abtupfen; nach dem Stuhlgang Abwischrichtung von vorne nach hinten
- Zur Vermeidung eines vaginalen Urin-Influx einen Toiletten-Kindersitz oder – solange die Füße beim Sitzen die Erde noch nicht berühren – eine Fußbank verwenden, aufrechte Sitzposition, Oberschenkel gespreizt; alternativ: „Pippi-Langstrumpf-Position“ (mit Blick zum Spülkasten sitzend)
- Tägliche Reinigung des äußeren Genitales (mit den Fingern zwischen äußeren und inneren Labien) mit klarem warmem Wasser, gegebenenfalls mit pH-neutraler Waschlotion; ab etwa 4 Jahren Erlernen der Reinigung unter Anleitung

- Waschlappen, Feuchttücher, parfümierte Badezusätze/Cremes vermeiden
- Nach dem Waschen trocken tupfen, gegebenenfalls eine parfümfreie, rückfettende Salbe (ohne Zinkanteil) auftragen
- Ohne Evidenz, aber oft als hilfreich empfunden: 1 x täglich 5 Minuten Sitzbad mit Kamille oder Gerbstoffen

Die meisten Vulvovaginitiden sind unspezifisch. Die Therapie besteht in einer Verbesserung der Hygiene und symptomatischen Ansätzen.
(Seltene) spezifische Vulvovaginitiden werden kausal behandelt.

6.12 Sind Antimykotika sinnvoll für die Therapie?

Da im nicht östrogenisierten Genitale eine Pilzerkrankung nahezu ausgeschlossen ist (Pilze brauchen ein Östrogenmilieu), hilft auch keine antimykotische Therapie. Dennoch wird häufig über eine Besserung der Symptomatik berichtet, was jedoch auf die rückfettende Wirkung der Präparate zurückzuführen ist und nicht darauf, dass tatsächlich Pilze therapiert werden.

Nur in Ausnahmefällen, z. B. bei Immunsuppression, Diabetes mellitus oder lange Antibiotikabehandlung, kann es in der hormonellen Ruhephase zu Mykosen im Vulvovaginalbereich kommen, die dann auch entsprechend behandelt werden.

6.13 Wann ist eine Vulvovaginitis antibiotisch zu behandeln?

Eine antibiotische Therapie ist nur erforderlich bei Nachweis einer Infektion mit ß-hämolysierenden Streptokokken der Gruppe A. Die Diagnose kann bei entsprechender Erfahrung bereits durch die Anamnese und das klinische Bild gestellt werden:

- Sehr ausgeprägte Rötung, teilweise bis zum After
- Schmerzen
- Dysurie, teilweise auch Dyschezie und schmerzbedingter Harn- und Stuhlverhalt

Die Bestätigung der Diagnose erfolgt durch einen Vulva-/Anal-Abstrich mit feuchtem Tupfer. Falls vorhanden, kann ein Streptokokken-Schnelltest durchgeführt werden. Er ist mit einem positiven Vorhersagewert von 80 % und einem negativen Vorhersagewert von 96 % insbesondere zum Ausschluss anogenitaler Streptokokken-Infektionen geeignet (Gualtieri et al. 2021).

Als Therapie der Wahl wird die orale Antibiose mit Phenoxymethylpenicillin V für 10 Tage oder Cefadroxil für 5 Tage empfohlen. Therapieresistenzen und Rezidive sind ein bekanntes Problem, daher werden eine Kultur sowie eine antibiogrammgerechte Antibiose klar empfohlen.

Gegebenenfalls ist ein zusätzliches Schmerzmittel erforderlich. Falls die Miktion sehr schmerzhaft ist, könnte das Kind baden und im Wasser urinieren, was ohne Schmerzen möglich ist.

6.14 Wie ist mit rezidivierenden (unspezifischen) Vulvovaginitiden umzugehen?

Eine antibiotische Therapie ist nicht erforderlich, wohl aber die Aufklärung des Kindes und der Mutter über eine altersgerechte Genitalhygiene (▶ Kap. 6.11). Eine übertriebene Hygiene sowie die Anwendung von zinkhaltigen Salben sollte vermieden werden. In hartnäckigen Fällen kann die intravaginale Applikation von Estriol-Creme 1- bis 3-mal in Wochenabständen (2-ml-Spritze mit aufgesetztem, gekürztem Butterfly-Schlauch) erwogen werden. Dabei darf, analog zum intravaginalen Abstrich, das sehr berührungsempfindliche präpubertäre Hymen nicht berührt werden.

6.15 Sind Sitzbäder sinnvoll?

Wenngleich nicht evidenzbasiert, werden Sitzbäder im Akutstadium einer unspezifischen Vulvovaginitis oft als hilfreich erachtet, z.B. mit Meersalz oder Gerbstoffen wie Phenol-Methanal-Harnstoff-Polykondensat.

6.16 Was ist bei Vulvodynie bzw. Juckreiz ohne klinisches Korrelat zu tun?

Zunächst sollte geklärt werden, ob es sich wirklich um Juckreiz und/oder Missempfindungen handelt. Säuglinge und Kleinkinder beschäftigen sich mit ihrer Genitalregion und spielen mit der Klitoris. Teilweise verwenden sie auch Gegenstände und reiben sich daran, pressen die Beine zusammen und Schaukeln den Beckenbereich. Diese Selbststimulation (kindliches Onanieren) ist den Eltern oft peinlich und wird daher nicht direkt angesprochen. Teilweise wird bei diesem „sexualisierten Verhalten" auch an einen Missbrauch gedacht. Hier ist Aufklärung wichtig.

Bei einer persistierenden Vulvodynie ohne klinisches Korrelat, aber mit hohem Leidensdruck hilft in erster Linie eine regelmäßige rückfettende Pflege. Eine kurzfristige Cortisontherapie wie beim Lichen sclerosus kann erwogen werden.

Es sollte (auch bei sonst fehlenden körperlichen Zeichen) an die Möglichkeit eines sexuellen Missbrauchs gedacht werden.

Klitorishypertrophie

6.17 Ab wann handelt es sich um eine Klitorishypertrophie?

Die Klitoris ist das zentrale Organ der weiblichen Lust und mit ca. 8.000 Nervenendigungen in der Eichel eine der empfindlichsten Strukturen des weiblichen Körpers. Sichtbar vom ganzen Organ sind nur ein Teil der Klitoriseichel (entspricht dem männlichen Schwellkörper) und die Klitorishaube (der freie gefaltete Teil der Klitorisvorhaut), die die Klitoris bedeckt (Präputium ▶ Abb. 1.1). Oftmals wird eine Vergrößerung der Vorhaut fehlgedeutet als Klitorishypertrophie. Daher ist ein Mädchen bei Unklarheiten einem Spezialisten vorzustellen.

Die normale Klitoris ist 2–4 mm breit, ab einer Breite von 10 mm kann dies auf eine Virilisierung hindeuten. In einer Studie von 200 gesunden Frauen haben Verkauf, von Thron und O'Brien (1992) eine durchschnittliche Breite von 3,4 mm ±1 mm, einen Längsdurchmesser von 5,1 mm, ±1,4 mm und eine totale Klitorislänge (einschließlich Glans und Körper) von 16,0 mm, ±4,3 mm beschrieben. Der durchschnittliche klitorale Index (mean clitoral index) (Glans Länge x Breite) war 18,5 mm^2. Als „normal" wird eine Breite von < 5 mm angesehen.

6.18 An was ist bei einer Klitorishypertrophie zu denken?

Zunächst ist zu klären, ob die Klitoris wirklich vergrößert ist oder nur eine Vergrößerung des Präputiums (Weichteilfalte, welche die Klitoris umgibt), vorliegt (▶ Kap. 6.17).

Bei Bestätigung einer Klitorishypertrophie folgen als weitere diagnostische Schritte ein Ultraschall des inneren Genitales und gegebenenfalls der Nebennieren, eine Labordiagnostik und gegebenenfalls endokrinologische Funktionstests. Bei Verdacht auf Vorliegen einer Störung der sexuellen Differenzierung schließt sich eine humangenetische Abklärung an.

Eine (echte) Klitorishypertrophie ist immer ein Hinweis auf eine Hyperandrogenämie und sollte einer pädiatrischen Endokrinologin vorgestellt werden.

Wichtigste Differenzialdiagnosen einer Klitorishypertrophie sind:

- Adrenogenitales Syndrom (▶ Kap. 11.11 ff.)
- Androgenproduzierender Tumor (▶ Kap. 11.17, ▶ Kap. 11.18)
- Variante der sexuellen Differenzierung (▶ Kap. 13)

Normvarianten des Hymens

6.19 Was ist „der“ oder „das“ Hymen?

Der Begriff „Hymen“ stammt aus dem Altgriechischen, sowohl „der Hymen“ als auch „das Hymen“ gelten als korrekt. Das Wort geht auf den griechischen Hochzeitsgott Hymenaios zurück. Im allgemeinen deutschen Sprachgebrauch wird es traditionell noch oft als „Jungfernhäutchen“ übersetzt, was aber irreführend ist. Früher auch als „Scheidenklappe“ bezeichnet, wird heute der Begriff vulvinale Korona oder eben Hymen verwandt.

Das Hymen ist ein dünner Schleimhautsaum, der sich wie ein Kranz um die Scheidenöffnung legt. Obwohl ihm keine erkennbare Funktion zukommt, existieren auch heute noch viele Mythen (Mishori et al. 2019):

Mythos 1: Das Hymen ist ein Membrangewebe, welches den Scheideneingang komplett bedeckt.

Meist öffnet sich das Hymen, ein Überbleibsel der ursprünglich geschlossenen Vaginalplatte, bereits vor der Geburt oder in den ersten Lebenstagen. Die Form und Größe sind sehr variabel. Selten öffnet es sich gar nicht (Häufigkeit ca. 1: 1.000) und bleibt verschlossen. Bei dieser sogenannten „Hymenalatresie“ staut sich das Menstrualblut hinter dem Hymen auf und es kommt zu einem Hämatokolpos, was sich in starken Schmerzen äußert (▶ Kap. 7.3).

Mythos 2 und 3: Das Aussehen des Hymens kann zur Beurteilung herangezogen werden, ob Geschlechtsverkehr stattgefunden hat oder nicht und dies kann durch eine klinische Untersuchung nachgewiesen werden.

Auch heute noch werden in der kindergynäkologischen Sprechstunde immer wieder Mädchen mit genau dieser Fragestellung vorgestellt (▶ Kap. 1.11). Da das Aussehen des Hymens sehr individuell ist (▶ Abb. 6.5) und selbst Verletzungen ausgesprochen gut heilen, kann hier **keine** eindeutige Antwort gegeben werden. Wegweisend wären allein Aussagen des Mädchens, frische Verletzungen oder der Nachweis von Sperma.

Da die Vielfalt des hymenalen Aussehens hoch ist, sollte nach Möglichkeit auf die Formulierung „Virgo intacta“ verzichtet werden und stattdessen eine konkrete Beschreibung des Aussehens erfolgen. Die meisten Veränderungen sind nicht spezifisch, Schlussfolgerungen können in der Regel nicht allein aufgrund des Aussehens des Hymens getroffen werden.

In Amerika wurden 36 jugendliche Schwangere untersucht und das Hymen beurteilt. Nur bei 2 von ihnen vermutete man, aufgrund des Aussehens des Hymens, vorherigen Geschlechtsverkehr (Mishori et al. 2019).

Mythos 4: Ärzte sind gut ausgebildet, die Morphologie und Physiologie des Hymens zu beurteilen und Schlüsse daraus zu ziehen.

Tatsache ist, dass dieser sensible Bereich nicht zur Grundausbildung von Kinderärztinnen und Gynäkologinnen gehört. Es bedarf viel Zeit, Interesse, Einfühlungsvermögen und kollegialen Austausch, um Anamnese und Untersuchungen bei kleinen Mädchen durchzuführen. Und selbst dann gibt es Befunde, die neu sein können. In diesem Zusammenhang sollte die untersuchende Person immer bedenken, nie vorschnell einen Verdacht zu äußern oder unbedacht etwas auszusprechen, was das Mädchen und die Familie verunsichern kann.

Mythos 5: Das Hymen kann beim Sport (Spagat, Gymnastik, Springen) oder durch Masturbation einreißen.

Durch die in der Pubertät einsetzende Östrogenproduktion wird das Hymen wieder weich und sehr dehnbar (wie ein Gummiring), sodass es nicht leicht „einreißen“ kann, insbesondere auch nicht bei der Anwendung von Tampons.

Mythos 6: Beim ersten Geschlechtsverkehr reißt das Hymen ein und es muss bluten.

Da das Hymen nur wenige Gefäße enthält, ist keine signifikante Blutung zu erwarten. Beschriebene und erwartete Blutungen resultieren eher aus der Trockenheit der Vagina und deren Verletzungen.

6.20 Werden alle Mädchen mit einem Hymen geboren?

Ja, mit Ausnahme sehr komplexer genitaler Fehlbildungen. Während der Embryonalentwicklung verschließt das Hymen den Scheideneingang komplett, um sich üblicherweise meist vor der Geburt oder kurz danach zu öffnen.

Am häufigsten findet man in der hormonellen Ruheperiode ein halbmondförmiges Hymen (Hymen semilunare; ▶ Abb. 6.5a) oder ringförmiges Hymen (Hymen anulare; ▶ Abb. 6.5b).

Hymenale Besonderheiten, die durch eine nicht ausreichende Öffnung der Hymenalplatte entstehen, sind:

- Häufig:
  - Hymen altus (▶ Abb. 6.5d)
  - Hymen septus (▶ Abb. 6.5c)
  - Hymenalanhängsel (▶ Abb. 6.6), meist aus Resten von Hymenalsepten
- Weniger häufig:
  - Hymen cribriformis
  - Hymen micropunctatus
  - Hymen imperforatus (▶ Kap. 7.3, ▶ Kap. 7.4, ▶ Kap. 7.5, ▶ Kap. 7.6)

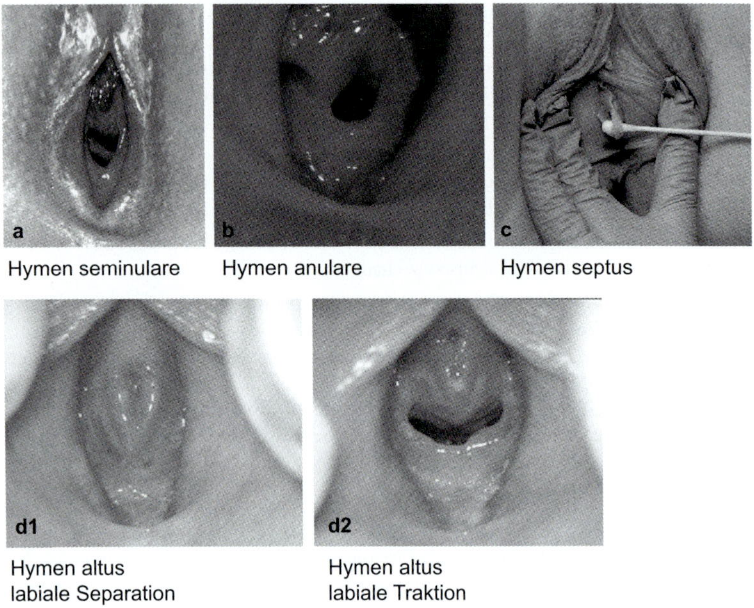

Abb. 6.5 a-d Normvarianten des Hymens [a-c T1043, d M1180]

6.21 Was sind Hymenalpolypen?

Hymenalpolypen sind gutartige polypöse Hautanhängsel, deren Basis vom Hymen ausgeht. Sie sind meist symptomlos und können unterschiedlich groß sein (▶ Abb. 6.6). Meist handelt es sich nicht um echte polypöse Wucherungen, sondern um Hymenalanhängsel als Reste von Hymenalsepten (▶ Kap. 6.20). Die Diagnosestellung erfolgt bei der klinischen Untersuchung durch Traktion und Separation der äußeren Labien. Eine Entfernung ist nicht zwingend notwendig. Ist sie bei großem Polypen erforderlich, sollte sie in der Hormonphase durchgeführt werden. Von Hymenalpolypen abzugrenzen sind von der Scheide ausgehende Septen als echte „Fehlbildungen" (▶ Kap. 7.7).

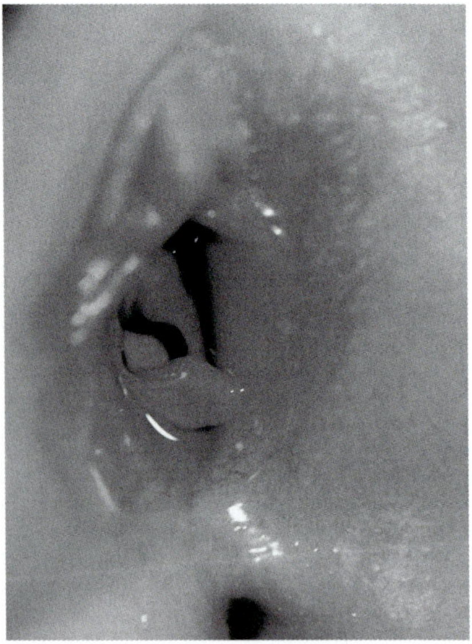

Abb. 6.6 Hymenalpolyp/Hymenalanhängsel [T1043]

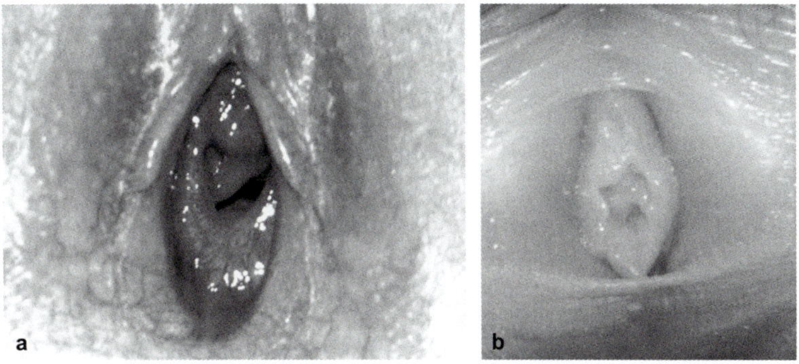

Abb. 6.7 Östrogeneinfluss auf das Hymen; a) nicht östrogenisiertes Hymen semilunare der hormonellen Ruheperiode (zart, straff, gut vaskularisiert); b) östrogenisiertes Hymen fimbriforme in der Pubertät (wulstig, sukkulent, weißlich, physiologischer Fluor albus) [T1043]

6.22 Sieht das Hymen immer gleich aus?

Neben den beschriebenen Hymenalvarianten (▶ Kap. 6.20) verändert sich das Aussehen des Hymens in seiner Form, Größe und Flexibilität mit dem Alter entsprechend dem Einfluss von Östrogenen. Im 1. bis 2. Lebensjahr kann das Hymen als „fleischig und weich" beschrieben werden, in der hormonellen Ruhephase (2. bis 8. Lebensjahr) als „scharfrandig und straff" (▶ Abb. 6.7a).

Mit Pubertätsbeginn wird das Hymen dicker, weicher und elastischer. Weitere Veränderungen finden sich im Rahmen der altersbedingten hormonellen Veränderungen (▶ Abb. 6.7b).

An der Beschaffenheit des Hymens kann man „ablesen", ob Östrogene wirken oder nicht.

6.23 Wird das Hymen bei der ersten Penetration immer verletzt, sodass es blutet?

Vergleiche ▶ Kap. 6.19, Mythos 6

Die Vorstellung, dass es beim „1. Mal" blutet, resultiert unter anderem aus der falschen Vorstellung, dass der Scheideneingang komplett vom Hymen verschlossen sei.

Die Literatur hat diesbezüglich sehr variable Angaben: 40–56 % der zum Thema befragten Frauen berichten von einer Blutung beim ersten freiwilligen Geschlechtsverkehr. Woher die Blutung kam, bleibt jedoch offen (Hymen, Vagina, Vulva).

Bis heute werden Operationen zur Rekonstruktion des Hymens durchgeführt, damit es beim 1. Geschlechtsverkehr nach der Hochzeit blutet. In Norwegen ist diese OP seit 2009 verboten, da es sich nicht um ein medizinisches, sondern ein kulturelles Problem handelt.

Labienveränderungen

6.24 Was ist „normal" und was ist zu groß?

Umgangssprachlich wird oft der Begriff „Schamlippen" verwandt; fachsprachlich hingegen werden die Begriffe „Vulvalippen" bzw. „Labien" genutzt. Je nach Sprachverständnis der Patientin bzw. ihrer Eltern empfiehlt es sich, einen Begriff zu wählen, den diese verstehen, wenn möglich jedoch den teils negativ konnotierten Begriff „Schamlippen" zu vermeiden. Die Labien haben die Aufgabe, die empfindsamen inneren Bereiche des weiblichen Genitales zu schützen. Die äußeren Labien, die dicker sind als die inneren, enthalten Fettgewebe und funktionieren wie ein „Airbag" oder „Stoßdämpfer". Sie können so groß sein, dass sie die inneren Labien bedecken, manchmal sind sie aber auch kleiner. Daher sind die Begriffe große und kleine Labien oft irreführend, da die „großen" = äußeren Labien, die „kleinen" = inneren, nicht immer umschließen oder bedecken.

Die äußeren Labien bestehen aus „normaler" Haut mit Talgdrüsen, Schweißdrüsen und Haarfollikeln. Daher können an dieser Stelle Pickel und Ekzeme auftreten. Die inneren Labien bilden einen Übergang von dem für die Haut charakteristischen Plattenepithel zur sensiblen Schleimhaut der Scheide (▶ Abb. 1.1). Bei präpubertären Mädchen sind die inneren Labien noch oft von den äußeren umschlossen, was heutzutage vermeintlich als „Normalzustand" der Vulva angesehen wird. Die inneren Labien können stark knittrig oder faltig sein, wie der Tüllrock einer Prinzessin. Die inneren Labien sind dünner und empfindlicher, nicht so empfindlich wie die Klitoris, aber mit vielen Nervenenden. Sie sind von einer Feuchtigkeit spendenden Schleimhaut überzogen.

Die Ausprägung der inneren Labien ist sehr variabel, sodass eine „Norm" für ein typisches Aussehen der Vulva nicht festlegbar ist. In der Pubertät kommt es durch die hormonelle Veränderung bei vielen Mädchen zu einem Wachstum der inneren Labien, sie können zwischen den äußeren Labien hervortreten. Dies empfinden zunehmend mehr Mädchen als „unschön", da es nicht dem von den (digitalen) Medien und der Schönheitschirurgie propagierten Ideal entspricht.

Ein Aspekt für die zu groß empfundenen inneren Labien stellt die heute weitgehend praktizierte komplette Rasur der Pubeshaare dar, wodurch die Labiae minorae überhaupt erst sichtbar werden. Auf der anderen Seite stehen die Interessen der Schönheitschirurgie, die bereits Mädchen ein bestimmtes Schönheitsideal vermitteln wollen. Hier sollte eine einfühlsame und altersgerechte Aufklärung über die große Variabilität von Normalbefunden erfolgen, bevor Mädchen voreilig einem Chirurgen vorgestellt werden.

Nach einer aktuellen Studie beträgt die normale Länge der inneren Labien bei 15- bis 24-jährigen Mädchen und Frauen im Mittel 46 mm mit einer Normobergrenze (95. Perzentil) von 70 mm.

6.25 Wann und wie wird eine Labienhypertrophie therapiert?

Eine operative Labienverkleinerung wird in den letzten Jahren immer häufiger durchgeführt, wovon aus gynäkologischer Sicht dringend abzuraten ist. Durch eine operative Intervention kann es zu Sensibilitätsstörungen (Hyp- und Hyperästhesie) kommen, zu Verwachsungen und mechanischer Beeinträchtigung durch Narbenbildung.

Eine medizinische Indikation zur Operation besteht z. B. bei Lipomen mit Wachstumstendenz, Abszessen, Tumoren (sehr selten) oder (selten) so ausgeprägter Hypertrophie, dass es, z. B. beim Reitsport, zu rezidivierenden Reizungen und Entzündungen kommt.

Mädchen sollten dazu ermutigt werden, ihren Körper als individuell gut und schön anzunehmen und nicht einem (vermeintlichen) Schönheitsideal hinterherzulaufen.

6.26 Was kann hinter einer einseitigen Schwellung der äußeren Labien stecken?

Folgende (klinisch bzw. sonografisch voneinander zu unterscheidende) Differenzialdiagnosen kommen in Frage:

- CALME „Childhood asymmetric labium majus enlargement“:
  - Hierbei handelt es sich um eine meist einseitig auftretende Vergrößerung einer Labia majora (▶ Abb. 6.8), eine gar nicht so seltene gutartige physiologische Schwellung bei Mädchen vor oder in der frühen Pubertät. Diese kann häufig mit einer einseitigen Brustdrüsenschwellung auftreten. Bei histologischen Untersuchungen fanden sich Vulvaweichteilgewebe mit Ausdehnung der fibrösen Komponente und Nachweis von Östrogen- und Progesteronrezeptoren. Hypothese zur Ätiopathogenese: hormongesteuerte stromale Hyperplasie der äußeren Labie als Reaktion auf hormonelle Schübe vor und in der frühen Pubertät.

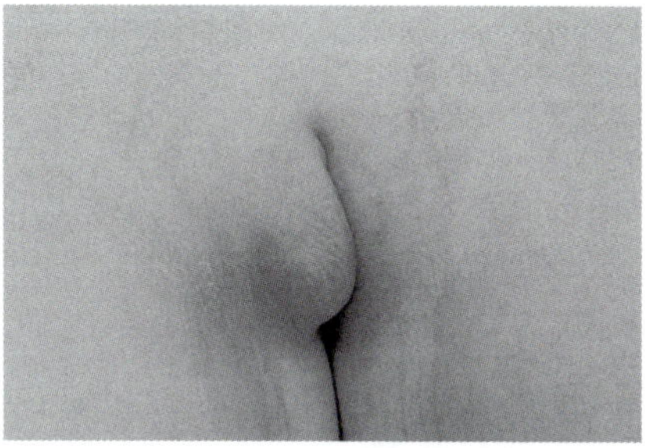

Abb. 6.8 Einseitige Labienschwellung (CALME) rechts [T1043]

  - Die CALME gilt als Variante der Norm und ist nicht therapiebedürftig.
- Labienabszess (selten): schmerzhafte, stark gerötete Schwellung. Wird wie bei erwachsenen Frauen unter Kurznarkose eröffnet, gespült und mit Lasche drainiert.
- Gutartige Tumoren:
  - Die häufigsten gutartigen Tumoren der Vulva im Neugeborenen- und Säuglingsalter sind **Hämangiome.** Sie kommen bei ca. 10 % der reifgeborenen Kinder und bei bis zu 22 % der Frühgeborenen mit einem Geburtsgewicht unter 1 kg vor. Man unterscheidet infantile und kongenitale Hämangiome. Letztere bestehen bereits bei der Geburt und die Rückbildung kann direkt bei der Geburt einsetzen oder sie persistieren. Die infantilen Hämangiome treten in den ersten Tagen oder Wochen nach der Geburt auf und durchlaufen 3 Phasen (Wachstum, Stillstand und Rückbildungsphase), die meist bis zum 9. Lebensjahr abgeschlossen sind. Des Weiteren können **Lipome** oder **Fibrome** auftreten. Sie fallen durch eine einseitige Schwellung auf und können mit einer Hernie verwechselt werden. Therapie: zunächst beobachten und bei Wachstumstendenz gegebenenfalls operativ entfernen.

  - Zystische Tumoren, z. B. Gartner-Zyste oder Nuck-Kanal-Zyste (weibliche Hydrozele): Hier ist nur bei Beschwerden eine operative Therapie erforderlich, sonst kann abgewartet werden.
- Differenzialdiagnostisch muss bei einseitiger Labienschwellung auch an eine Inguinalhernie gedacht werden. Der Bruchsack, in dem sich Darm oder Gonaden (Ovar oder Hoden) finden können, kann bis in die äußere Labie reichen. Bei tastbaren Gonaden ist bei einem phänotypischen Mädchen auch an eine XY-DSD zu denken.

Quellen

Lichen sclerosus

Buss M, Höger P. Lichen sclerosus im Kindesalter. Monatsschr Kinderheilkd, 2021; 169(2): 133–143.

Kirtschig G, Becker K, Günthert A et al. Evidence-based (S3) Guideline on (anogenital) Lichen sclerosus. J Eur Acad Dermatol Venerol, 2015; 29(10): e1–43.

Promm M, Rösch WH, Kirtschig G. Lichen sclerosus bei Mädchen. Per Blickdiagnose erkennen und souverän behandeln. Pädiatrie, 2021; 33(4): 22–25.

Labiensynechie

Bussen S, Eckert A, Schmidt U, Sütterlin M. Comparison of Conservative and Surgical Therapy Concepts for Synechia of the Labia in Pre-Pubertal Girls. Vergleich konservativer und operativer Therapiekonzepte der Labiensynechie präpubertaler Mädchen. Geburtshilfe Frauenheilkd, 2016; 76(4): 390–395.

Gualtieri R, Bronz G, Bianchetti MG et al. Perianal streptococcal disease in childhood: systematic literature review. Eur J Pediatr, 2021; 180(6): 1867–1874.

Klitorishypertrophie

Verkauf BS, von Thron J, O'Brian WF. Clitoral size in normal women. Obstet Gynecol, 1992; 80(1): 41–44.

Normvarianten des Hymens

Mishori R, Ferdowsian H, Naimer K, Volpellier M, McHale T. The little tissue that couldn't - dispelling myths about the Hymen's role in determining sexual history and assault. Reprod Health, 2019; 16(1): 74.

Weiterführende Literatur

Acker A, Jamieson MA. Use of intranasal midazolam for manual separation of Labial adhesions in the office. J Pediatr Adolesc Gynecol, 2013; 26(3): 196–198.

Bacon JL, Romano ME, Quint EH. Clinical Recommendation: Labial Adhesions. J Pediatr Adolesc Gynecol, 2015; 28(5): 405–409.

Brochmann N, StØkken Dahl E. Viva la Vagina. Alles über das weibliche Geschlecht. Frankfurt: S. Fischer, 2018.

Emans SJ, Lauf MR, DiVasta A. Emans, Laufer, Goldstein's Pediatric and Adolescent Gynecology. 5. ed. Philadelphia: Lippincott, Williams und Wilkins, 2005.

Eroglu E, Yip M, Oktar T, Kayiran SM, Mocan H. How should we treat prepubertal labial adhesions? Retrospective comparison of topical treatments: estrogen only, betamethasone only, and combination estrogen and betamethasone. J Pediatr Adolesc Gynecol, 2011; 24(6): 389–392.

Fahlbusch C, Heusinger K, Oppelt PG. Krankheitsbilder des Genitales. In: Oppelt PG, Dörr HG (Hrsg.). Kinder- und Jugendgynäkologie. Stuttgart: Thieme; 2014. S. 72–75.

Kellogg ND, Menard SW, Santos A. Genital anatomy in pregnant adolescents: "normal" does not mean "nothing happened". Pediatrics, 2004; 113(1 Pt 1): e67–69.

Kreklau A, Vaz I, Oehme F et al. Measurements of a "normal vulva" in women aged 15–84: a cross-sectional prospective single-centre study. BJOG, 2018; 125(113): 1656–1661.

Leung A, Robson W, Tay-Uycbo J: The incidence of labial fusion in children. J Paediatr Child Health, 1993; 29(3): 235–236.
Mayoglou L, Dulabon L, Martin-Alguacil N, Pfaff D, Schober J. Success of treatment modalities for labial fusion: a retrospective evaluation of topical and surgical treatments. J Pediatr Adolesc Gynecol, 2009; 22(4): 247–250.
Myers JB, Sorensen CM, Wisner BP, Furness PD 3rd, Passamaneck M, Koyle MA. Betamethasone cream for the treatment of pre-pubertal labial adhesions. J Pediatr Adolesc Gynecol, 2006; 19(6): 407–411.
Norris JE, Elder CV, Dunford AM, Rampal D, Cheung C, Grover SR. Spontaneous resolution of labial adhesions in pre-pubertal girls. J Paediatr Child Health, 2018; 54(7): 748–753.
Oppelt PG, Dörr HG. Kinder und Jugendgynäkologie. Stuttgart: Thieme, 2014.
Petersen EE. Farbatlas der Vulvaerkrankungen. 2. A. Berlin: Kaymogyn, 2007.
Voß-Heine I. Vulvaprobleme und Fluor im Kindesalter. Pädiatrische Praxis, 2021; 97: 100–119.
Voß-Heine I. „Klassiker" aus der Praxis. Vulvovaginitis, Vulvasynechie und Lichen sclerosus. Monatsschr Kinderheilkd, 2017; 165(10): 874–881.
Whitley N. The first coital experience of one hundred women. JOGN Nurse, 1978; 7(4): 41–45.
Zuckerman A, Romano M. Clinical Recommendations: Vulvovaginitis. J Pediatr Adolesc Gynecol, 2016; 29(6): 673–679.

7 Genitale Fehlbildungen

P. Oppelt

Genitale Fehlbildungen zählen zu einem Gebiet in der Gynäkologie, welches leider nur als Randerscheinung Beachtung findet. Je nach Ausprägung kann eine Fehlbildung völlig asymptomatisch verlaufen (z. B. Uterus subseptus). Auf der anderen Seite kann eine Fehlbildung zu massiven Einschränkungen führen (z. B. MRKH-Syndrom) oder aufgrund einer Obstruktion zu erheblichen Symptomen (z. B. Hymenalatresie). Wenn Fehlbildungen diagnostiziert werden, ist eine reproduzierbare Klassifikation sehr wichtig. Hierzu bewähren sich besonders die beiden organstrukturierten Fehlbildungsklassifikation wie VCUAM und die von ESGE/ESHRE (Oppelt et al. 2005; Grimbizis et al. 2013). Eine ausführliche Abhandlung bezüglich Diagnostik und Therapie findet sich in der Leitlinie „Weibliche genitale Fehlbildungen" (Oppelt et al. 2021a; Oppelt et al. 2021b).

7.1 Sollten genitale Fehlbildungen in spezialisierten Zentren betreut werden?

Dies hängt von der Ausprägung der Fehlbildung ab. Wichtig ist eine strukturierte Abklärung und Diagnostik der Malformation unter Berücksichtigung von Begleiterscheinungen, z. B. Nierenfehlbildungen oder Skoliose. Malformationen wie Scheidenseptum, Hymenalatresie oder Uterus subseptus bedürfen einer medizinisch-operativen Kenntnis. Hingegen bedürfen Patientinnen mit Vaginalatresie, z. B. MRKH-Syndrom, oder komplexen uterinen Fehlbildungen in der Regel einer speziellen medizinischen Expertise, da neben dem chirurgischen Setting auch entsprechende psychologische Begleitung notwendig ist (Oppelt et al. 2021b).

> Bei Nierenfehlbildungen sollte auch an eine genitale Fehlbildung gedacht werden bzw. wird eine genitale Fehlbildung diagnostiziert, so sollte auch nach Nierenfehlbildungen geschaut werden.

7.2 Was ist bei Schwangerschaften mit uterinen Fehlbildungen zu beachten?

Hinsichtlich einer optimalen Betreuung von Schwangeren mit uterinen Fehlbildungen ist die Art der Fehlbildung und ihre Ausbildung entscheidend. Der drohende Abort sowie die Frühgeburtlichkeit werden mit einer erhöhten Inzidenz beobachtet (Venetis et al. 2014). Uterine Fehlbildungen werden häufig durch assoziierte Fehlbildungen begleitet. Hierbei dominieren vor allem Malformationen der harnableitenden Organe (Oppelt et al. 2007). In diesem Zusammenhang ist vor allem bei gleichzeitigem Vorliegen einer Nierenagenesie ein besonderes Augenmerk auf die Blutdruckeinstellung zu richten (Heinonen 2004).

> Beim Vorliegen genitaler Fehlbildungen ist immer frühzeitig Kontakt mit der geburtshilflichen Abteilung aufzunehmen, um den Geburtsmodus zu besprechen.

7.3 Wie diagnostiziert man eine Hymenalatresie?

Eine Hymenalatresie ist die häufigste Verschlussstörung bei normaler Vaginal- und Uterusanlage.

Leitsymptom ist die primäre Amenorrhö, häufig mit Unterbauchschmerzen bei sonst normaler Pubertätsentwicklung. Die Diagnose ist in der Regel durch Inspektion des äußeren Genitales zu stellen. Das imperforierte Hymen tritt als Wölbung hervor. In der Abdominalsonografie kann sich ein Hämatokolpos zeigen, der sich bis in den Uterus als Hämatometra oder bis in die Eileiter als Hämatosalpinx erstrecken kann. Eine weiterführende Diagnostik mittels MRT ist in der Regel nicht notwendig, da nur in den seltensten Fällen assoziierte Fehlbildungen vorliegen (Oppelt et al. 2007; Mwenda 2013).

Im Neugeborenenalter kann eine Hymenalatresie durch einen Mukokolpos auffallen.

7.4 Wann sollte eine Hymenalatresie eröffnet werden?

Eine operative Korrektur sollte optimalerweise im östrogenisierten Zustand, das heißt nach der Thelarche und vor der Menarche stattfinden (Mwenda 2013).

Wird die Hymenalatresie erst nach der Menarche mit bereits bestehendem Hämatokolpos diagnostiziert, sollte der Eingriff zeitnah erfolgen.

PRAXISTIPP

Eine in der Neugeborenenphase diagnostizierte Hymenalatresie wird im Untersuchungsheft dokumentiert. Mit den Eltern ist eine Wiedervorstellung zur OP-Planung nach erfolgter Thelarche zu besprechen.

Fehlbildungen des Hymens sind **nicht** mit höher gelegenen Fehlbildungen assoziiert.

7.5 Wie wird eine Hymenalatresie eröffnet?

In der Literatur werden die kreuzförmige Inzision sowie die zirkuläre Exzision als die gängigsten Methoden beschrieben (Cetin et al. 2016; Dietrich, Millar und Quint 2014). Vor einer zirkulären Exzision erleichtert eine vorherige Farbmarkierung des Resektionsbereichs (▶ Abb. 7.1, ▶ Abb. 7.2, ▶ Abb. 7.3) das operative Vorgehen. Dies kann mit dem Laser, Messer oder einer feinen monopolaren Nadel (Koagulationsmodus – blau = gute Hämostase) vorgenommen werden. Alternativ empfiehlt sich, nach einer kleinen Inzision einen ungeblockten Dauerkatheter einzuführen und diesen mit 3–5 ml NaCl zu füllen. Durch leichten Zug lässt sich das nicht perforierte Hymen darstellen. Leider platzt der Ballon häufig während der Resektion aufgrund der Hitzeentwicklung.

7.6 Ist eine spontane Öffnung möglich?

Eine spontane Öffnung gilt als sehr unwahrscheinlich und sollte nicht als Therapieoption in Erwägung gezogen werden. Die Patientinnen können unter erheblichen Unterbauchschmerzen leiden.

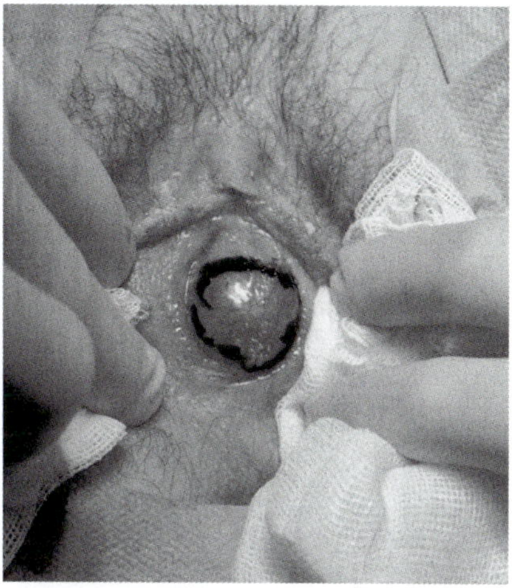

Abb. 7.1 Farbliche Markierung des Exzisionsbereichs [M1148]

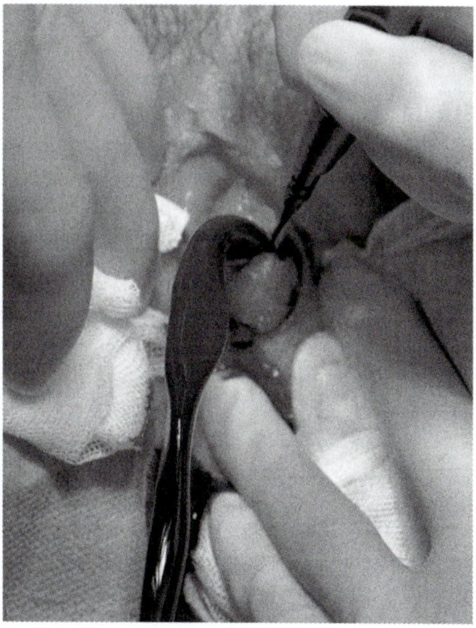

Abb. 7.2 Inzision [M1148]

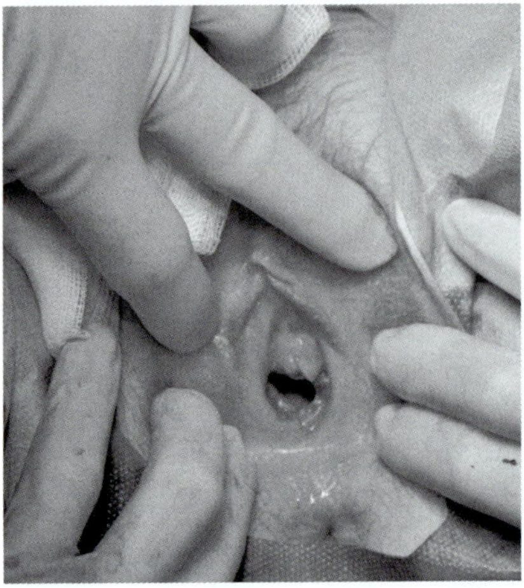

Abb. 7.3 Operatives Endergebnis [M1148]

Während sich Hämatokolpos und Hämatometra nach Eröffnung des Hymens komplett rückbilden, kann ein Blutaufstau bis in die Tuben (Hämatosalpinx) und ins kleine Becken zu irreversiblen Adhäsionen führen.

7.7 An was ist bei einem Scheidenseptum zu denken?

Beim Vorliegen eines kompletten Scheidenseptums, das die Scheide längs in zwei Schläuche teilt, finden sich in der Regel zwei Portiones. Es können aber auch die verschiedensten Malformationen wie einseitige Zervixatresie oder eine Abdeckung einer Portio einseitig vorliegen. So kann es zu einer einseitigen Hämatometra trotz regelmäßiger Menses kommen.

Wesentlich seltener findet sich neben dem längsverlaufenden Septum ein transversales = queres Scheidenseptum. Dieses zählt zu den Verschlussfehlbildungen, da transversale Scheidensepten meist die Scheide komplett verschließen. Das Septum kann jedoch auch nur als Spange (= Abfluss gewährleistet) vorkommen. Transversale Scheidensepten sind häufig mit einem Uterus bicornis oder Uterus septus assoziiert.

Die Diagnose eines Scheidenseptums muss nicht automatisch eine uterine Fehlbildung indizieren, es existieren die unterschiedlichsten Variationen.

Nierenfehlbildungen sind immer mittels Sonografie auszuschließen.

7.8 Wann ist ein längsverlaufendes Scheidenseptum zu resezieren?

Eine Indikation zur Entfernung eines Scheidenseptums liegt vor allem im Zusammenhang mit Kinderwunsch vor. Während des Spontanpartus besteht die Gefahr, dass es während des Kopfdurchtritts zum Einriss des Septums und zu verstärkten Blutungen kommt (Cetin et al. 2016; Mazzon et al. 2020). Daneben können aufgrund des Septums Beschwerden beim Geschlechtsverkehr bestehen oder Probleme ein Tampon zu benutzen. Auch in diesen Fällen kann eine Resektion indiziert sein.

7.9 Wie wird ein längsverlaufendes Scheidenseptum reseziert?

Die am häufigsten beschriebene OP-Technik ist die Resektion. Diese kann direkt oder unter Zuhilfenahme von Klemmen erfolgen. Um Verletzungen von Nachbarstrukturen (Vorderwand – Blase; Hinterwand – Rektum) zu verhindern, wird jeweils eine stumpfe Klemme am kranialen und kaudalen Ende des Septums gesetzt (▶ Abb. 7.4). Das Septum wird dann kaudal und kranial der Klemme bis auf die Höhe der beiden Portiones abgesetzt. Als OP-Resultat erhält man ein schmal zulaufendes Dreieck (▶ Abb. 7.5).

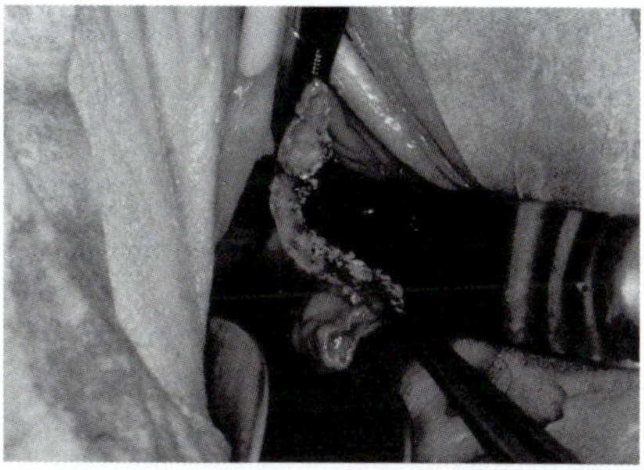

Abb. 7.4 Exzision eines Scheidenseptums [M1148]

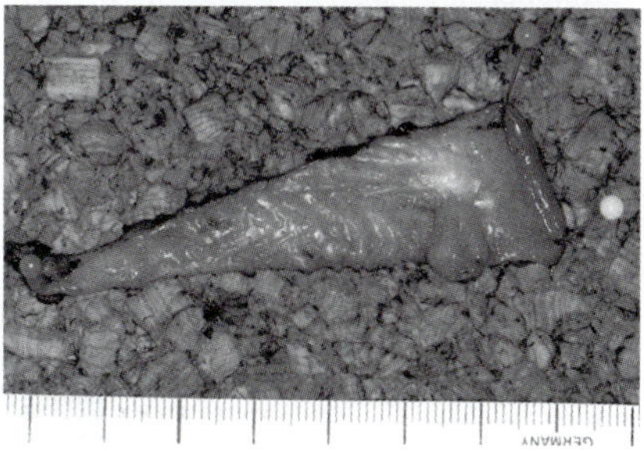

Abb. 7.5 Exzidat des Scheidenseptums [M1148]

7.10 Sollte ein Uterus bicornis operiert werden?

Primär besteht keine Indikation, einen asymptomatischen Uterus bicornis zu operieren. Kontrovers wird der Uterus bicornis aus geburtshilflicher Sicht gesehen. Erfolgreich ausgetragene Schwangerschaften werden in der Literatur zwischen 30–50 % angegeben (Ancién 1993; Heinonen, Saarikoski und Pystynen 1982). Habituelle Aborte stellen bei dieser Malformation in der Regel die Indikation zur abdominellen Metroplastik. Durch die Vereinigung der beiden Hörner kann die „Baby Take Home Rate" deutlich gesteigert werden (Candiani et al. 1990; Ayhan et al. 1992). Diese Ergebnisse werden jedoch auch sehr kritisch gesehen (Kirk et al. 1993).

Bevor ein Kinderwunsch realisiert wird, sollten die beiden Uterushörner bezüglich Größe und Kommunikation abgeklärt werden. Dies kann in der Regel prämenstruell sonografisch (optimal: 3D-Modus) erfolgen (Heinonen, Saarikoski und Pystynen 1982; Spirtos und Comninos 1982). Sollte eine Hämatometra eines gleichwertigen Horns vorliegen, stellt dies die Indikation zur Metroplastik dar. Nicht kommunizierende kleinere bzw. rudimentäre Hörner sollten vor einer angestrebten Schwangerschaft entfernt werden, da hier eine Abflusshinderung vorliegen könnte, was zu Schmerzen bzw. Frühgeburtlichkeit führt.

Ein Uterus bicornis ist keine grundsätzliche Indikation für eine primäre Sectio.

7.11 Wie kann ein MRKH-Syndrom von einem CAIS abgegrenzt werden?

Beiden Syndromen gemeinsam ist die klinische Manifestation durch eine primäre Amenorrhö nach zeitgerechter Thelarche.

Bei der körperlichen Untersuchung fallen Mädchen mit CAIS durch die spärliche/fehlende Sekundärbehaarung und eine blind endende, meist verkürzte Scheide auf, während Mädchen mit MRKH (Mayer-Rokitansky-Küster-Hauser-Syndrom) eine normale Behaarung und eine verschlossene Scheidenplatte (oder maximal ein kleines Scheidengrübchen) aufweisen.

Beim **MRKH** handelt es sich um eine Hemmungsfehlbildung der Müller-Gänge mit Aplasie von Vagina, Zervix und Uterus. Die Ovarien sind nicht betroffen. Das Hormonprofil ist normal weiblich, der Karyotyp 46,XX.

Beim **CAIS** (Complete Androgen Insensitivity Syndrome) handelt es sich um eine DSD (Variante der Geschlechtsentwicklung) mit Karyotyp 46,XY. Es finden sich Hoden (häufig in Leistenhernien), die Testosteron produzieren, welches aber aufgrund eines Androgenrezeptordefekts nicht wirken kann. Durch Aromatisierung zu Estradiol kommt es zum weiblichen Phänotyp mit blind endender Vagina (▶ Abb. 7.6, ▶ Kap. 13.6).

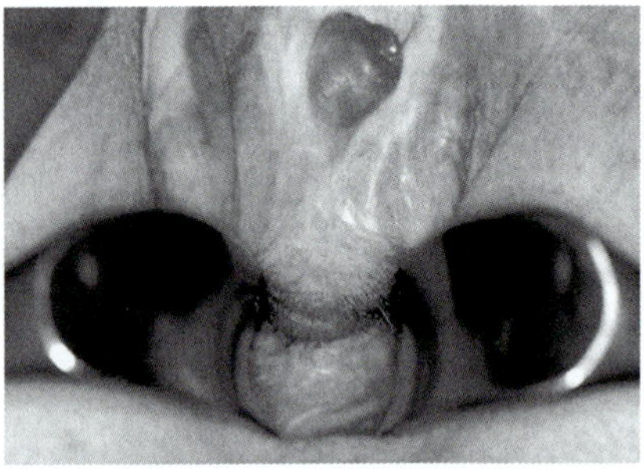

Abb. 7.6 Distale, blind endende Scheide bei CAIS [M1148]

7.12 Wie sieht das operative Vorgehen zur Anlage einer Neovagina aus?

Zur Rekonstruktion der Neovagina existiert eine Vielzahl an Methoden. Die häufigsten sind jene nach Frank, Vecchetti oder Wharton-Sheares-George.

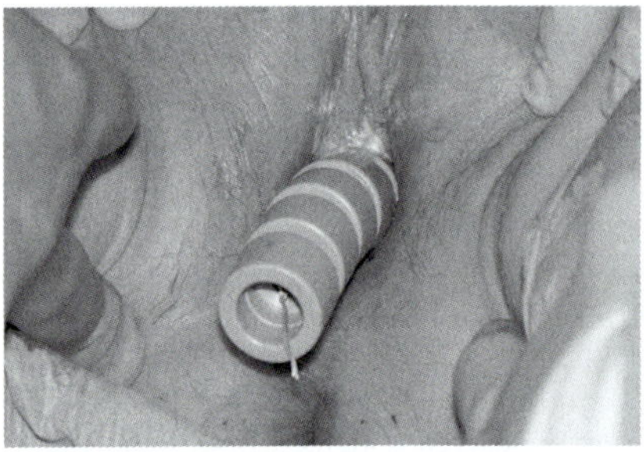

Abb. 7.7 Vaginaldilatator nach Vecchetti [M1148]

Primär sollte den Patientinnen die Dehnungsmethode nach Frank empfohlen werden. Hierbei führt die Patientin täglich eine Dilatation mit Vaginaldilatatoren (▶ Abb. 7.7) durch, die ca. 30 Minuten in Anspruch nimmt (Nakhal und Creighton 2012; Edmonds et al. 2012).

Sollte dies nicht zum gewünschten Erfolg führen, ist eine Dilatation mittels Spannapparat nach Vecchetti die am häufigsten eingesetzte Methode. Hierfür wird laparoskopisch ein Spannapparat (▶ Abb. 7.8) angelegt, der innerhalb von 3–5 Tagen mittels Vaginaldilatator (▶ Abb. 7.7) die gewünschte Neovagina dehnt (Gauwerky, Wallwiener und Bastert 1992; Brucker et al. 2008).

Alternativ hierzu steht die Methode nach Wharton-Sheares-George zur Verfügung. Hierbei werden die beiden obliterierten Müller-Gänge mit Hegarstiften dilatiert. Das dazwischen entstehende Septum wird anschließend mit der Schere durchtrennt, wodurch die Neovagina entsteht (Sheares 1960; Schätz, Huber und Wenzl 2005).

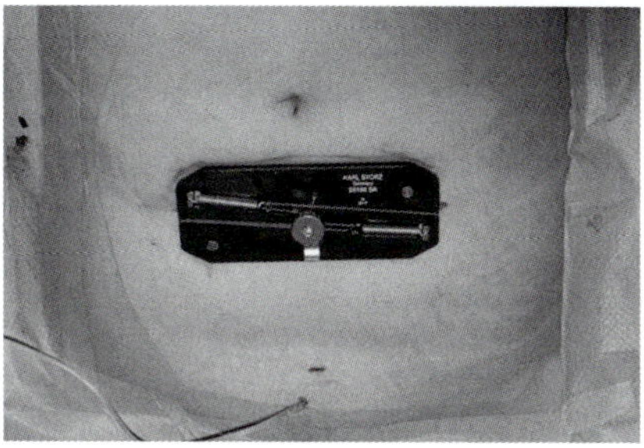

Abb. 7.8 Spannapparat nach Vecchetti [M1148]

Techniken wie McIndoe, Davydov oder Sigmascheide finden nahezu keinerlei Einsatz mehr oder nur noch im Zusammenhang mit onkologischen Erkrankungen.

7.13 Wie sieht die postoperative Betreuung nach Neovagina-Anlage aus?

Die postoperative Betreuung richtet sich nach der durchgeführten OP-Methode. In der Regel ist in der ersten Zeit das Tragen eines Dilatators für 24 Stunden am Tag notwendig. Nach 4–8 Wochen kann die Stundenanzahl reduziert werden. Diese reduziert sich in den nächsten Wochen weiterhin. Da vor allem in den ersten 3 Monaten postoperativ eine sehr sensible Zeit vorliegt, empfiehlt sich hier eine sehr enge Abstimmung mit der betreuenden Abteilung. Nach Erreichen der gewünschten Scheidenlänge wird eine komplette Epithelialisierung der Scheide erfolgen. Dieser Prozess kann bis zu 6 Monate dauern. In Abhängigkeit von der OP-Technik ist ein Geschlechtsverkehr nach 4–6 Wochen postoperativ möglich.

7.14 Ist nach Neovagina-Anlage lebenslang zu dehnen?

Dies hängt einerseits von der OP-Methode, andererseits von der Lebenssituation ab. Existiert ein Partner und erfolgt regelmäßig Verkehr, kann meistens auf das Tragen eines Dilatators verzichtet werden. Besonders in der ersten Zeit nach Anlage der Neovagina bedarf es einer engmaschigen Kontrolle und Pflege. Bei nicht ausreichender Dilatation kann es sehr schnell zu Verkürzungen kommen. Diese Tendenz nimmt jedoch mit zunehmendem Alter der Neovagina ab. Aufgrund der sehr individuellen Situationen wird empfohlen, diese Frage mit den betreuenden Experten zu diskutieren.

7.15 Wie ist das sexuelle Empfinden nach Neovagina-Anlage?

Es existieren verschiedene Techniken, wie eine Neovagina rekonstruiert werden kann. Vor allem die Rekonstruktion nach Vecchetti zeigt, dass eine normale Funktion mit ausreichender Größe der Scheide bzw. mit üblicher Lubrikation möglich ist. Auch hinsichtlich des sexuellen Empfindens (Koitus) existieren hier keine Einschränkungen (Rall et al. 2014).

Quellen

Acién P. Reproductive performance of women with uterine malformations. Hum Reprod, 1993; 8(1): 122–126.

Ayhan A, Yücel I, Tuncer ZS, Kisnisci HA. Reproductive performance after conventional metroplasty: an evaluation of 102 cases. Fertil Steril, 1992; 57(6): 1194–1196.

Brucker SY, Gegusch M, Zubke W, Rall K, Gauwerky JF, Wallwiener D. Neovagina creation in vaginal agenesis: development of a new laparoscopic Vecchietti-based procedure and optimized instruments in a prospective comparative interventional study in 101 patients. Fertil Steril, 2008; 90(5): 1940–1952.

Candiani GB, Fedele L, Parazzini F, Zamberletti D. Reproductive prognosis after abdominal metroplasty in bicornuate or septate uterus: a life table analysis. Br J Obstet Gynaecol, 1990; 97(7): 613–617.

Cetin C, Soysal C, Khatib G, Urunsak IF, Cetin T. Annular hymenotomy for imperforate hymen. J Obstet Gynaecol Res, 2016; 42(8): 1013–1015.

Dietrich JE, Millar DM, Quint EH. Non-obstructive müllerian anomalies. J Pediatr Adolesc Gynecol, 2014; 27(6): 386–395.

Edmonds DK, Rose GL, Lipton MG, Quek J. Mayer-Rokitansky-Küster-Hauser syndrome: a review of 245 consecutive cases managed by a multidisciplinary approach with vaginal dilators. Fertil Steril, 2012; 97(3): 686–690.

Gauwerky JF, Wallwiener D, Bastert G. An endoscopically assisted technique for construction of a neovagina. Arch Gynecol Obstet, 1992; 252(2): 59–63.

Grimbizis GF, Gordts S, Di Spiezio Sardo A et al. The ESHRE/ESGE consensus on the classification of female genital tract congenital anomalies. Hum Reprod, 2013; 28(8): 2032–2044.

Heinonen PK, Saarikoski S, Pystynen P. Reproductive performance of women with uterine anomalies. An evaluation of 182 cases. Acta Obstet Gynecol Scand, 1982; 61(2): 157–162.

Heinonen PK. Gestational hypertension and preeclampsia associated with unilateral renal agenesis in women with uterine malformations. Eur J Obstet Gynecol Reprod Biol, 2004; 114(1): 39–43.

Kirk EP, Chuong CJ, Coulam CB, Williams TJ. Pregnancy after metroplasty for uterine anomalies. Fertil Steril, 1993;59(6): 1164–1168.

Mazzon I, Gerli S, Di Angelo Antonio S, Assorgi C, Villani V, Fvilli. The Technique of Vaginal Septum as Uterine Septum: A New Approach for the Hysteroscopic Treatment of Vaginal Septum. J Minim Invasive Gynecol, 2020; 27(1): 60–64.

Mwenda AS. Imperforate Hymen – a rare cause of acute abdominal pain and tenesmus: case report and review of the literature. Pan Afr Med J, 2013; 15: 28.

Nakhal RS, Creighton SM. Management of vaginal agenesis. J Pediatr Adolesc Gynecol, 2012;25(6): 352–357.

Oppelt P, Renner SP, Brucker S et al. The VCUAM (Vagina Cervix Uterus Adnex-associated Malformation) classification: a new classification for genital malformations. Fertil Steril, 2005; 84(5): 1493–1497.

Oppelt P, von Have M, Paulsen M et al. Female genital malformations and their associated abnormalities. Fertil Steril, 2007; 87(2): 335–342.

Oppelt P, Binder H, Birraux J et al. Diagnosis and Therapy of Female Genital Malformations (Part 1). Guideline of the DGGG, OEGGG and SGGG (S2k Level, AWMF Registry Number 015/052, May 2019). Geburtshilfe Frauenheilkd, 2021a;81(12): 1307–1328.

Oppelt P, Binder H, Birraux J et al. Diagnosis and Therapy of Female Genital Malformations (Part 2). Guideline of the DGGG, OEGGG and SGGG (S2k Level, AWMF Registry Number 015/052, May 2019). Geburtshilfe Frauenheilkd, 2021b;81(12): 1329–1347.

Rall K, Schickner MC, Barresi G et al. Laparoscopically assisted neovaginoplasty in vaginal agenesis: a long-term outcome study in 240 patients. J Pediatr Adolesc Gynecol, 2014; 27(6): 379–385.

Schätz T, Huber J, Wenzl R. Creation of a neovagina according to Wharton-Sheares-George in patients with Mayer-Rokitansky-Küster-Hauser syndrome. Fertil Steril, 2005; 83(2): 437–441.
Sheares BH. Congenital atresia of the vagina: a new technique for tunnelling the space between bladder and rectum and construction of the new vagina by a modified Wharton technique. J Obstet Gynaecol Br Emp, 1960; 67: 24–31.
Spirtos NT, Comninos AV. Fertility after operation for uterus bicornis. Reproduccion, 1982; 6(1): 1–7.
Venetis CA, Papadopoulos SP, Campo R, Gordts S, Tarlatzis BC, Grimbizis GF. Clinical implications of congenital uterine anomalies: a meta-analysis of comparative studies. Reprod Biomed Online, 2014; 29(6): 665–683.

Weiterführende Literatur

Batista RL, Costa EMF, de Santi Rodriguez A et al. Androgen insensitivity syndrome: a review. Arch Endocrinol Metab, 2018; 62(2): 227–235.
Haddad B, Louis-Sylvestre C, Poitout P, Paniel BJ. Longitudinal vaginal septum: a retrospective study of 202 cases. Eur J Obstet Gynecol Reprod Biol, 1997; 74(2): 197–199.
Herlin MK, Petersen MB, Brännström M. Mayer-Rokitansky-Küster-Hauser (MRKH) syndrome: a comprehensive update. Orphanet J Rare Dis, 2020;15(1): 214.
Lanciotti L, Cofini M, Leonardi A, Bertozzi M, Penta L, Esposito S. Different Clinical Presentations and Management in Complete Androgen Insensitivity Syndrome (CAIS). Int J Environ Res Public Health, 2019; 16(7): 1268.

8 Erkrankungen der Ovarien

I. Bedei

Ovarialzysten

8.1 Wie ist das Vorgehen bei neonatal, in der hormonellen Ruhephase und in der Pubertät auftretenden Ovarialzysten?

Ovarialzysten können sich bereits intrauterin bilden (▶ Abb. 8.1). Die **Inzidenz bei Neugeborenen** liegt bei ca. 1 : 2.600 (Trinh und Kennedy 2015). Eine spontane Rückbildung ist sowohl intrauterin als auch nach der Geburt möglich. Komplikationen sind Einblutung und Stieldrehung (Torsion). Das Vorgehen, sowohl intrauterin als auch postnatal, ist kontrovers. Eine intrauterine Punktion ist selten indiziert. Auch postnatal kann und soll bei asymptomatischem Kind in der Regel konservativ vorgegangen werden. Da einfache Zysten pränatal normalerweise unter dem Einfluss von maternalen und plazentaren Hormonen entstehen, bilden sie sich meist nach der Geburt zurück. Zysten ≤ 2 cm (Follikel) sind ein Normalbefund.

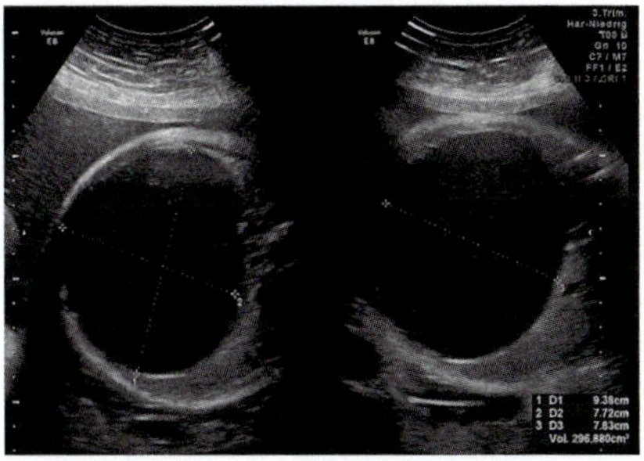

Abb. 8.1 Große fetale Ovarialzyste [M1153]

Basierend auf retrospektiven Daten scheinen sich neonatale Ovarialzysten ≥ 4 cm seltener zurückzubilden. Torsionen treten häufiger auf (Bascietto et al. 2017).

In der hormonellen Ruhephase sind Ovarialzysten selten. Im Gegensatz zur Neonatalperiode, in der Malignität eine Rarität darstellt, muss diese, abhängig vom sonografischen und klinischen Befund jetzt bedacht werden. Dies gilt vor allem dann, wenn

- solide Anteile oder Binnenechos vorhanden sind,
- der Tumor größenprogredient ist und
- die Tumormarker erhöht sind (▶ Kap. 8.2).

Im Fall eines Malignitätsverdachts sollte beachtet werden, dass die Rate an epithelialen Tumoren in dieser Altersgruppe gering ist. Häufiger liegen Keimzell- oder Keimstrangstromatumoren vor. Sind die Zysten hormonaktiv, kommt es zur Pseudopubertas praecox (▶ Kap. 8.5, ▶ Kap. 8.6). Bei asymptomatischer Zyste ohne Hinweis auf Malignität kann bei guter Compliance zunächst abgewartet werden. Eine Aufklärung über das Risiko einer Ovarialtorsion sollte erfolgen (▶ Kap. 8.11).

Asymptomatische Ovarialzysten ohne Hinweis auf Malignität können in jedem Lebensalter beobachtet werden und verschwinden häufig von selbst wieder.

In der Pubertät finden sich gehäuft Ovarialzysten als Zufallsbefund bei asymptomatischen Mädchen. Porcu et al. (1994) geben die Prävalenz mit 12,2 % an. Meist handelt es sich um funktionelle Zysten, Differenzialdiagnosen sind zu beachten. Eine Schwangerschaft sollte ausgeschlossen werden. Im Gegensatz zur hormonellen Ruhephase können sowohl infektiöse Prozesse als auch Verschlussfehlbildungen des Müller-Gangs als zystische Raumforderung imponieren und sollten differenzialdiagnostisch ausgeschlossen werden.

Meist handelt es sich jedoch um eine Follikelpersistenz bei Anovulation in den ersten Jahren nach der Menarche. Auch hier kann bei Beschwerdefreiheit und guter Compliance zunächst abgewartet werden. Indikationen für ein chirurgisches Vorgehen sind Schmerzen, Befundpersistenz-/progredienz oder Verdacht auf Malignität.

8.2 Welche Laborwerte sollten bei Ovarialzysten kontrolliert werden?

8

Bei einfachen, asymptomatischen Ovarialzysten ohne Hinweis auf Malignität ist keine Laborkontrolle notwendig. Liegen Hinweise einer (Pseudo-)Pubertas praecox vor, werden zunächst LH, FSH, Estradiol und Inhibin B untersucht. Bei Adoleszentinnen ist eine Schwangerschaft auszuschließen.

Tumormarker können bei der weiteren Abklärung hilfreich sein. In der Untersuchung von Oltmann et al. (2010b) waren sie in 54 % der malignen Ovarialtumoren erhöht. Da eine Vielzahl von Tumorentitäten vorliegen kann, werden verschiedene Tumormarker untersucht (Lawrence et al. 2020), darunter AFP, LDH, ß-hCG, CA-125 und gegebenenfalls CEA, Inhibin A und B, CA 19–9. Bei Keimstrangstromatumoren können Estradiol und Testosteron erhöht sein.

PRAXISTIPP

Negative Tumormarker schließen einen malignen Ovarialtumor nicht aus.

8.3 Können Ovarialzysten hormonell behandelt werden?

Vor allem bei Mädchen in der Pubertät sind funktionelle Ovarialzysten keine Seltenheit. Häufig handelt es sich um persistierende Follikel bei unreifer hormoneller Achse und ausbleibender Ovulation. Oft sind sie asymptomatische Zufallsbefunde, verschwinden von selbst und bedürfen keiner Therapie. Bestehen keine Beschwerden, kann eine Ovarialzyste beobachtet werden. Wichtig ist die Aufklärung über Verhaltensregeln und klinische Zeichen einer Ovarialtorsion. Bereits vorhandene Ovarialzysten sprechen nicht auf eine hormonelle Therapie an.

Der häufig in der Praxis unternommene Versuch, eine vorhandene Ovarialzyste z. B. mittels eines hormonellen Kontrazeptivums oder einer Gestagengabe zu behandeln, ist nicht sinnvoll (Steinkampf, Hammond und Blackwell 1990). Die im Anschluss oft beobachtete Rückbildung ist im Rahmen der hohen spontanen Rückbildungstendenz zu sehen und wäre auch ohne Hormontherapie eingetreten.

Davon abzugrenzen ist die Hormontherapie bei juveniler Dauerblutung im Rahmen einer Follikelpersistenz (▶ Kap. 10.5).

Bei Persistenz über mehrere Menstruationszyklen, bei Größenzunahme oder Schmerzen ist eine chirurgische Therapie sinnvoll.

8.4 Gibt es eine Rezidivprophylaxe bei rezidivierenden Ovarialzysten?

Häufig sind funktionelle Ovarialzysten asymptomatisch und bedürfen keiner Therapie. Gegebenenfalls kommt es zu Zyklusunregelmäßigkeiten oder Schmerzen. Eine gefürchtete Komplikation ist die Torsion des betroffenen Ovars.

> Achtung: Den meisten Ovarialtorsionen liegt keine Organpathologie zugrunde.

Da bei jeder Operation Ovargewebe in Mitleidenschaft gezogen wird, ist die Indikation einer chirurgischen Intervention sehr restriktiv zu stellen. Durch Einsatz eines kombinierten oralen Kontrazeptivums kann die Ovulation unterdrückt und so die Bildung neuer funktioneller Ovarialzysten vermindert werden.

Bei rezidivierenden Ovarialzysten kann eine hormonelle Therapie zur Prävention in Erwägung gezogen werden, auch wenn die Evidenz für dieses Vorgehen eher gering ist (Amat et al. 2018).

8.5 Wie therapiert man autonome Follikelzysten?

Hormonproduzierende autonome Follikelzysten können bei Mädchen in der hormonellen Ruhephase zu einer Gonadotropin unabhängigen, sich rasch entwickelnden peripheren Pubertas praecox führen. Klinisch zeigt sich in der körperlichen Untersuchung ein vorzeitiges Brustwachstum, vermehrt weißlicher Fluor sowie ein östrogenisiertes Hymen. Gelegentlich kommt es zu einer genitalen Blutung. Im Ultraschall zeigt sich eine meist einseitige Ovarialzyste. Der Uterus ist häufig vergrößert, pubertär konfiguriert mit nachweisbarem Endometriumreflex (▶ Abb. 8.2). Das Knochenalter ist nicht maßgeblich akzeleriert.

Differenzialdiagnostisch sollten ein juveniler Granulosazelltumor sowie ein McCune-Albright-Syndrom (MAS) (▶ Kap. 8.6) ausgeschlossen werden.

> Die meisten autonomen Follikelzysten verschwinden von selbst und bedürfen keiner Intervention. Von einer Operation sollte bei Schmerzfreiheit zur Protektion des Ovargewebes Abstand genommen werden. Die pubertären Veränderungen bilden sich nach Verschwinden der Zyste spontan zurück.

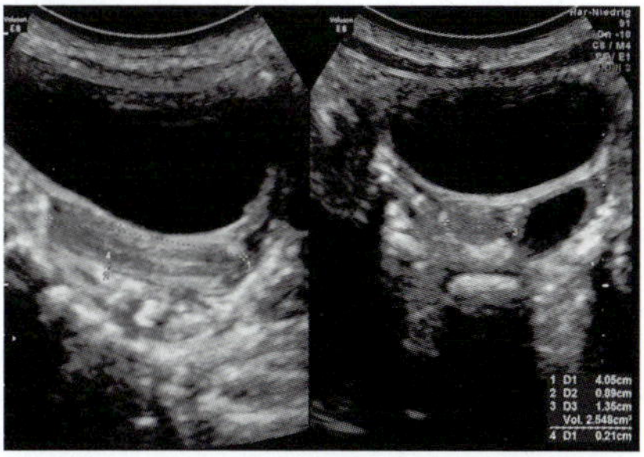

Abb. 8.2 Östrogen produzierende Ovarialzyste mit pubertär vergrößertem Uterus und darstellbarem Endometriumreflex [M1153]

8.6 Wann ist an ein McCune-Albright-Syndrom (MAS) zu denken?

Das McCune-Albright-Syndrom ist eine seltene Erkrankung, basierend auf einer somatischen Gain-of-Function-Mutation im GNAS-Gen (▶ Kap. 3.21). Typisch ist eine Trias aus

- fibröser Dysplasie des Knochens,
- hyperpigmentierten Maculae der Haut (charakteristische Café-au-Lait-Flecken mit irregulärem Rand) und
- einer vorzeitigen Pubertätsentwicklung.

Kennzeichnend sind rezidivierende östrogenproduzierende Ovarialzysten. Das klinische Spektrum ist jedoch weit und umfasst weitere Endokrinopathien. Episodischer Östrogenanstieg führt zu Brustwachstum, akzeleriertem Längenwachstum und rezidivierenden vaginalen Blutungen. Die Gonadotropine sind typischerweise supprimiert. Ein prolongiert oder rezidivierend erhöhter Östrogenspiegel kann zur vorzeitigen Aktivierung der Hypothalamus-Hypophysen-Achse und einer sekundären, zentralen Pubertas praecox führen. Die Diagnosestellung des MAS erfolgt zumeist klinisch. Der Mutationsnachweis hängt vom Mosaiklevel im betroffenen Gewebe und der Nachweismethode ab (Spencer et al. 2019). Der Nachweis im Blut gelingt nur in 20–30 %. Therapeutisch kann Letrozol die Blutungshäufigkeit verringern und die Endlänge verbessern. Ist diese Therapie ineffektiv, kann z. B. Tamoxifen oder Fulvestrant eingesetzt werden. All diese Therapien sind off label use (Estrada et al. 2016; Eugster et al. 2003; Sims et al. 2012).

Solide Ovarialtumoren

8.7 Wann muss ein Teratom operiert werden?

Reife Teratome (▶ Abb. 8.3, ▶ Abb. 1.15, ▶ Kap. 1.32) oder auch Dermoidzysten sind die häufigste ovarielle Neoplasie im Kindes- und Jugendalter (Chabaud-Williamson et al. 2011). In 10–15 % sind beide Ovarien betroffen (Hoo et al. 2010). Sie können sowohl ipsi- als auch kontralateral rezidivieren. Die Rezidivrate ist bei Jugendlichen höher als bei Erwachsenen (Rogers, Allen und Kives 2014).

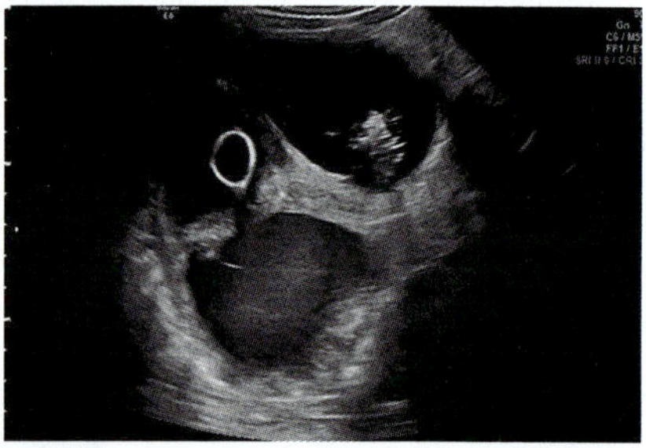

Abb. 8.3 Teratom, sonografischer Befund [M1153]

Reife Teratome sind angeborene benigne Tumoren, sie wachsen meist langsam, mit einer Wachstumsrate von ca. 1,8 mm/Jahr (Caspi et al. 1997). Sie weisen häufig sehr charakteristische Ultraschallmerkmale auf. Oft werden auch asymptomatische Teratome nach Diagnosestellung operiert. Gründe hierfür sind die Angst vor Malignität, Ovarialtorsion sowie die Sorge vor raschem Wachstum. Studien konnte jedoch zeigen, dass, abhängig von der Größe und dem Wachstumsprogress, bei asymptomatischen Dermoidzysten unter regelmäßiger Kontrolle ein konservatives Vorgehen vertretbar ist (Hoo et al. 2010; Pascual et al. 2017; Rogers, Allen und Kives 2014). Über 30 % der reifen Teratome sind jedoch symptomatisch und sollten operiert werden. Symptome sind z. B. Unterbauchschmerzen, Völlegefühl oder, im Fall einer Torsion, akut einsetzende Unterbauchschmerzen, gegebenenfalls mit Übelkeit und Kollapsneigung.

Wird ein chirurgisches Vorgehen mittels Laparoskopie oder Laparotomie geplant, sind die künftige Fertilität und hormonelle Gesundheit zu beachten und der maximal mögliche Erhalt von Ovargewebe anzustreben. Die Exstirpation des Teratoms unter Belassen des Restovars ist, wann immer möglich, das Vorgehen der Wahl.

8.8 Wie hoch ist die Rezidivrate bei Teratomen?

Die Rezidivrate liegt bei Erwachsenen, abhängig von der Operationsmethode, bei ca. 4 % (Laberge und Levesque 2006). Bei Jugendlichen scheint diese Rate höher zu sein. In der Studie von Rogers, Allen und Kives (2014) lag sie, je nach operativem Vorgehen, zwischen 4 und 15 % (Laparotomie versus Laparoskopie). Dieser Unterschied war in der oben genannten Studie statistisch nicht signifikant. Verschiedene Faktoren erhöhen das Rezidivrisiko jedoch deutlich. Hierzu gehören junges Alter, Größe des Befunds und Bilateralität. Kommen all diese Faktoren gemeinsam vor, liegt die Rezidivrate bei bis zu 21 % (Harada et al. 2013).

PRAXISTIPP

Nach inkompletter Resektion kann ein Residuum als Rezidiv fehlgedeutet werden.

8.9 Bei welchen Ovarialtumoren kann organerhaltend operiert werden?

Bei pädiatrischen Patientinnen mit Ovarialtumoren ist ein angemessener operativer Ansatz zu wählen, der das tatsächliche Risiko einer Malignität mit der maximalen Erhaltung des Reproduktionspotenzials in Einklang bringt. Gutartige Tumoren, z. B. das reife Teratom, sollten, wenn chirurgisch möglich, organerhaltend operiert werden. Auch bei malignen Tumoren kann der Fertilitätserhalt, das heißt der Erhalt des kontralateralen Ovars, vor allem in niedrigen Tumorstadien möglich sein. Diese Option muss im Einzelfall geprüft und das Mädchen engmaschig überwacht werden (Renaud et al. 2018). Die präoperative Risikostratifizierung ist wichtig, um den Erhalt der Fertilität gegenüber einer aggressiveren Tumorbehandlung abwägen zu können. Präoperative Tumormarkerpanel und ultraschallbasierte Malignitätsindizes wie der Ueland-Index und das „Ovarian crescent sign" sind bei der Einschätzung hilfreich (Renaud et al. 2018). Ein MRT ist von zusätzlichem diagnostischem Nutzen und komplementiert die sonografischen Befunde (Janssen et al. 2021). Die häufigsten malignen Ovarialtumoren im Kindes- und Jugendalter sind Keimzelltumoren. Hier erfolgt das Staging nach den Empfehlungen der Childrens Oncology Group (COG). Bei bösartigen Tumoren entscheidet ein korrektes Staging über die Notwendigkeit einer anschließenden Zusatztherapie, die die Heilungschancen deutlich erhöhen kann. Streak-Gonaden bei Gonadendysgenesie XY sollten entfernt werden (Deutsche Gesellschaft für Urologie, Deutsche Gesellschaft für Kinderchirurgie und Deutsche Gesellschaft für Kinderendokrinologie und -diabetologie 2016).

Ovarialtorsion

8.10 Wie sind die Symptome bei einer Ovarialtorsion?

Die Inzidenz der Ovarialtorsion (OT, ▸ Abb. 8.4) im Alter von 1–20 Jahren wird auf 4,9 von 100.000 geschätzt (Guthrie, Adler und Powell 2010). Hinter ca. 3 % aller

Fälle akuter Unterleibsschmerzen im Kindesalter steckt eine Ovarialtorsion. Sie bedarf einer sofortigen chirurgischen Intervention (Bolli et al. 2017). Typischerweise kommt es zu plötzlich einsetzenden Unterbauchschmerzen mit Übelkeit, Erbrechen und Kollapsneigung. Abwehrspannung, Fieber und eine Leukozytose im Blut sind eher Spätzeichen. Der CRP-Spiegel steigt als Reaktion auf Entzündungen und Gewebsnekrosen (Bolli et al. 2017). Nicht immer sind die klinischen Symptome eindeutig und die Vorstellung erfolgt bei Kindern häufig später als bei Erwachsenen. Nach der Torsion kommt es zunächst zu einer venösen und lymphatischen Stauung, durch das Ödem erhöht sich der Druck im Ovargewebe. Im Verlauf kommt es zur Okklusion der arteriellen Versorgung, Infarzierung und nach ca. 72 Stunden zur Nekrose. Im weiteren Verlauf kann sich eine Peritonitis entwickeln. Eine rasche Diagnose ist wichtig, um dauerhafte Schäden am Eierstock zu vermeiden. Die Diagnose einer Ovarialtorsion basiert auf dem klinischen Bild, das durch sonografische Befunde unterstützt wird. Typische sonografische Zeichen sind ein vergrößertes, häufig mittig über dem Uterus, im Douglas-Raum oder auf der kontralateralen Seite gelegenes Ovar. Durch das ovarielle Ödem werden die Follikel randständig verdrängt, das Stroma erscheint ödematös-echogen. Dieses Zeichen wird als „String of pearls" bezeichnet. Eine auffällige Doppler-Untersuchung bzw. ein absentes Doppler-Signal kann hinweisend sein, ist aber nicht immer vorhanden (▶ Kap. 1.33, ▶ Abb. 1.16, ▶ Abb. 1.17) (Grunau et al. 2018). Das einzige „direkte" sonografische Zeichen einer Ovarialtorsion ist das Whirlpool-Zeichen, welches sich auf das sonografische Erscheinungsbild des um seine Achse verdrehten „vascular pedicle" bezieht (Bardin et al. 2020). Gegebenenfalls kann eine weitere Bildgebung (MRT) hinzugezogen werden. Diese sollte die Therapie jedoch nicht maßgeblich verzögern.

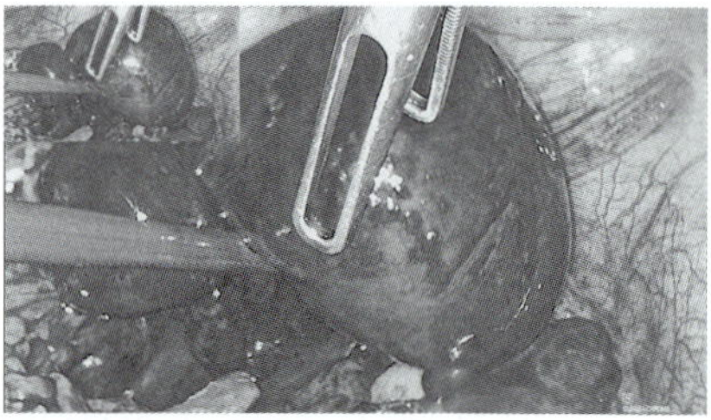

Abb. 8.4 Ovarialtorsion [M1153]

> Um nicht unnötig Zeit zu verlieren, ist im Zweifel einer diagnostischen Operation der Vorzug zu geben.

8.11 Kann eine Torsion auch vor der Pubertät auftreten?

Eine Ovarialtorsion kann sich bereits intrauterin ereignen. Typisch ist hier der Wechsel einer einfachen zu einer komplexen Zyste im Ultraschall. Gegebenenfalls geht das torquierte Ovar bereits intrauterin zugrunde und kann dann im Verlauf nicht mehr darstellbar sein. Manchmal kommt es zur Autoamputation des torquierten Ovars. Dieses kann dann auch außerhalb des kleinen Beckens, z. B. adhärent an das Omentum majus, gefunden werden.

Auch in der hormonellen Ruhephase sind Torsionen beschrieben. Häufig steckt insbesondere bei prämenarchalen Mädchen, die verlängerte infundibulopelvine Bänder haben, keine oder eine benigne Organpathologie, z. B. eine Ovarialzyste oder ein Teratom, hinter einer Torsion. Ein maligner Prozess ist nur sehr selten Ursache einer Ovarialtorsion (Oltmann et al. 2010a).

Eine Ovarialtorsion kann sowohl vor der Geburt als auch im Kindes- und Jugendalter auftreten. Häufiger als bei Erwachsenen liegt aufgrund der anatomischen Gegebenheiten eine erhöhte Mobilität und keine Ovarpathologie zugrunde.

8.12 Muss das Ovar bei Ovarialtorsion entfernt werden?

Nein!

Bei Verdacht auf eine Ovarialtorsion ist eine zeitnahe chirurgische Intervention angezeigt, um die Funktion der Eierstöcke und die künftige Fertilität zu erhalten.

Empfohlen wird ein minimalinvasiver chirurgischer Eingriff mit Detorsion und Erhaltung der Adnexe – unabhängig vom Aussehen des Ovars (▶ Abb. 8.4) (Amercian College of Obstetricians and Gynecologists 2019). Das genaue Zeitfenster, nach dem es zu einem irreparablen Schaden des Ovargewebes kommt, ist unbekannt (Rossi et al. 2012). Obwohl die ovarielle Funktion > 72 Stunden nach Torsion stark abzunehmen scheint, ist das Ovar vielfach widerstandsfähig und die Funktionsfähigkeit auch nach > 72 Stunden erhalten (Amercian College of Obstetricians and Gynecologists 2019).

Das intraoperative Erscheinungsbild ist häufig kein verlässlicher Parameter für die Restfunktion/Vitalität des betroffenen Ovars und auch ein schwarz-bläuliches Erscheinungsbild des Ovars bedeutet nicht automatisch, dass das Ovar nekrotisch ist. Wenn immer möglich sollte das Ovar belassen werden.

Gegebenenfalls kann nach Detorsion eine Second-Look-Operation durchgeführt werden. Embolien nach Detorquierung sind nicht beschrieben.

Bei einer Ovarialtorsion spielt Zeit eine wichtige Rolle. Im Zweifel sollte eine zusätzliche Bildgebung die Operation nicht maßgeblich verzögern.

8.13 Gibt es eine Option zur Vermeidung von Rezidiven? Wann ist sie anzubieten?

In bestimmten Konstellationen wie wiederholte Torsionen, beidseitige Torsion oder nur einseitig vorhandenes Ovar kann die Oophoropexie, welche die Mobilität der Adnexe durch Fixierung, z. B. an die Beckenwand, einschränkt, als Prophylaxe einer Retorsion angeboten werden (Amercian College of Obstetricians and Gynecologists 2019). Dieses Vorgehen wird jedoch kontrovers diskutiert und kann eine Retorquierung nicht vollständig verhindern. Verschiedene Techniken sind beschrieben. Retorsionen ereignen sich häufiger bei Torsionen ohne assoziierte Adnexpathologie.

Quellen

Amat L, Bulach A, Leclercq M et al. Bénéfices non contraceptifs des contraceptions. RPC Contraception CNGOF. Gynécologie Obstétrique Fertilité & Sénologie, 2018; 46(12): 883–888.

Amercian College of Obstetricians and Gynecologists. Adnexal Torsion in Adolescents. ACOG Committee Opinion No, 783. Obstet Gynecol, 2019; 134(2): e56–63.

Bardin R, Perl N, Mashiach R et al. Prediction of Adnexal Torsion by Ultrasound in Women with Acute Abdominal Pain. Ultraschall Med, 2020; 41(6): 688–694.

Bascietto F, Liberati M, Marrone L et al. Outcome of fetal ovarian cysts diagnosed on prenatal ultrasound examination: systematic review and meta-analysis. Ultrasound Obstet Gynecol, 2017; 50(1): 20–31.

Bolli P, Schädelin S, Holland-Cunz S Zimmermann P. Ovarian torsion in children: Development of a predictive score. Medicine (Baltimore), 2017; 96(43): e8299.

Caspi B, Appelman Z, Rabinerson D, Zalel Y, Tulandi T, Shoham Z. The growth pattern of ovarian dermoid cysts: a prospective study in premenopausal and postmenopausal women. Fertil Steril, 1997; 68(3): 501–505.

Chabaud-Williamson M, Netchine I, Fasola S et al. Ovarian-sparing surgery for ovarian teratoma in children. Pediatr Blood Cancer, 2011; 57(3): 429–434.

Deutsche Gesellschaft für Urologie (DGU), Deutsche Gesellschaft für Kinderchirurgie (DGKCH), Deutsche Gesellschaft für Kinderendokrinologie und -diabetologie (DGKED). S2 K-Leitlinie. Varianten der Geschlechtsentwicklung. 2016.

Estrada A, Boyce AM, Brillante BA, Guthrie LC, Gafni RI, Collins MT. Long-term Outcomes of Letrozole Treatment for Precocious Puberty in Girls with McCune-Albright Syndrome. Eur J Endocrinol, 2016; 175(5): 477–483.

Eugster EA, Rubin SD, Reiter EO, Plourde P, Jou HC, Pescovitz OH. Tamoxifen treatment for precocious puberty in McCune-Albright syndrome: a multicenter trial. J Pediatr, 2003; 143(1): 60–66.

Grunau GL, Harris A, Buckley J, Todd NJ. Diagnosis of Ovarian Torsion: Is It Time to Forget About Doppler? J Obstet Gynaecol Can, 2018; 40(7): 871–875.

Guthrie BD, Adler MD, Powell EC. Incidence and trends of Pediatric Ovarian Torsion Hospitalizations in the United States, 2000–2006. Pediatrics, 2010; 125(3): 532–538.

Harada M, Osuga Y, Fujimoto A et al. Predictive factors for recurrence of ovarian mature cystic teratomas after surgical excision. Eur J Obstet Gynecol Reprod Biol, 2013; 171(2): 325–328.

Hoo WL, Yazbek J, Holland T, Mavrelos D, Tong ENC, Jurkovic D. Expectant management of ultrasonically diagnosed ovarian dermoid cysts: is it possible to predict outcome? Ultrasound Obstet Gynecol, 2010; 36(2): 235–240.

Janssen CL, Littooij AS, Fiocco M et al. The diagnostic value of magnetic resonance imaging in differentiating benign and malignant pediatric ovarian tumors. Pediatr Radiol, 2021; 51(3): 427–434.

Laberge PY, Levesque S. Short-term morbidity and long-term recurrence rate of ovarian dermoid cysts treated by laparoscopy versus laparotomy. J Obstet Gynaecol Can, 2006; 28(9): 789–793.

Lawrence AE, Fallat ME, Hewitt G et al. Understanding the Value of Tumor Markers in Pediatric Ovarian Neoplasms. J Pediatr Surg, 2020; 55(1): 122–125.

Madenci AL, Levine BS, Laufer MR et al. Preoperative risk stratification of children with ovarian tumors. J Pediatr Surg, 2016; 51(9): 1507–1512.

Oltmann SC, Fischer A, Barber R, Huang R, Hicks B, Garcia N. Pediatric ovarian malignancy presenting as ovarian torsion: incidence and relevance. J Pediatr Surg, 2010a;45(1): 135–139.

Oltmann SC, Garcia N, Barber R, Huang R, Hicks B, Fischer A. Can we preoperatively risk stratify ovarian masses for malignancy? J Pediatr Surg, 2010b;45(1): 130–134.

Pascual MA, Graupera B, Pedrero C et al. Long-term Results for Expectant Management of Ultrasonographically Diagnosed Benign Ovarian Teratomas. Obstet Gynecol, 2017; 130(6): 1244–1250.

Porcu E, Venturoli S, Prato LD, Fabbri R, Paradisi R, Flamigni C. Frequency and treatment of ovarian cysts in adolescence. Arch Gynecol Obstet, 1994; 255(2): 69–72.

Renaud EJ, Sømme S, Islam S et al. Ovarian masses in the child and adolescent: An American Pediatric Surgical Association Outcomes and Evidence-Based Practice Committee systematic review. J Pediatr Surg, 2018; 54(3): 369–377.

Rogers EM, Allen L, Kives S. The recurrence rate of ovarian dermoid cysts in pediatric and adolescent girls. J Pediatr Adolesc Gynecol, 2014; 27(4): 222–226.

Rossi BV, Ference EH, Zurakowski D et al. The clinical presentation and surgical management of adnexal torsion in the pediatric and adolescent population. J Pediatr Adolesc Gynecol, 2012; 25(2): 109–113.

Sims EK, Garnett S, Guzman F, Paris F, Sultan C, Eugster EA. Fulvestrant treatment of precocious puberty in girls with McCune-Albright syndrome. Int J Pediatr Endocrinol, 2012; 26(1).

Spencer T, Pan KS, Collins MT, Boyce AM. The Clinical Spectrum of McCune-Albright Syndrome and Its Management. Horm Res Paediatr, 2019; 92(6): 347–356.

Steinkampf MP, Hammond KR, Blackwell RE. Hormonal treatment of functional ovarian cysts: a randomized, prospective study. Fertil Steril, 1990; 54(5): 775–777.

Trinh TW, Kennedy AM. Fetal ovarian cysts: review of imaging spectrum, differential diagnosis, management, and outcome. Radiographics, 2015; 35(2):621–635.

9 Brustentwicklungsstörungen

B. Löhrs

9.1 Wann besteht bei asymmetrischer Brustentwicklung Therapiebedarf?

Da es sich bei Asymmetrien der Brust um physiologische Veränderungen handelt, hängt ein Therapiebedarf vom Leidensdruck der Betroffenen ab. Bei sehr ausgeprägter Asymmetrie kann es zu statischen Problemen mit konsekutiven Fehlstellungen im Schulter- und Beckenbereich sowie Schmerzen kommen (▶ Abb. 9.1). Generell sollte, wenn überhaupt, eine korrigierende operative Maßnahme frühestens 2 Jahre nach Menarche bzw. nach Eintritt regelmäßiger ovulatorischer Zyklen erfolgen. Wenn möglich, sollte auf die Verwendung von heterologem Material (Implantate) verzichtet werden, um nachfolgende operative Eingriffe zu vermeiden. Zu bevorzugen ist die angleichende Reduktion oder ein Lipotransfer.

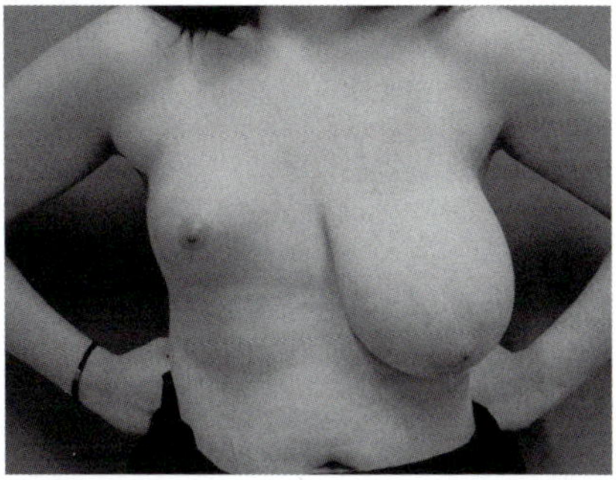

Abb. 9.1 16-jähriges Mädchen mit ausgeprägter Mammaasymmetrie [M1154]

Leichte Mammaasymmetrien sind physiologisch.
Ausgeprägte Mammaasymmetrien > 2 Jahre nach Menarche werden sich nicht durch weiteres Wachstum der hypoplastischen Seite angleichen.

9.2 Muss bei akzessorischer Brustdrüse/Mamille eine Therapie erfolgen?

Hier ist zu unterscheiden zwischen

- akzessorischem Drüsengewebe und akzessorischen Mammae (Polymastie) bzw.
- akzessorischen Mamillen (Polythelie).

Die Ätiologie beider Veränderungen ist eine Hemmungsfehlbildung in der 5.–10. SSW (Schuhmacher und Christ 1993). Die paarig angelegte Milchleiste bildet sich nicht oder nur teilweise zurück. Es verbleiben entweder akzessorische Mammae, akzessorisches Drüsengewebe oder akzessorische Mamillen (▶ Abb. 9.2). Zudem kann es in sehr seltenen Fällen vorkommen, dass sich aberrantes Brustgewebe außerhalb der Milchleisten findet.

Akzessorisches Drüsengewebe und akzessorische Mammae (Polymastie):

- Akzessorisches Drüsengewebe ist meist im Bereich der Axilla lokalisiert. Zu Problemen kommt es gelegentlich während der Stillperiode, hier finden sich häufig Mastitiden.

- Akzessorische Mammae werden sehr selten beobachtet, auch hier kommt es gelegentlich zu Problemen in der Stillzeit.

Akzessorische Mamillen (Polythelie)

Akzessorische Mamillen werden in der Literatur (Galli-Tsinopoulou und Stergidou 2014) mit einer Inzidenz von 1–1,5 % (- 6 %) angegeben. Sie finden sich meist im Bereich der Milchleiste (▶ Abb. 9.2) und werden oft als Naevi fehlgedeutet.

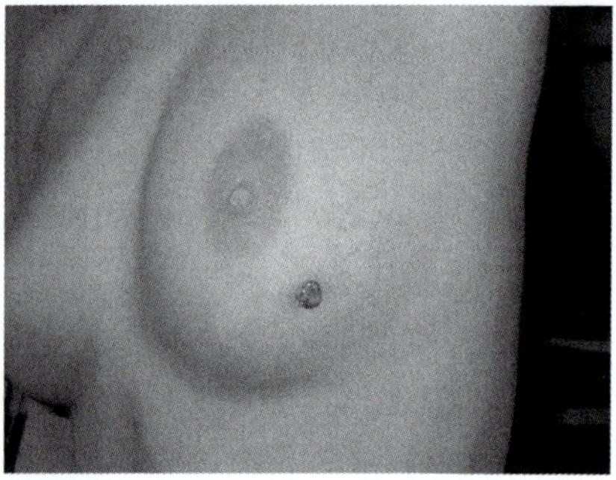

Abb. 9.2 Akzessorische Mamillen [M453]

In der Literatur (Galli-Tsinopoulou und Stergidou 2014; Kaufmann, Costa und Scharl 2012) wird eine Assoziation von Brustfehlbildungen mit Nierenfehlbildungen (kontrovers) diskutiert. Generell besteht bei symptomlosen Polythelien oder Polymastien kein Therapiebedarf. Vorsicht ist geboten bei aberrantem Brustgewebe, insbesondere bei Jugendlichen mit einer positiven Familienanamnese für Mammakarzinom. Hier ist aufgrund der schlechten Überwachbarkeit eine Entfernung des aberranten Gewebes zu diskutieren.

Bei akzessorischen Brustdrüsen/Mamillen sollte sonografisch nach Nierenfehlbildungen (insbesondere Doppelbildungen) gesucht werden.

9.3 Kann eine Mikromastie oder Mammahypoplasie hormonell behandelt werden?

Eine Mikromastie liegt per definitionem vor, wenn das Brustvolumen im Tanner-Stadium B4 bis B5 (▶ Kap. 3.1) und bei vorhandenen ovulatorischen Zyklen unter 250 ml liegt. Hier sind das Gesamtkörperbild sowie das Körpergewicht zu berücksichtigen.

Auch hier handelt es sich nicht um eine Fehlbildung, sondern um eine Normvariante. Die Kostenübernahme einer Brustaugmentation ist durch die gesetzliche wie private Krankenkasse nicht zu erwarten.

Eine hormonelle Therapie ist aufgrund der benötigten dauerhaften hohen Östrogendosen kontraindiziert.

Eine nach Abschluss der Pubertätsentwicklung (> 2 Jahre nach Menarche) persistierende Mikromastie ist anlagebedingt und lässt sich hormonell nicht behandeln.

Abzugrenzen sind vermeintliche Mammahypoplasien bei ausbleibender/stagnierender Pubertätsentwicklung durch Östrogenmangel unterschiedlicher Ursache. Hier sollte das Brustwachstum durch eine rechtzeitige Pubertätsinduktion stimuliert werden. Aber auch hier gilt **nicht:** „Viel hilft viel“! Das heißt: Eine Brust wächst unter den empfohlenen Substitutionsdosen (▶ Kap. 5.3) bis zum genetisch determinierten Potenzial und lässt sich darüber hinaus auch mit supraphysiologischen Dosierungen nicht stimulieren.

9.4 Wie wird eine juvenile Makromastie therapiert?

Eine Makromastie liegt vor, wenn das Brustvolumen mehr als 750 g beträgt. Auch bei sehr jungen Adoleszentinnen kann es zu ausgeprägten Makromastien kommen. Nach sonografischem und gegebenenfalls histologischem Ausschluss von Neoplasien sollte der Jugendlichen eine Mammareduktionsplastik empfohlen werden, um irreversible Rücken- und Schulterprobleme sowie unnötigen psychischen Druck zu vermeiden. Wenn vor dem Hintergrund der psychischen und physischen Belastung der Jugendlichen vertretbar, sollten zu diesem Zeitpunkt bereits ovulatorische Zyklen vorliegen. In der Regel finden sich diese bei regelmäßigem Zyklus etwa 2 Jahre nach der Menarche. Im Idealfall kommen, wenn möglich, Techniken zur Anwendung, die die Stillfähigkeit erhalten.

9.5 Welche Ursachen kann eine Sekretion aus der Mamille haben?

Sezernierende Mamillen sind – außer in der Neonatalperiode (▶ Kap. 3.17) – selten. Ätiologisch kommen endokrinologische Ursachen, Medikamente, Stress, Manipulation an der Mamma und Drogen infrage. Durch maligne Tumoren bedingte Mamillensekretion ist in der Adoleszenz eine absolute Rarität.

Einer (meist) bilateralen, milchigen Sekretion (Galaktorrhö) liegen meist endokrinologische Ursachen wie eine Hypothyreose, der Beginn einer hormonellen Kontrazeption, ein Prolaktinom (▶ Kap. 2.10) oder eine Medikamentennebenwirkung zugrunde.

Grünlich-bräunliches, seröses Sekret kann auf Duktektasien oder Zysten hinweisen. Beide sind sonografisch zu diagnostizieren.

Eine periduktale Mastitis oder ein Brustdrüsenabszess (▶ Kap. 9.7) können sich serös-eitrig entleeren.

Areoläre (hyperplastische) Montgomery-Drüsen können insbesondere bei sportlich aktiven Mädchen durch eine Irritation der Ausführungsgänge eine klar-bräunliche Sekretion zeigen.

Differenzialdiagnostisch kommt eine „apokrine Chromhidrose" („gefärbter Schweiß") aus apokrinen Drüsen der Areola infrage.

Eine blutige Sekretion ist immer abklärungsbedürftig. Sehr selten finden sich als Ursache auch bei Adoleszentinnen Papillome. Differenzialdiagnostisch kommt (ebenfalls selten) eine fibrozystische Mastopathie infrage.

9.6 Wie sollte eine Galaktorrhö differenzialdiagnostisch abgeklärt werden?

Bei der Galaktorrhö handelt es sich um einen meist (aber nicht immer) bilateral auftretenden milchig-weißen Ausfluss aus der Mamille. Jenseits der Schwangerschaft/postpartalen Phase ist sie endokrinologisch (Hypothyreose, Prolaktinom), medikamentös oder durch eine fibrozystische Mastopathie bedingt.

Eine Hyperprolaktinämie verursachende Medikamente sind Neuroleptika, Antidepressiva, Antihypertensiva, Ca-Antagonisten, Antiemetika, Östrogene und Opiate.

Differenzialdiagnostisch sind die unter ▶ Kap. 9.5 genannten Brustsekretionen abzugrenzen.

Von hoher Aussagekraft ist in der Regel die Anamnese (Medikamenteneinnahme, Beginn der hormonellen Kontrazeption, Sport). Unregelmäßigkeiten im Menstruationszyklus und eine mögliche Manipulation der Brüste oder Einnahme von Drogen sind zu erfragen. Bei der obligatorischen klinischen Untersuchung sollten die Seite (uni- versus bilateral) und die Farbe des Sekrets festgehalten werden.

Eine Sonografie kann Zysten oder Duktektasien ausschließen. Eine Zytologie des Sekrets gibt Hinweise auf Entzündungen oder Neoplasien. Zudem ist eine Schwangerschaft auszuschließen. Eine Laboruntersuchung mit Prolaktin- und TSH-Bestimmung wird empfohlen.

Eine milde Hyperprolaktinämie ist meist stressbedingt und verursacht keine Galaktorrhö (▶ Kap. 2.10).

PRAXISTIPP

Nach Ausschluss einer Schwangerschaft ist die Anamnese bei Galaktorrhö/Brustsekretion im Kindes- und Jugendalter meist zielführend. Eine Hyperprolaktinämie sollte insbesondere bei beidseitiger Sekretion ausgeschlossen werden.

9.7 Wie wird eine Mastitis im Kindes- und Jugendalter behandelt?

Eine non-puerperale (jenseits der Laktationsphase stattfindende) Mastitis findet sich selten neonatal und im Kleinkindalter, häufiger aber in der Adoleszenz ab der Thelarche. Prädisponierend können Nikotinabusus, Zyklusstörungen, orale Kontrazeptiva, eine Hypothyreose sowie eine Hyperprolaktinämie (teilweise vorbestehend permanent, teilweise reaktiv) sein.

Klinisch präsentieren sich die Mädchen mit Rötungen, Schwellungen und Schmerzen der Brust sowie zum Teil putrider Sekretion. Fieber findet sich eher selten. Meist finden sich bakterielle Mastitiden (z. B. Staph. aureus, auch Mischinfektionen mit Anaerobiern).

Sonderformen stellen die Neugeborenenmastitis, die Thelitis bei Kleinkindern (Lymphogranulom bei Borreliose), die posttraumatische und iatrogene Mastitis sowie fortgeleitete Entzündungen von Montgomery-Drüsen der Brusthaut dar.

Die Therapie erfolgt bei milder klinischer Symptomatik mit Cefadroxil oder Cotrimoxazol über 5 Tage.

Bei sonografisch nachweisbarer Abszedierung bedarf es einer längeren antibiotischen Therapie mit Flucloxacillin und einer (gegebenenfalls mehrfachen) Aspiration oder operativen Abszessspaltung. Bei chirurgischer Intervention wird immer eine Kultur zur antibiogrammgerechten Antibiose angelegt.

9.8 Gibt es bösartige Mammaerkrankungen im Kindes- und Jugendalter?

Mammakarzinome in der Kindheit sind nicht beschrieben; jedoch ist bei Jugendlichen aus genetisch belasteten Familien mit Mammatumoren eine Bildgebung mittels Sonografie und gegebenenfalls eine histologische Klärung nötig. Bei Knoten in der Brust in Kombination mit Knoten in anderen Lokalisationen bei Kindern sollten Erkrankungen des lymphatischen Systems abgeklärt werden.

Malige Erkrankungen der Mamma sind bei Kindern und Jugendlichen extrem selten.

9.9 Wann sollten kosmetische Brustoperationen durchgeführt werden?

Im Kindes- und Jugendalter sollten keinerlei kosmetische Operationen durchgeführt werden (Bangemann und Fallenberg 2018).

Anders sieht es bei medizinisch indizierten plastischen Operationen aus, z. B. bei Makromastien (▶ Kap. 9.4) oder bei der Korrektur von tubulären Fehlbildungen. Hier ist der Zeitpunkt, wenn möglich, auf mindestens 2 Jahre nach Menarche zu legen. Eine klare Altersangabe ist aufgrund des unterschiedlichen Alters bei Eintritt der Menarche nicht möglich. Wenn Leidensdruck und Symptome es zulassen, ist ein Verschieben plastischer Operationen in das höhere Adoleszentinnenalter günstig, da Komplikationen und Folgen der operativen Maßnahmen dann besser verarbeitbar erscheinen.

9

PRAXISTIPP

Operative Korrekturen an der Brust sollten nicht früher als 2 Jahre nach der Menarche durchgeführt werden.

9.10 Kann nach operativen Brusteingriffen die Stillfähigkeit erhalten bleiben?

Wenn irgend möglich sollten bei operativen Eingriffen im Kindes- und Jugendalter Techniken zur Anwendung kommen, die die Stillfähigkeit erhalten. Dennoch ist immer über potenzielle Komplikationen wie Milchstau, Mastitiden oder auch eine Unfähigkeit zu stillen aufzuklären.

Wenn im Kindesalter operative Eingriffe an der Brust nötig werden, so kann es zur akzidentellen Komplettentfernung der infantilen Brustdrüse kommen. Daher ist die Indikation sehr streng zu stellen.

Quellen

Bangemann N, Fallenberg EM. Mamillensekretion – ein Update. Gynäkologische Praxis, 2018; 44(2): 222–230.

Galli-Tsinopoulou A, Stergidou D. Polythelia: simple atavistic remnant or a suspicious clinical sign for investigation? Pediatr Endocrinol Rev, 2014; 11(3): 290–297.

Kaufmann M, Costa SD, Scharl A. Die Gynäkologie. 3. A. Heidelberg: Springer, 2012.

Schuhmacher GH, Christ BEA. Embryonale Entwicklung und Fehlbildungen des Menschen. 10. A. Berlin: Ullstein Mosby, 1993.

Weiterführende Literatur

Bundesministerium für Gesundheit. Werbeverbot für Schönheits-OPs bei Jugendlichen. 2019. Aus: www.bundesgesundheitsministerium.de/ministerium/meldungen/2019/werbeverbot-schoenheits-ops.html (letzter Zugriff: 15. Juni 2022).

Oppelt PG, Dörr HG. Kinder- und Jugendgynäkologie. Stuttgart: Thieme, 2014.

10 Blutungsstörungen

Ch. Fahlbusch, P. G. Oppelt, C. A. Pontones

Allgemeines

10.1 Welche Blutungsstörungen unterscheidet man im Jugendalter?

Blutungsstörungen in der Adoleszenz sind meist Folge anovulatorischer Zyklen aufgrund der noch bestehenden Unreife der hypothalamisch-hypophysären Achse. Neben Regeltempo-Störungen (Oligomenorrhö, Polymenorrhö) kommt es hierdurch im Jugendalter insbesondere zur juvenilen Dauerblutung (▶ Kap. 10.5), die mit Hb-relevanten, oft wochenlang anhaltenden Blutungen wechselnder Intensität einhergehen kann. Neben diesen entwicklungsbedingten abnormen uterinen Blutungen (AUB), müssen AUB in der Adoleszenz jedoch auch als mögliche Erstmanifestation ernsthafter Pathologien bedacht werden. Eine verstärkte Blutung ab Menarche kann Symptom einer Gerinnungsstörung (z. B. Von- Willebrand-Syndrom) sein. Die primäre Amenorrhö ist häufig Zeichen einer genitalen Fehlbildung oder einer primären Ovarialinsuffizienz, z. B. bei Ullrich-Turner-Syndrom (UTS, ▶ Kap. 12) oder iatrogen nach gonadotoxischer Therapie. Eine eigene Nomenklatur zur Unterscheidung von Blutungsstörungen in der Adoleszenz existiert nicht. Es werden die bei der erwachsenen Frau üblichen Begriffe verwendet. Da die Begriffe der AUB, z. B. Polymenorrhö, Oligomenorrhö, Menorrhagie, Meno-/Metrorrhagie, Hyper-/Hypomenorrhö, dysfunktionelle uterine Blutung, international nicht einheitlich definiert sind, wurde 2011 von der Federation Internationale de Gynecologie et d'Obstetrique (FIGO) folgende Klassifikation der AUB entwickelt:

- **Chronische AUB:** abnormal aufgrund ihrer Frequenz, des Zeitpunkts oder des Volumens. Das pathologische Blutungsmuster besteht in den meisten Zyklen während der zurückliegenden 6 Monate.
- **Intermenstruelle Blutung:** zufällig oder wiederholt zum gleichen Zykluszeitpunkt zwischen zwei erwarteten Menstruationen auftretend.
- **Störung der Menstruationsfrequenz:** zu häufig (< 24 Tage) oder zu selten (> 38 Tage).
- **Amenorrhö:**
  - primär: Ausbleiben der Menarche
  - sekundär: ausbleibende Menstruation nach spontaner Menarche über 6 Monate oder mindestens 3 Zyklen des individuellen Zyklusintervalls
- **Unregelmäßiger Zyklus:** Variation der Zyklus-zu-Zyklus-Dauer > 20 Tage.
- **Abnormes Blutvolumen:** verlängerte Blutung (> 8 Tage) und starke Blutung (Blutverlust > 80 ml/Zyklus)

(Fraser et al. 2007; Munro et al. 2011)

Tab. 10.1 Menarchealter, Zyklusintervall, Blutungslänge und Blutverlust – im Durchschnitt und normale Spannbreiten bei Jugendlichen (nach Oppelt und Dörr 2014, The American College of Obstetricians and Gynecologists 2015)

	Durchschnitt	Normale Spannbreite
Menarchealter	12,8 Jahre	9–16 Jahre
Zyklusintervall		21–35 Tage
Blutungslänge		2–7 Tage
Blutverlust	30–40 ml/Zyklus ≈ 3–6 Binden/Tampons/Tag	bis 80 ml/Zyklus ≈ < stündlicher Wechsel von Binden/Tampons

Eine akute AUB bedarf einer unmittelbaren Intervention, um einen weiteren Blutverlust zu verhindern. Sie kann im Kontext einer bekannten chronischen AUB oder unabhängig davon auftreten.

10.2 Ab welchem Alter ist ein unregelmäßiger Zyklus abzuklären?

Unregelmäßige Zyklen werden von der FIGO als Variation der Zyklus-zu-Zyklus-Dauer von mehr als 20 Tagen definiert (▶ Kap. 10.1). Oft sind damit aber auch Störungen der Menstruationsfrequenz (zu häufig, das heißt: Zyklus < 24 Tage, oder zu selten, das heißt: Zyklus > 38 Tage) gemeint.

Aufgrund der Unreife der hypothalamisch-hypophysären Achse mit häufigen anovulatorischen Zyklen sind unregelmäßige Zyklen bis zu zwei Jahre nach Beginn der Menarche physiologisch (▶ Tab. 10.1).

Bestehen zusätzlich Auffälligkeiten in der körperlichen Entwicklung, starke Gewichtsschwankungen, Androgenisierungserscheinungen, ein abnormes Blutvolumen, Dysmenorrhö oder Leidensdruck der Betroffenen oder war der Zyklus bereits regelmäßig und wird dann zunehmend unregelmäßig, sollte ein unregelmäßiger Zyklus jedoch abgeklärt werden (The American College of Obstetricians and Gynecologists 2015).

Anovulatorische Zyklen (Follikelpersistenz) nach Menarche:
2 Jahre nach Menarche: 50–80 %
3 Jahre nach Menarche: 50 %
5 Jahre nach Menarche: 10–20 %
(Oppelt und Dörr 2014)

10.3 Wann ist zur Abklärung von Blutungsstörungen eine MRT des Schädels durchzuführen?

Eine MRT ohne klinische/labordiagnostische Hinweise auf mögliche hirnorganische Auffälligkeiten ist nicht sinnvoll.

Im Rahmen der weiteren Abklärung folgender Pathologien als Ursache einer Blutungsstörung ist eine MRT des Schädels oder speziell der Hypothalamus-/Hypophysenregion (je nach Fragestellung) indiziert (Deutsche Gesellschaft für Kinderendokrinologie und -diabetologie 2021; Schneider et al. 2004):

- **Hyperprolaktinämie:** zum Ausschluss eines Hypophysenadenoms
- **Hypogonadotrope Situation bei primärer Amenorrhö im Rahmen einer Pubertas tarda** (▶ Kap. 3.27) nach Ausschluss einer konstitutionellen Entwicklungsverzögerung: zum Ausschluss eines ZNS-Tumors (mögliche klinische Zeichen: Sehstörungen, Hirndruckzeichen) oder eines Kallmann-Syndroms (mögliche klinische Zeichen: Hyp-/Anosmie)
- **Hypogonadotrope, normoprolaktinämische Situation** mit primärer oder sekundärer Amenorrhö und klinischen Zeichen eines ZNS-Tumors oder Verdacht auf Hypophysenläsion (anamnestisch Schädel-Hirn-Trauma)

10.4 Kann Mönchspfeffer bei Jugendlichen eingesetzt werden?

Mönchspfeffer ist erst ab 18 Jahren zugelassen, er kann auch bei Jugendlichen zur Zyklusregulierung oder bei Dysmenorrhö eingesetzt werden (4 mg/Tag). Es liegen jedoch keine validen Daten für den Nutzen der Therapie bei Jugendlichen vor. Über den off label use und mögliche Nebenwirkungen, z. B. Hautausschlag, Kopfschmerzen, Magen-Darm-Beschwerden, sollte aufgeklärt werden. Zudem ist die Patientin darüber zu informieren, dass ein Effekt erst nach einer Einnahmedauer von mindestens drei Monaten zu erwarten ist (Gruber 2015).

Juvenile Dauerblutung

10.5 Was ist bei einer juvenilen Dauerblutung abzuklären?

Die juvenile Dauerblutung bezeichnet eine anhaltende, zyklusunabhängige Blutung im Jugendalter, die vor allem innerhalb der ersten zwei Jahre nach der Menarche auftritt. Ursache ist meist eine Anovulation mit Follikelpersistenz. Organische Ursachen einer juvenilen Dauerblutung sind selten (Bedei und Delisle 2017). Eine Gerinnungsstörung kann das Ausmaß der Blutung verstärken. Die ausführliche Anamnese (Zyklusanamnese, Blutungsneigung oder bekannte Gerinnungsstörung, Medikamentenanamnese) ermöglicht meist schon die Diagnosestellung.

Komplettierend erfolgt eine abdominale Sonografie bei gefüllter Harnblase zur Beurteilung des Uterus, des Aufbaus der Endometriumschleimhaut sowie der Ovarien (Follikelpersistenz?). Laborchemisch wird zur Beurteilung der Blutungsrelevanz der Hämoglobinwert, die Thrombozytenzahl und gegebenenfalls der Ferritinwert bestimmt. Zudem ist der Ausschluss einer Schwangerschaft obligat.

Bestehen Hinweise auf eine Gerinnungsstörung, z. B. aufgrund einer juvenilen Dauerblutung bei Menarche, erfolgt diesbezüglich eine weitere Abklärung. Als Basisdiagnostik ist die Bestimmung von PTT, Quick, vWF (Antigen) und vWF-Aktivität (Ristocetin-Cofactor) zu empfehlen, gegebenenfalls über eine transfusionsmedizinische Fachabteilung.

Je nach erhobenen Befunden, auf jeden Fall aber bei Persistenz der Blutung trotz Therapie, erfolgt eine vaginale Inspektion zum Ausschluss seltener Pathologien (z. B. Tumor) oder vaginaler Verletzungen. Die Durchführung einer Hormonbasisdiagnostik ist zunächst nicht indiziert (Anthuber und Deppe 2015).

10.6 Wie wird die juvenile Dauerblutung therapiert?

Ziele einer Therapie sind, die Dauerblutung zu stoppen sowie gegebenenfalls zukünftige Dauerblutungen zu vermeiden. Die Therapie erfolgt konservativ hormonell und richtet sich nach der Blutungsstärke, der Länge der bestehenden Blutungsdauer sowie der Höhe des Endometriums.

Bei hoch aufgebautem Endometrium (> 6 mm), kann bei noch kurzer Dauer der Blutung eine Gestagen-Monotherapie erfolgen. Gut geeignet ist z. B. die Einnahme von Chlormadinonacetat 2–4 mg für 12 Tage oder Cyproteronacetat 5 mg für 12 Tage. Bei längerer Blutungsdauer (> 3 Wochen) führt die Einnahme eines Gestagens jedoch häufig nicht zum gewünschten Blutungsstopp, sodass eine primäre kombinierte Therapie mit Ethinylestradiol oder Estradiolvalerat und einem Gestagen erfolgversprechender ist.

Bei flachem Endometrium wird zunächst eine Östrogen-Monotherapie (z. B. Estradiolvalerat 2 mg/Tag) und nach 10 Tagen eine Östrogen-Gestagen-Kombination angewendet (kombinierte Pille oder anderes kombiniertes Hormonpräparat) oder es wird primär eine Östrogen-Gestagen-Therapie empfohlen. Sistiert die Blutung nach 2–3 Tagen unter den genannten Maßnahmen nicht, so kann die anfängliche Östrogendosis verdoppelt und für weitere 10 Tage angewendet werden. Bei bestehender Anämie ist der Einsatz eisenhaltiger Präparate oder auch die Bluttransfusion zur Stabilisierung des Hämoglobinwerts indiziert (Anthuber und Deppe 2015; Bedei und Delisle 2017).

Bei Hypermenorrhö mit Notwendigkeit eines schnellen Blutungsstopps oder bei fehlendem Blutungsstopp unter begonnener Kombinationstherapie kann zusätzlich das Antifibrinolytikum Tranexamsäure (z. B. 1 g oral 3–4 × täglich über 4 Tage) eingesetzt werden. Es ist zur Behandlung der Hypermenorrhö ab einem Alter von 15 Jahren zugelassen (< 15 Jahre: Anwendung im off label use). In sehr seltenen Einzelfällen muss bei therapierefraktärer Blutung mit gegebenenfalls starkem Hb-Abfall als Ultima Ratio eine therapeutische Kürettage durchgeführt werden. Diese stellt jedoch die absolute Ausnahme dar (Anthuber und Deppe 2015). Eine juvenile Dauerblutung kann ein einmaliges Ereignis sein, eine Prophylaxe (Einnahme einer kombinierten Pille oder Hormontherapie) ist daher nicht zwingend erforderlich, wird aber häufig von den Mädchen und ihren Eltern zumindest für die Dauer von 3–6 Monaten zur Zyklusstabilisierung gewünscht.

Eine therapeutische Kürettage sollte bei Jugendlichen – vor allem bei fehlendem sonografischem intrauterinen Korrelat – wenn möglich nicht erfolgen!

PRAXISTIPP

Bei juveniler Dauerblutung mit längerer Blutungsdauer (> 3 Wochen) führt eine reine Gestagentherapie häufig nicht zu einem Blutungsstopp. Hier sollte primär auch bei hoch aufgebautem Endometrium eine Therapie mit einer kombinierten Pille oder einer Hormonersatztherapie erfolgen.

10.7 Wie wird die juvenile Dauerblutung bei Kontraindikationen gegen Östrogene therapiert?

Bei Kontraindikationen gegen Östrogene kann eine Gestagen-Monotherapie über 10–14 Tage eingesetzt werden. Diese kann durch den Einsatz eines Antifibrinolytikums, z. B. Tranexamsäure (3- bis 4-mal täglich 1 g), ergänzt werden (Anthuber und Deppe 2015). Besteht die Kontraindikation gegen Östrogene aufgrund eines erhöhten thromboembolischen Risikos, sollte der Einsatz von Antifibrinolytika und anderen gerinnungsfördernden Medikamenten in Abstimmung mit einem (pädiatrischen) Hämatologen erfolgen, da auch diese das Risiko für thromboembolische Ereignisse erhöhen können und gegebenenfalls kontraindiziert sind.

Dysmenorrhö/Endometriose

10.8 Welche Ursachen sind für eine Dysmenorrhö bekannt?

Krampfartige Unterbauchschmerzen, die in Zusammenhang mit der Menstruation stehen, werden als Dysmenorrhö bezeichnet. Begleitsymptome können Rückenschmerzen, Magen-Darm-Beschwerden, Kopfschmerzen oder psychische Beschwerden sein. Unterschieden werden:

- Primäre Dysmenorrhö ohne sichtbare Organpathologie
- Sekundäre Dysmenorrhö mit nachweisbarer Pathologie der Beckenorgane (Anthuber und Deppe 2015)

Häufige Ursachen für eine Dysmenorrhö in der Adoleszenz sind die primäre Dysmenorrhö sowie genitale Fehlbildungen (Verschlussfehlbildungen) oder eine Endometriose (▶ Kap. 10.9). Andere Ursachen wie Ovarialzysten, -tumoren, -torsion, Tuboovarialabszesse oder eine extrauterine Gravidität sind selten, manifestieren sich meist mit Unterbauchschmerzen außerhalb der Blutung und treten typischerweise akut auf. Differenzialdiagnosen wie Obstipationsneigung, chronisch entzündliche Darmerkrankungen, Nahrungsmittelunverträglichkeiten, Appendizitis, Leistenhernien oder Adhäsionen nach vorherigen Operationen sind zu bedenken (Samartzis, Imesch und Fink 2012).

> Die häufigsten bekannten organischen Ursachen für eine Dysmenorrhö in der Adoleszenz sind Endometriose oder genitale Fehlbildungen. Meistens findet sich aber auch keine Organpathologie.

10.9 Welche Symptome bei Dysmenorrhö sprechen für eine Endometriose?

Liegt eine Dysmenorrhö vor, so können zusätzliche Symptome wie generalisierte Unterbauchschmerzen (außerhalb der Menstruation), bewegungsabhängige Unterbauchschmerzen, Dysurie, Dyschezie oder Dyspareunie Hinweise auf eine Endometriose geben. Es ist beschrieben, dass Adoleszentinnen mit Endometriose besonders häufig an nicht zyklischen Unterbauchschmerzen in Kombination mit Dysmenorrhö oder auch als alleiniges vorrangiges Symptom leiden (Deutsche Gesellschaft für Gynäkologie und Geburtshilfe, Österreichische Gesellschaft für Gynäkologie und Geburtshilfe und Schweizerische Gesellschaft für Gynäkologie und Geburtshilfe 2020). In einer Übersichtsarbeit aus 2013 wird die Prävalenz einer Endometriose bei Jugendlichen mit Dysmenorrhö, bei denen zur Sicherung der Diagnose eine Laparoskopie erfolgte, mit 70 % angegeben. Bestanden therapieresistente chronische Unterbauchschmerzen, so lag die Prävalenz sogar bei 75 % (Janssen et al. 2013).

Folgende Symptome in der Adoleszenz gehen mit einem erhöhten Risiko für Endometriose einher: nicht zyklische Unterbauchschmerzen, schwere Dysmenorrhö, Fehlen in der Schule aufgrund der Dysmenorrhö, Nichtansprechen auf Schmerzmittel oder kombinierte orale Kontrazeptiva.

10.10 Kann sich eine Endometriose vor der Menarche manifestieren?

Eine Endometriose kann sich in seltenen Fällen auch vor der Menarche, nämlich ab Thelarche, manifestieren und sollte bei chronischen Unterbauchmerzen zu Beginn der Pubertät als Ausschlussdiagnose bedacht werden (Deutsche Gesellschaft für Gynäkologie und Geburtshilfe, Österreichische Gesellschaft für Gynäkologie und Geburtshilfe und Schweizerische Gesellschaft für Gynäkologie und Geburtshilfe 2020).

10.11 Wie wird eine Endometriose diagnostiziert?

Der Verdacht auf Vorliegen einer Endometriose wird in der Adoleszenz meist anamnestisch und anhand des Verlaufs (▶ Kap. 10.9) gestellt. Die bei der erwachsenen Patientin obligate gynäkologische Untersuchung mittels Spekulumeinstellung (vaginale Endometriose?) und bimanueller Palpation (tastbare Herde Septum rektovaginale, Douglas-Raum, Ligamentum sacrouterinum?) entfällt in der Adoleszenz, wenn noch kein Geschlechtsverkehr stattgefunden hat. Da wegweisende Befunde wie vaginal sichtbare Endometrioseherde selten sind und in der Adoleszenz eine Ausnahme darstellen, ist eine vaginale Untersuchung auch nicht zu forcieren. Die sonst übliche transvaginale Sonografie zur Beurteilung des Uterus (Zeichen der Adenomyosis uteri?) und der Ovarien (Endometriosezysten?) wird in der Adoleszenz meist durch die transabdominelle Sonografie ersetzt. Zumindest Endometriosezysten können so dargestellt werden. Besteht der Verdacht auf ovarielle Endometriose oder tief infiltrierende Endometriose, erfolgt eine Nierensonografie zum Ausschluss eines Harnstaus (Endometriose im Bereich der Harnleiter?). Auch wenn die transvaginale Sonografie sowie die MRT diagnostisches Potenzial, insbesondere bezüglich einer Adenomyosis uteri und tief infiltrierender Endometriose haben, können die häufigen peritonealen Herde mittels bildgebender Verfahren schwer detektiert werden. Eine unauffällige Bildgebung schließt somit das Vorliegen einer Endometriose nicht aus. Diese kann letztendlich nur histologisch im Rahmen einer Laparoskopie gesichert werden. Bei gutem Ansprechen auf eine konservative Therapie sollte jedoch auf eine rein diagnostische Laparoskopie verzichtet werden (Deutsche Gesellschaft für Gynäkologie und Geburtshilfe, Österreichische Gesellschaft für Gynäkologie und Geburtshilfe und Schweizerische Gesellschaft für Gynäkologie und Geburtshilfe 2020).

10.12 Kann der „Mittelschmerz“ alltagsbeeinträchtigend/therapiebedürftig sein?

Als Mittel- oder Intermenstrualschmerz werden im Zusammenhang mit der Ovulation auftretende Schmerzen bezeichnet. Sie können wenige Tage vor oder während des Eisprungs auftreten, werden nur von einem Teil der Frauen wahrgenommen und können unregelmäßig auftreten. Beschrieben werden leichtes, meist einseitiges Unterbauchziehen bis hin zu starken Unterleibskrämpfen, die durchaus therapiebedürftig sein können. Hier empfehlen sich zunächst konservative Maßnahmen wie Wärmetherapie, Entspannungstechniken oder Bewegung. Bei insuffizienter Analgesie sollte eine medikamentöse Therapie analog der Therapie einer Dysmenorrhö erfolgen (▶ Kap. 10.13) (Deutsche Gesellschaft für Gynäkologie und Geburtshilfe, Österreichische Gesellschaft für Gynäkologie und Geburtshilfe und Schweizerische Gesellschaft für Gynäkologie und Geburtshilfe 2020).

10.13 Wie wird die Dysmenorrhö therapiert?

Die Therapie einer Dysmenorrhö richtet sich nach Art, Intensität und Häufigkeit der Beschwerden sowie Leidensdruck der Patientin. Oftmals kann schon durch den Einsatz konservativer Maßnahmen wie Wärmetherapie, Entspannungstechniken, Bewegung oder die Einnahme von Mönchspfeffer (▶ Kap. 10.4) eine Linderung der Beschwerdesymptomatik erzielt werden. Ist dies nicht ausreichend, erfolgt eine medikamentöse Schmerztherapie, wobei nicht steroidale Antiphlogistika als Mittel der Wahl gelten (Bedei und Delisle 2017). Bei insuffizienter Analgesie unter den genannten Maßnahmen kann der Einsatz einer hormonellen Therapie erfolgen. Vergleichende Studien zu den verschiedenen Hormontherapien bei Adoleszentinnen fehlen jedoch. Mittel der ersten Wahl stellen insbesondere bei Wunsch nach Kontrazeption meist kombinierte orale Kontrazeptiva dar. Bei Beschwerdepersistenz unter zyklischer Einnahme erfolgt die kontinuierliche Einnahme mit dem Ziel einer Amenorrhö (off label use). Bei fehlendem Kontrazeptionswunsch kann alternativ ein kombiniertes Hormonersatzpräparat verordnet werden. Bestehen Kontraindikationen gegen Östrogene, kann eine reine Gestagenpille oder eine Hormonspirale zum Einsatz kommen. Auch die zyklische Einnahme eines Gestagenpräparats, z. B. vom 12. bis zum 25. Zyklustag, kann als Primärtherapie bei Wunsch nach niedrig dosierter Hormontherapie eingesetzt werden (Anthuber und Deppe 2015). Insbesondere im Fall einer Beschwerdepersistenz nach Ausschöpfen konservativer Therapieoptionen muss an das Vorliegen einer Endometriose gedacht werden (Deutsche Gesellschaft für Gynäkologie und Geburtshilfe, Österreichische Gesellschaft für Gynäkologie und Geburtshilfe und Schweizerische Gesellschaft für Gynäkologie und Geburtshilfe 2020).

PRAXISTIPP

Stufentherapie der Dysmenorrhö:

1. **Unterstützende Maßnahmen:** Wärme, Entspannungstechniken, Sport, Agnus castus (4 mg/Tag, off label use, da keine Zulassung aufgrund fehlender Daten < 18 Jahren)
2. **Nicht steroidale Antiphlogistika** (Dosierung in Abhängigkeit vom Alter bzw. vom Körpergewicht (KG) nach Fachinformation):
   - Ibuprofen:

  - 6–9 Jahre (20–29 kg KG): Einzeldosis: 200 mg, maximale Tagesdosis 600 mg
  - 10–12 Jahre (30–39 kg KG): Einzeldosis 200 mg, maximale Tagesdosis 800 mg
  - > 12 Jahre (≥ 40 kg KG): Einzeldosis: 200–400 mg, maximale Tagesdosis: 1.200 mg
  - im Abstand von 6 Stunden
  - Einnahme zu der Mahlzeit
- Naproxen:
  - > 12 Jahre: Initialdosis: 250–500 mg
  - gegebenenfalls nach 8–12 Stunden eine weitere Einzeldosis von 250 mg
  - Tageshöchstdosis: 750 mg

3. **Hormonelle Therapie:**
   - Orale Gestagen-Monotherapie zyklisch vom 12.–25. Zyklustag (z. B. Chlormadinonacetat 2 mg, Dydrogesteron 10 mg)
   - Kombinierte orale Kontrazeptiva; bei Beschwerdepersistenz unter zyklischer Einnahme: monophasisches Präparat im Langzyklus (off label use)
   - Kombiniertes Hormonersatzpräparat, biphasisch; bei persistierender Dysmenorrhö monophasisch
   - Gestagenpille (Desogestrel oder Drospirenon)
   - Gestagen-Monotherapie mit Dienogest 2 mg/Tag (Zulassung für die Behandlung von Endometriose)
   - Hormonspirale
4. **Laparoskopie** bei persistierenden Beschwerden nach Ausschöpfen konservativer Therapieoptionen zum Ausschluss und Sanierung einer Endometriose erwägen.

10.14 Wie würde man eine Endometriose bei Jugendlichen therapieren?

Die Primärtherapie bei Verdacht auf Endometriose erfolgt in der Adoleszenz konservativ analog zur Therapie bei primärer Dysmenorrhö (▶ Kap. 10.13). Bestehen nach Ausschöpfen konservativer Therapieoptionen weiterhin relevante Beschwerden und sind Differenzialdiagnosen, die mit Unterbauchschmerzen einhergehen (z. B. Obstipationsneigung, chronisch entzündliche Darmerkrankungen, Nahrungsmittelunverträglichkeiten), ausgeschlossen, sollte eine Laparoskopie zur weiteren Abklärung und gegebenenfalls Sanierung einer Endometriose angeboten werden. Rein diagnostische Operationen sind zu vermeiden.

Im Anschluss an die operative Therapie wird auch bei Jugendlichen eine hormonelle Rezidivprophylaxe empfohlen. Hierfür sind die Einnahme kombinierter oraler Kontrazeptiva im Langzyklus, die kontinuierliche Einnahme eines reinen Gestagenpräparats (Dienogest, Desogestrel oder Drospirenon) sowie levonorgestrelhaltige Spiralen geeignet (Deutsche Gesellschaft für Gynäkologie und Geburtshilfe, Österreichische Gesellschaft für Gynäkologie und Geburtshilfe und Schweizerische Gesellschaft für Gynäkologie und Geburtshilfe 2020). Der Einsatz von Dienogest 2 mg/Tag, welches zur Behandlung der Endometriose zugelassen ist, hat auch bei Jugendlichen eine gute Wirksamkeit bei starker Dysmenorrhö bzw. Endometriose gezeigt (Ebert et al. 2017). Es ist jedoch zu beachten, dass Dienogest kein zugelassenes Verhütungsmittel darstellt und Daten für eine mögliche Knochendichteabnahme bei

Jugendlichen existieren, sodass die Indikation bei sehr jungen Patientinnen streng gestellt werden sollte (Ebert et al. 2017).

Amenorrhö

10.15 Ab wann ist eine primäre Amenorrhö abzuklären?

Definitionen und Normwerte zur Pubertätsentwicklung von Mädchen in Deutschland:

- **Primäre Amenorrhö:** Ausbleiben der Menarche bis zum vollendeten 16. Lebensjahr (Hiort, Roth und Jung 2014)
- **Pubertas tarda:** Ausbleiben von Pubertätszeichen jenseits eines Alters von 13,5 Jahren sowie ein Zeitbedarf für das Durchlaufen der Pubertät vom Tanner-Stadium B2 (▶ Kap. 3.1) bis zur Menarche > 5 Jahre (Deutsche Gesellschaft für Kinderendokrinologie und -diabetologie 2021).
- **Durchschnittliches Thelarchealter** (▶ Kap. 3.2): 10,9 Jahre (Kahl, Schaffrath Rosario und Schlaud 2007)
- **Durchschnittlicher Abstand von Thelarche zu Menarche:** 2–3 Jahre (The American College of Obstetricians and Gynecologists 2015)

Hieraus ergeben sich für die Praxis folgende Konstellationen, bei denen die Abklärung einer primären Amenorrhö erfolgen sollte:

- Keine Menarche bis zum vollendeten 16. Lebensjahr
- Keine Menarche > 2,5 Jahre nach stattgehabter Thelarche; bei Pathologien wie Unterbauchschmerzen (Hinweis Verschlussfehlbildung), Wachstumsauffälligkeiten oder Zeichen von Androgenisierung gegebenenfalls früher
- Keine Pubertätszeichen (keine Thelarche) bis zum Alter von 13,5 Jahren

10.16 Wie ist bei einer primären Amenorrhö vorzugehen?

Die vielfältigen Ursachen der Amenorrhö wurden von der WHO in 7 Gruppen eingeteilt und in den letzten Jahrzehnten für den klinischen Alltag immer wieder modifiziert (Anthuber und Deppe 2015; Practice Committee of the American Society for Reproductive Medicine 2008, ▶ Tab. 10.2). Als Ursache der primären Amenorrhö müssen insbesondere Gonadendysgenesien (▶ Kap. 12, ▶ Kap. 13) (46,XX, 46,XY, 45,X0 und andere) sowie genitale Fehlbildungen (▶ Kap. 7) in Betracht gezogen werden, die mit Ausbleiben der Pubertät oder der Menarche erstmals manifest werden können (Practice Committee of the American Society for Reproductive Medicine 2008; Hiort, Roth und Jung 2014). Während Erstere meist mit einer gestörten Pubertätsentwicklung und gegebenenfalls weiteren körperlichen Stigmata einhergehen, findet sich bei den genitalen Fehlbildungen eine primäre Amenorrhö mit sonst unauffälliger Pubertätsentwicklung. Bei der Differenzialdiagnostik der primären Amenorrhö hat neben der Anamnese, der körperlichen Untersuchung und dem Ultraschallbefund insbesondere die Bestimmung der Gonadotropine und die Chromosomenanalyse eine zentrale Bedeutung (Hiort, Roth und Jung 2014).

10

PRAXISTIPP

Folgende Untersuchungen sollten im Rahmen der Stufendiagnostik der primären Amenorrhö nacheinander erfolgen:

Basisdiagnostik:

- **Anamnese:** Zeitpunkt Thelarche, Pubarche, chronische Erkrankungen, Gewichtsverlauf, Sport, Zustand nach gonadotoxischer Therapie? Zustand nach OP?
- **Allgemeine körperliche Untersuchung:** Erhebung der Tanner-Stadien (▶ Kap. 3.1), Körpergröße (Kleinwuchs?), Körpergewicht, Androgenisierung, Stigmata für Syndrome (insbesondere UTS, ▶ Kap. 12)
- **Vaginale Inspektion:** Anatomie und Östrogenisierungsgrad des äußeren Genitales
- **Ultraschall:** Beurteilung der Ovarien (atroph? multizystisch?) und des Uterus (Uterusanlage vorhanden? adult oder infantil? aufgebautes oder flaches Endometrium als Zeichen der Östrogenisierung, Ausschluss Hämatokolpos, Hämatometra)

Weiterführende Diagnostik:

- Nicht erforderlich, wenn in der Basisdiagnostik die Diagnose einer genitalen Fehlbildung als isolierte Ursache gestellt werden kann, z. B. MRKH-Syndrom (▶ Kap. 7.11), Hymenalatresie (▶ Kap. 7.3)
- **Labordiagnostik:** Hormonbasisdiagnostik: LH, FSH, Estradiol, Prolaktin, Testosteron, SHBG, freier Androgen-Index (FAI), 17-OHP und DHEA-S (▶ Kap. 2.2) sowie Schilddrüsendiagnostik (TSH, fT4)
  - bei altersentsprechender Pubertätsentwicklung nach Ausschluss einer genitalen Fehlbildung zur differenzialdiagnostischen Abklärung Ovarialinsuffizienz/hormonelle Störung, z. B. ovarielle oder adrenale Hyperandrogenämie, Hyperprolaktinämie, hyper-/hypogonadotroper Hypogonadismus
  - bei auffälligem Genitalbefund mit Zeichen für eine DSD, z. B. Klitorishypertrophie oder Sinus urogenitalis oder Verdacht auf komplette Androgenresistenz (CAIS ▶ Kap. 13.6) als Differenzialdiagnose zum MRKH-Syndrom (▶ Kap. 7.11)
  - bei fehlender altersentsprechender Pubertätsentwicklung (▶ Kap. 3.28, ▶ Kap. 12)
- **Röntgen linke Hand** zur Bestimmung des Knochenalters: gegebenenfalls im Rahmen einer Abklärung Pubertas tarda (▶ Kap. 3.28)
- **Humangenetische Untersuchung:** erfolgt bei hypergonadotropem Hypogonadismus (insbesondere Ausschluss UTS, ▶ Kap. 12), Zeichen für XY-DSD in der Untersuchung (▶ Kap. 10.17), hypogonadotropem Hypogonadismus mit Verdacht auf Kallmann-Syndrom oder Zeichen für ein nicht klassisches AGS (▶ Kap. 10.18)
- **MRT Schädel/Hypophyse:** Bei Verdacht auf Raumforderung oder Hypophyseninsuffizienz (▶ Kap. 10.3)

Tab. 10.2 Klassifikation der Amenorrhö nach WHO (modifiziert nach Anthuber und Deppe 2015; Practice Committee of the American Society for Reproductive Medicine 2008)

Gruppe	Definition	Beispiele	Wahrscheinliche Befunde in der Hormonbasisdiagnostik
1	hypogonadotrope normoprolaktinämische Amenorrhö	• Essstörung mit Untergewicht (▶ Kap. 4.7) • Leistungssport • chronische Erkrankungen • Kallmann-Syndrom	• FSH↓ • LH↓ • Estradiol↓
2	normogonadotrope, normoprolaktinämische Amenorrhö	Hyperandrogenämie (PCO-Syndrom, ▶ Kap. 11.6; nicht klassisches AGS, ▶ Kap. 11.11)	• Testosteron↑ • freier Androgen-Index↑ • LH↑ • DHEA-S↑ • gegebenenfalls 17-OHP↑ als Hinweis auf nicht klassisches AGS
3	hypergonadotrope Amenorrhö	• Gonadendysgenesie 46,XX (▶ Kap. 13.2) • Swyer Syndrom (46,XY) • Ullrich-Turner-Syndrom (45,X0 und Mosaike, ▶ Kap. 12) • iatrogen (Chemotherapie, Radiatio, Ovarektomie) • idiopathisch	• FSH↑ • LH↑ • Estradiol↓
4	anatomisch bedingte Amenorrhö	• Hymenalatresie (▶ Kap. 7.3) • quere Scheidensepten (▶ Kap. 7.7) • MRKH-Syndrom (▶ Kap. 7.11) • komplette Androgenresistenz (CAIS, ▶ Kap. 7.11; 46,XY DSD)	• unauffällig • Testosteron↑ bei CAIS
5	hyperprolaktinämische Amenorrhö mit Tumor	Prolaktinom	Prolaktin↑
6	hyperprolaktinämische Ovarialinsuffizienz ohne Tumor (dysfunktionell)	• Hypothyreose • medikamenteninduziert • idiopathisch	• Prolaktin↑ • gegebenenfalls TSH↑
7	hypogonadotrope, normoprolaktinämische Amenorrhö durch Kompression	Tumor, z. B. Kraniopharyngeom	• FSH↓ • LH↓ • Estradiol↓

10.17 An welche Ursachen ist bei einer sekundären Amenorrhö zu denken?

Die WHO (Anthuber und Deppe 2015; Practice Committee of the American Society for Reproductive Medicine 2008) klassifiziert die Amenorrhö nach ihren Ursachen in 7 Gruppen (▶ Tab. 10.2). Lediglich einige komplexe Störungen aus diesen Gruppen (z. B. Gonadendysgenesie XY, Swyer-Syndrom) sowie anatomische Ursachen (Gruppe 4) sind als Ursache für eine sekundäre Amenorrhö nicht anzunehmen, da sie aufgrund ihrer Pathophysiologie mit einer primären Amenorrhö einhergehen. Physiologische Gründe, z. B. eine Schwangerschaft oder eine hormonell induzierte Amenorrhö (Gestagenpräparat, kombiniertes Kontrazeptivum im Langzyklus), sollten vor weiterer Diagnostik ausgeschlossen werden.

> Auch wenn Mädchen mit Ullrich-Turner-Syndrom meist eine primäre Amenorrhö im Rahmen einer ausbleibenden Pubertätsentwicklung aufweisen, kann es, insbesondere bei Mosaik, auch zum Auftreten einer sekundären Amenorrhö nach zunächst normaler Pubertätsentwicklung mit spontaner Menarche kommen (▶ Kap. 12.9).

10.18 Wann ist eine genetische Untersuchung zu veranlassen?

Eine genetische Beratung/Untersuchung wird empfohlen bei primärer oder sekundärer Amenorrhö mit:

- Hypergonadotropem Hypogonadismus (zum Ausschluss/Nachweis von z. B. Ullrich-Turner-Syndrom und seinen Mosaiken (▶ Kap. 12) sowie anderen Gonadendysgenesien ▶ Kap. 13)
- Hypogonadotropem Hypogonadismus (zum Ausschluss/Nachweis monogener Hypogonadismus-Formen, z. B. Kallmann-Syndrom
- Zeichen für eine Variante der Geschlechtsentwicklung in der Untersuchung (z. B. uneindeutiges Genitale, Klitorishypertrophie, Sinus urogenitalis oder Verdacht auf CAIS (fehlende Uterusanlage bei fehlender Körperbehaarung und Androgenen im männlichen Normalbereich, ▶ Kap. 7.11, ▶ Kap. 13.6)
- Zeichen für ein nicht klassisches AGS bei Hyperandrogenämie als Differenzialdiagnose zum PCO-Syndrom (z. B. auffälliger 17-OHP-Wert, auffälliger ACTH-Test oder ausgeprägte Virilisierung, ▶ Kap. 11.6)

10.19 Wie sieht die Therapie bei primärer Amenorrhö aus?

Ist keine ursächliche Behandlung der zugrundeliegenden Pathologie möglich, besteht meist die Indikation zur Hormontherapie. Bei genitalen Verschlussfehlbildungen mit Abflussbehinderung erfolgt eine operative Therapie, ansonsten richtet sich die Therapie nach der Fehlbildung (▶ Kap. 7)

Hormonelle Therapie:

- **Bei Hypogonadismus (hypergonadotrop oder hypogonadotrop)** (▶ Tab. 10.2 Gruppe 1 und 3) ohne Pubertätsentwicklung erfolgt zunächst eine Pubertätsinduktion (HDT = Hormon Development Therapy). Der physiologische Pubertätsverlauf wird hierbei imitiert, indem mit einer niedrig dosierten Estradiol-Monotherapie begonnen und diese dann alle 3–6 Monate langsam gesteigert wird. Beim Auftreten von Durchbruchsblutungen oder nach spätestens 2 Jahren erfolgt die Hinzunahme eines Gestagens (Ranke und Dörr 2008; European Society for Human Reproduction and Embryology (ESHRE) Guideline Group on POI 2016; Gravholt et al. 2017; ▶ Kap. 2.2, ▶ Kap. 3.25, ▶ Kap. 12.2).

- Bei vollständiger Pubertätsentwicklung erfolgt eine dauerhafte Therapie mittels kombinierter Hormontherapie. Estradiol sollte hierbei gegenüber Ethinylestradiol aufgrund des günstigeren Nebenwirkungsprofils bevorzugt werden. Wenn seitens der Patientin als Applikationsform akzeptiert, sollte die Applikation transdermal erfolgen, da hier gegenüber der oralen Einnahme ein besseres Nebenwirkungsprofil bezüglich des Risikos für thromboembolische Ereignisse besteht (The American College of Obstetricians and Gynecologists 2014). Das Gestagenderivat kann entweder zyklisch an mindestens 10–14 Tagen im Monat in Transformationsdosis oder – bei Wunsch nach Amenorrhö – kontinuierlich dazu verabreicht werden.
- Bei fehlender Uterusanlage erfolgt eine Estradiol-Monotherapie (Anthuber und Deppe 2015; Frank-Hermann und Strowitzki 2013; European Society for Human Reproduction and Embryology (ESHRE) Guideline Group on POI 2016).
- Bei primärer Amenorrhö mit hypergonadotropem Hypogonadismus, z. B. bei UTS oder nach gonadotoxischer Therapie, ist von einer vollständig erloschenen Ovarfunktion auszugehen. Somit muss hier keine Kontrazeption erfolgen.
- Liegt der primären Amenorrhö eine potenziell reversible Ursache zugrunde, z. B. ein hypogonadotroper Hypogonadismus als Folge einer Anorexia nervosa (▶ Kap. 4.7), ist der Eintritt einer Schwangerschaft nicht ausgeschlossen und das potenzielle Risiko für eine Schwangerschaft ist mit der Patientin zu besprechen. Besteht der Wunsch nach sicherer Kontrazeption, erfolgt die Therapie meist mit einem kombinierten Kontrazeptivum (▶ Kap. 14). Hier können gut auch Kombinationen mit bioidentischem Östrogen verwendet werden. Wird eine östrogenfreie Kontrazeption gewählt, sollte zusätzlich eine Hormonersatztherapie erfolgen, um den negativen Folgen eines Östrogenmangels vorzubeugen (The American College of Obstetricians and Gynecologists 2014).

- **Bei Hyperandrogenämie** (▶ Tab. 10.2 Gruppe 2, ▶ Kap. 11) kommt es meist zur sekundären Amenorrhö, sie kann allerdings auch zur primären Amenorrhö führen. Da meist eine ausreichende eigene Östrogenisierung vorliegt, kann die zyklische Gabe eines Gestagens über 14 Tage alle 1–3 Monate empfohlen werden. Bei kutanen Androgenisierungserscheinungen bietet sich die übliche hormonelle Therapie mit einem kombinierten Kontrazeptivum (gegebenenfalls mit antiandrogenem Gestagen) an. Besteht ein nicht klassisches AGS, so kann nach entsprechender Abklärung in Kooperation mit einem pädiatrischen Endokrinologen eine Cortisol-Therapie indiziert sein (▶ Kap. 11.15).
- **Bei Gonadendysgenesie mit Y-Anteil** ist bei potenziellem Entartungsrisiko der Gonaden oder einer dem Wunschgeschlecht nicht entsprechenden Hormonsekretion die Gonadenentfernung zu diskutieren (▶ Kap. 13.3, ▶ Kap. 13.9).

Weiterführende Information

Bei Hypogonadismus hat die Hormonbehandlung folgende Ziele:

- Induktion und Komplettierung der pubertären Entwicklung
- Normale psychosexuelle Entwicklung und Verhinderung einer psychosozialen Stigmatisierung der Betroffenen

- Knochenmineralisierung bzw. -protektion
- Senkung des kardiovaskulären Risikos
- Östrogen-Gestagen-modulierter Auf- und Abbau des Endometriums
- Allgemeines Wohlbefinden, Vermeidung klimakterischer Beschwerden und urogenitaler Symptome

(Ranke und Dörr 2008; European Society for Human Reproduction and Embryology (ESHRE) Guideline Group on POI 2016)

10.20 Ab wann ist bei sekundärer Amenorrhö eine Substitution zu beginnen?

Besteht ein dauerhafter Östrogenmangel durch einen hypergonadotropen oder hypogonadotropen Hypogonadismus, so geht dieser für Mädchen und junge Frauen mit einem erhöhten Risiko für Osteoporose und kardiovaskuläre Erkrankungen im späteren Leben einher (European Society for Human Reproduction and Embryology (ESHRE) Guideline Group on POI 2016; Anthuber und Deppe 2015). Zum Nutzen einer Hormontherapie bezüglich dieser Risiken liegen bei Mädchen mit Hypogonadismus nur wenige kleine Studien vor. Die Empfehlungen werden größtenteils aus Studienergebnissen zur Hormonersatztherapie bei postmenopausalen Frauen auf Mädchen übertragen. In der aktuellen Literatur besteht im Sinne einer „best clinical practice" die Empfehlung, dass eine dauerhafte Hormonsubstitution bei allen Formen der hypergonadotropen Ovarialinsuffizienz sowie bei nicht reversiblen Formen des hypogonadotropen Hypogonadismus indiziert ist (The American College of Obstetricians and Gynecologists 2014; European Society for Human Reproduction and Embryology (ESHRE) Guideline Group on POI 2016).

10.21 Wie erfolgt die Substitution bei Amenorrhö und Anorexia nervosa?

Bei Amenorrhö in Folge einer Anorexia nervosa liegt ein hypogonadotroper Hypogonadismus mit potenziell reversibler Ursache vor. In dieser Konstellation hat sich in den letzten Jahren ein Paradigmenwechsel bezüglich der Therapieempfehlungen vollzogen. Es konnte zum einen gezeigt werden, dass hier neben dem Östrogenmangel insbesondere Pathomechanismen im Rahmen des Untergewichts einen negativen Einfluss auf den Knochenstoffwechsel haben und zum anderen, dass durch die bisher weit verbreitete orale Applikation von Östrogen-Gestagen-Präparaten bei Patientinnen mit Anorexia nervosa kein signifikanter positiver Effekt auf den Knochenstoffwechsel erzielt wird.

Eine orale (nicht aber eine transdermale) Östrogensubstitution scheint bei akuter Anorexia nervosa zudem ungünstige Auswirkungen auf die Körperzusammensetzung zu haben. Als Therapieempfehlung gelten daher an erster Stelle, auch für die Knochengesundheit, die Gewichtsnormalisierung und die Normalisierung der Fehl- und Mangelernährung. Die ergänzende Substitution von Vitamin D und Calcium kann unterstützend wirken. Besteht nach Optimierung dieser Faktoren weiterhin eine Amenorrhö mit Östrogenmangel, sollte eine transdermale Substitution erfolgen. Bei einer langjährigen chronifizierten Form der Anorexia nervosa mit Amenorrhö und Östrogenmangel sollte auch bei mangelnder Gewichtsnormalisierung eine transdermale Substitution erfolgen (Deutsche Gesellschaft für Psychosomatische

Medizin und Ärztliche Psychotherapie und Deutsche Gesellschaft für Kinder- und Jugendpsychiatrie, Psychosomatik und Psychotherapie 2018; ▶ Kap. 4.7, ▶ Kap. 4.8, ▶ Kap. 4.9, ▶ Kap. 4.10).

Hypermenorrhö

10.22 Was ist bei einer Hypermenorrhö abzuklären?

Eine Hypermenorrhö liegt bei einem Blutverlust von > 80 ml pro Zyklus (ca. alle 1–2 Stunden Wechsel großer Binden oder Tampons) bei sonst regelmäßigem Zyklusgeschehen vor. Besteht zusätzlich eine verlängerte Blutung (> 8 Tage) spricht man von einer Menorrhagie (Anthuber und Deppe 2015).

In der Adoleszenz tritt eine verstärkte Blutung häufig als akute abnorme uterine Blutung (AUB) im Rahmen unregelmäßiger Zyklen oder juveniler Dauerblutungen als Folge einer unreifen Hypothalamus-Hypophysen-Gonaden-Achse mit anovulatorischen Zyklen auf. Insbesondere bei Vorliegen einer chronischen Hypermenorrhö oder Menorrhagie bei sonst regelmäßigem Zyklus oder Persistenz der verstärkten Blutung unter Therapie sollten jedoch auch das Vorliegen einer Hämostasestörung (z. B. Koagulopathien wie das Von-Willebrand-Syndrom (vWS) und seltene Gerinnungsfaktormangelzustände oder Thrombozytenfunktionsstörungen) ausgeschlossen werden (The American College of Obstetricians and Gynecologists 2015; Seravalli et al. 2013). Die Bestimmung eines Hormonstatus ist bei einer reinen Hypermenorrhö nicht indiziert, da bei Vorliegen regelmäßiger Zyklen nicht von einer relevanten hormonellen Störung auszugehen ist.

Das Ausmaß bzw. tatsächliche Vorliegen einer Hypermenorrhö ist durch eine genaue Anamnese (z. B. wie viele große Tampons/Binden während der Schule) zu objektivieren.
Oft wird eine normale Blutmenge bzw. der (physiologische) Abgang von Blutkoageln als „zu starke Blutung“ wahrgenommen.

10.23 Wie sieht die Therapie bei Hypermenorrhö aus und wie lange würde man therapieren?

Die Hypermenorrhö kann als chronische AUB oder als akute AUB, z. B. im Rahmen einer juvenilen Dauerblutung, auftreten. Für die Therapie der Hypermenorrhö im Sinne einer akuten AUB vgl. ▶ Kap. 10.6.

Die Therapie der Wahl bei Hypermenorrhö im Sinne einer chronischen AUB ist die Gabe kombinierter oraler Kontrazeptiva. Ist dies, z. B. bei junger Patientin ohne zusätzlichen Kontrazeptionswunsch oder bei Kontraindikationen gegen Östrogene, nicht gewünscht, stehen kombinierte Hormonersatzpräparate, reine Gestagen-Therapien oder auch nicht hormonelle Alternativen zur Verfügung (NSAR, Antifibrinolytika). Wird im Rahmen der Diagnostik eine Hämostasestörung diagnostiziert, ist eine Therapie gemeinsam mit einem Hämatologen angeraten. Die Dauer der Therapie erfolgt im Fall eines akuten Ereignisses, z. B. im Rahmen einer juvenilen Dauerblutung, mindestens bis zum Sistieren der verstärkten Blutung bzw. im Fall einer Anämie bis zur Erholung des Hb-Werts. Bei Wunsch der Patientin oder bei einer zugrundeliegenden chronischen Pathologie erfolgt die Therapie länger bzw. dauerhaft.

Hormonelle Therapieoptionen:
- Kombiniertes Kontrazeptivum, zyklische Einnahme, gegebenenfalls Einnahme im Langzyklus (off label use), z. B. bei persistierender verstärkter Blutung oder zusätzlicher Dysmenorrhö
- Kombinierte Hormonersatztherapie, biphasisch oder monophasisch (z. B. Estradiol 2 mg + Dydrogesteron 10 mg oder Estradiolvalerat 2 mg + Dienogest 2 mg)
- Reine Gestagenpille (Desogestrel oder Drospirenon)
- Zyklisch orales Gestagen vom 15. bis 26. Zyklustag oder jeweils ab dem 1. bis 12. Tag des Kalendermonats für 12–14 Tage (z. B. Chlormadinon 2–4 mg für 12 Tage, Cyproteronacetat 5 mg für 12 Tage, Medroxyprogesteronacetat 5–10 mg für 12 Tage, Dydrogesteron 10 mg für 14 Tage, mikronisiertes Progesteron 200 mg für 14 Tage)
- Levonorgestrelhaltiges Intrauterinsystem

Nicht hormonelle Therapieoptionen:
- Nicht steroidale Antirheumatika 1. bis 5. Zyklustag (bzw. Blutungsende) in altersentsprechender Dosierung
- Orale Antifibrinolytika: Tranexamsäure, z. B. 3 x 1 g/Tag bis zum 5. Zyklustag, zugelassen zur Behandlung der Hypermenorrhö, gegebenenfalls Gabe in Kombination mit oralem Kontrazeptivum

Quellen

Allgemeines

Deutsche Gesellschaft für Kinderendokrinologie und -diabetologie (DGKED). S1-Leitlinie. Pubertas tarda und Hypogonadismus. 2021.

Fraser IS, Critchley HOD, Munro MG, Broder M, Writing group for this Menstrual Agreement Process. A process designed to lead to international agreement on terminologies and definitions used to describe abnormalities of menstrual bleeding. Fertil Steril, 2007; 87(3): 466–476.

Gruber DM. Der Benefit von Phytotherapeutika in der Pubertät. Speculum, 2015; 33(3) (Ausgabe für Österreich): 13–16.

Munro MG, Critchley HOD, Fraser IS, FIGO Menstrual Disorders Working Group. The FIGO classification of causes of abnormal uterine bleeding in the reproductive years. Fertil Steril. 2011; 95(7): 2204–2208.

Oppelt PG, Dörr HG (Hrsg.). Kinder- und Jugendgynäkologie. Stuttgart: Thieme, 2014.

Schneider HJ, Schneider M, von Rosen F, Stalla GK. Hypophyseninsuffizienz nach Schädel-Hirn-Trauma: Ein häufig unerkanntes Problem. Dtsch Arztebl, 2004; 101(11): A-712.

The American College of Obstetricians and Gynecologists. Committee opinion No. 651. Menstruation in Girls and Adolescents: Using the Menstrual Cycle as a Vital Sign. Obstet Gynecol, 2015; 126(6): e143–146.

Juvenile Dauerblutung

Anthuber S, Deppe C. Blutungsstörungen. In: Oppelt PG, Dörr HG (Hrsg.). Kinder- und Jugendgynäkologie. Stuttgart: Thieme; 2015. S. 218–242.

Bedei I, Delisle B. Zyklusstörungen in der Adoleszenz. Monatsschr Kinderheilkd, 2017; 165(7): 858–865.

Dysmenorrhö/Endometriose

Anthuber S, Deppe C. Blutungsstörungen. In: Oppelt PG, Dörr HG (Hrsg.). Kinder- und Jugendgynäkologie. Stuttgart: Thieme; 2015. S. 218–242.

Bedei I, Delisle B. Zyklusstörungen in der Adoleszenz. Monatsschr Kinderheilkd, 2017; 165(7): 858–865.

Deutsche Gesellschaft für Gynäkologie und Geburtshilfe (DGGG), Österreichische Gesellschaft für Gynäkologie und Geburtshilfe (OEGGG), Schweizerische Gesellschaft für Gynäkologie und Geburtshilfe (SGGG). S2k-Leitlinie. Diagnostik und Therapie der Endometriose. 2020.

Ebert AD, Dong L, Merz M et al. Dienogest 2 mg Daily in the Treatment of Adolescents with Clinically Suspected Endometriosis: The VISanne Study to Assess Safety in ADOlescents. J Pediatr Adolesc Gynecol, 2017; 30(5): 560–567.

Janssen EB, Rijkers ACM, Hoppenbrouwers K, Meuleman C, D'Hooghe TM. Prevalence of endometriosis diagnosed by laparoscopy in adolescents with dysmenorrhea or chronic pelvic pain: a systematic review. Hum Reprod Update, 2013; 19(5): 570–582.

Samartzis EP, Imesch P, Fink D. Pathogenese der Endometriose. Theorien und Mechanismen der Endometrioseentstehung. Gynäkologie, 2012;(3): 6–10.

Amenorrhö

Anthuber S, Deppe C. Blutungsstörungen. In: Oppelt PG, Dörr HG (Hrsg.). Kinder- und Jugendgynäkologie. Stuttgart: Thieme; 2015. S. 218–242.

Deutsche Gesellschaft für Kinderendokrinologie und -diabetologie (DGKED). S1-Leitlinie. Pubertas tarda und Hypogonadismus. 2021.

Deutsche Gesellschaft für Psychosomatische Medizin und Ärztliche Psychotherapie (DGPM), Deutsche Gesellschaft für Kinder- und Jugendpsychiatrie, Psychosomatik und Psychotherapie (DGKJP). S3-Leitlinie. Diagnostik und Behandlung der Essstörungen. 2018.

European Society for Human Reproduction and Embryology (ESHRE) Guideline Group on POI, Webber L, Davies M et al. ESHRE Guideline: management of women with premature ovarian insufficiency. Hum Reprod, 2016; 31(5): 926–937.

Frank-Herrmann P, Strowitzki T. Amenorrhö: Woran denken? J Klin Endokrinol Stoffw, 2013;6(3): 12–18.

Gravholt CH, Andersen NH, Conway GS et al. Clinical practice guidelines for the care of girls and women with Turner syndrome: proceedings from the 2016 Cincinnati International Turner Syndrome Meeting. Eur J Endocrinol, 2017; 177(3): G1-G70.

Hiort O, Roth CL, Jung H. Abweichungen der Geschlechtsentwicklung und der Pubertät. In: Leidenberger FA, Strowitzki T, Ortmann O (Hrsg.). Klinische Endokrinologie für Frauenärzte. 5. A. Berlin, Heidelberg: Springer; 2014. S. 67–99.

Kahl H, Schaffrath Rosario A, Schlaud M. Sexuelle Reifung von Kindern und Jugendlichen in Deutschland. 2007. Aus: https://edoc.rki.de/bitstream/handle/176904/423/293fQNZFAlEs.pdf?sequence=1&isAllowed=y (letzter Zugriff: 25. Mai 2022).

Practice Committee of the American Society for Reproductive Medicine. Current evaluation of amenorrhea. Fertil Steril, 2008; 90(5 Suppl): S219–225.

Ranke MB, Dörr HG. Hypogonadismus in der Adoleszenz. Therapien zur Optimierung von Feminisierung, Maskulinisierung und Wachstum. Auerbach: Verlag Wissenschaftliche Scripten, 2008.

The American College of Obstetricians and Gynecologists. Committee opinion No. 605: primary ovarian insufficiency in adolescents and young women. Obstet Gynecol, 2014; 124(1): 193–197.

Hypermenorrhö

Anthuber S, Deppe C. Blutungsstörungen. In: Oppelt PG, Dörr HG (Hrsg.). Kinder- und Jugendgynäkologie. Stuttgart: Thieme; 2015. S. 218–242.

Seravalli V, Linari S, Pruzzi E, Dei M, Paladino E, Bruni V. Prevalence of hemostatic disorders in adolescents with abnormal uterine bleeding. J Pediatr Aolesc Gynecol, 2013; 26(5): 285–289.

The American College of Obstetricians and Gynecologists. Committee opinion No. 651. Menstruation in Girls and Adolescents: Using the Menstrual Cycle as a Vital Sign. Obstet Gynecol, 2015; 126(6): e143–146.

11 Hyperandrogenämie

M. Goeckenjan, (11.1–11.10), W. Bonfig (11.1; 11.2; 11.11–11.18)

Ovarielle Hyperandrogenämie

11.1 Wann liegt eine Hyperandrogenämie vor?

Unter **Androgenisierung** oder **Hyperandrogenismus** versteht man die verstärkte Wirkung männlicher Hormone (Androgene) auf den weiblichen Körper. Lassen sich diese in erhöhter Konzentration im Blut nachweisen, spricht man von **Hyperandrogenämie.** Gebräuchlich sind aber auch die Begriffe **klinische bzw. labordiagnostische Hyperandrogenämie.**

Zu den Androgenen, die für die laborchemische Diagnose typischerweise genutzt werden, gehören vor allem Testosteron, Androstendion, 17-OHP und DHEA-S. In Abhängigkeit vom Bildungsort und den unterschiedlich hohen Spiegeln der Androgene können eine ovarielle und adrenale Hyperandrogenämie unterschieden werden.

Nur das im Blut ungebundene, freie Testosteron ist biologisch aktiv. Freies Testosteron lässt sich jedoch schlecht direkt messen, daher wird es indirekt über den freien Androgen-Index (FAI) ermittelt. Der FAI wird aus sexualhormonbindendem Globulin (SHBG) und Gesamttestosteron berechnet:

$$\frac{\text{FAI} = \text{Gesamttestosteron [nmol/l]} \times 100}{\mathit{SHBG\ [nmol/l]}}$$

$$\text{Testosteron } [\mu\text{g/ml}] \times 3{,}5 = \text{Testosteron [mmol/l]}$$

Klinisch können folgende Symptome auf eine Hyperandrogenämie bei Mädchen hinweisen:

- Prämature Pubarche (▶ Kap. 3.18, Kap. 3.19)
- In der Wachstumsphase: beschleunigtes Längenwachstum (Entwicklungsbeschleunigung) und Knochenalterakzeleration
- Störungen des Menstruationszyklus wie Hypermenorrhö, Oligomenorrhö oder primäre/sekundäre Amenorrhö (▶ Kap. 10)
- Akne/Seborrhö
- Androgenetischer Haarausfall
- Hirsutismus
- Virilisierungserscheinungen: Klitorishypertrophie, Vertiefung der Stimme, Vergrößerung des Kehlkopfs, Zunahme der Muskelmasse/Muskelkraft

11.2 Wie kann auf den Entstehungsort der Androgene geschlossen werden?

Die klassischen Marker-Androgene sind Testosteron, Androstendion, DHEA-S und 17-OHP. Dabei ist vor allem DHEA-S das „Leithormon" der Nebenniere, das bei

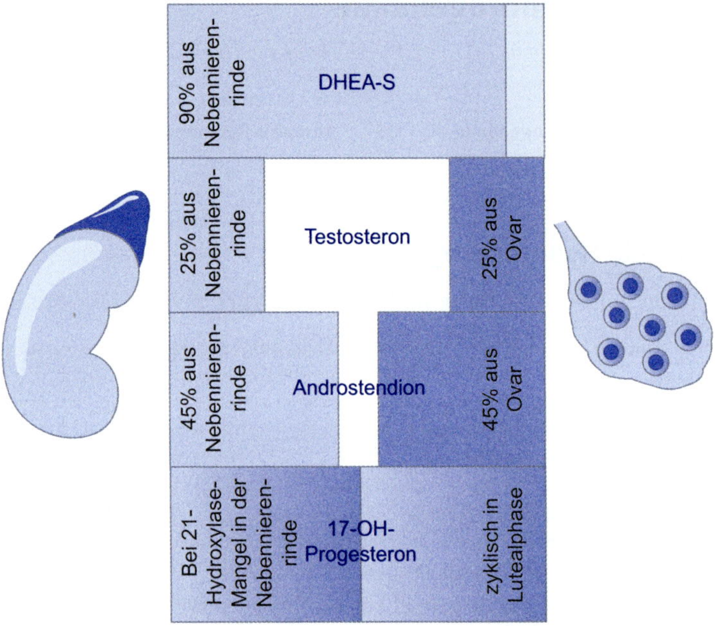

Abb. 11.1 Schematische Darstellung der Ursprungsorte der Androgene [L138]

deutlicher Erhöhung auf einen adrenalen Ursprung der Hyperandrogenämie hinweist. DHEA-S steigt bereits während der Kindheit langsam kontinuierlich an und kann dann physiologisch bei Mädchen ab einem Alter von 8 Jahren zur Pubarche führen.

Testosteron, Androstendion und 17-OHP können sowohl adrenalen als auch ovariellen Ursprungs sein (Testosteron: 25 % ovariell, 25 % adrenal, 50 % periphere Konversion anderer Androgene; Androstendion: 45–50 % ovariell, 45–50 % adrenal, ▶ Abb. 11.1). Im Ovar werden Testosteron und Androstendion in den Thekazellen gebildet.

Im Rahmen der Abklärung einer Hyperandrogenämie kann auch die Bestimmung des Harnsteroid-Metaboloms mittels Gaschromatografie-Massenspektrometrie (GC-MS) oder Gaschromatografie-Tandem-Massenspektrometrie (GC-MSMS) hilfreich sein. Mit dieser Methode können zahlreiche Steroidhormon-Metaboliten bestimmt werden, die über den Harn ausgeschieden werden. Durch die Konstellation des Harnsteroidprofils können Rückschlüsse auf verschiedenste Erkrankungen der Steroidhormon-Synthese der Nebennierenrinde gezogen werden. Dabei reicht oft die Untersuchung des Spontanharns aus, um eine Diagnose zu stellen.

> Die klassischen Marker-Androgene sind Testosteron, Androstendion und DHEA-S. Dabei ist DHEA-S das „Leithormon“ der Nebenniere.

PRAXISTIPP

In der Differenzialdiagnose von adrenalen Enzymdefekten, die zu einer gestörten Steroidhormonsynthese führen, ist die Analyse des Harnsteroid-Metaboloms mittels GC-MS im Spontanharn sehr hilfreich.

11.3 Wie kommt es zur ovariellen Hyperandrogenämie?

Eine passagere Hyperandrogenämie mit relativem Überwiegen der Wirkung von Androgenen, die im Ovar entstehen, ist eine physiologische Phase der Pubertätsentwicklung des Mädchens. Durch Hormone aus dem Körperfett (Leptin) wird ab einer gewissen Schwelle bei jungen Mädchen zunächst die Aktivierung und dann die Ausreifung der Hypothalamus-Hypophysen-Achse initiiert. Aus der zunehmenden Ausschüttung von FSH und LH resultiert die Rekrutierung von antralen Follikeln im Ovar. LH stimuliert in den Thekazellen der Follikelwand die Produktion von Androgenen, während FSH in den Granulosazellen die Aromatisierung von Androgenen zu Östrogenen fördert. In der Pubertätsentwicklung des Mädchens spiegeln Pubarche und Thelarche den Einfluss der zunehmenden Wirkung der Sexualsteroide.

In dieser Phase der Pubertätsentwicklung mit passagerer Hyperandrogenämie zeigen sich daher physiologisch typische Symptome einer Hyperandrogenämie bei Mädchen. Typisch sind durch das relative Überwiegen der Androgene die zunehmend grobporigere Gesichtshaut, das unreine Hautbild, fettige Haare und Änderung des Körpergeruchs.

Bei der funktionellen ovariellen Hyperandrogenämie kann es zu einer Störung der ovariellen Steroidproduktion mit Überwiegen der Androgene kommen. Häufig wird dies begleitet durch anovulatorische Zyklen oder Oligoovulationen bis hin zur Amenorrhö. Dieses Syndrom mit Zyklusstörung und Hyperandrogenämie zeigt sich beim PCO-Syndrom (▶ Kap. 11.6). Gleichzeitig kann auch eine Insulinresistenz auftreten. Die erhöhten Insulinspiegel können dann durch Cytochrom-P450-Enzyminduktion eine vermehrte adrenale und ovarielle Androgenproduktion bedingen.

Eine seltenere Quelle für eine Überproduktion ovarieller Androgene sind androgenproduzierende Tumoren der Ovarien.

11.4 Wie wird eine ovarielle Hyperandrogenämie diagnostisch abgeklärt?

Die **klinische Symptomatik** ist für die Abschätzung der ovariellen Hyperandrogenämie besonders wichtig. Zudem sind der individuelle Pubertätsverlauf und die Dynamik der Symptome der Hyperandrogenämie zu berücksichtigen.

Bei Mädchen mit ovarieller Hyperandrogenämie kann der Pubertätsbeginn zunächst verfrüht oder im Verlauf verzögert sein (Bronstein et al. 2011). Pubarche und Thelarche zeigen sich oft früher und verstärkt, während die Menarche möglicherweise lange verzögert auftritt oder sogar eine primäre Amenorrhö entsteht.

Laborchemisch fallen typischerweise erniedrigte SHBG-Spiegel auf. Bei Hyperandrogenämie und besonders bei begleitender Hyperinsulinämie kommt es zu einer verminderten hepatischen Synthese von SHBG. SHBG bindet Testosteron. Je weniger SHBG vorhanden ist, desto mehr freies Testosteron wirkt im Körper und der freie Androgen-Index ist erhöht. Die Androgene der Nebenniere, z. B. das Marker-Androgen DHEA-S, sind dabei oft kaum auffällig. Zusätzlich zeigt sich bei ovarieller Hyperandrogenämie im Vergleich der Gonadotropine LH und FSH im Serum ein erhöhter LH/FSH-Quotient von > 2.

Bei sehr rascher Entwicklung einer Hyperandrogenämie und hohen Androgenkonzentrationen mit Progressionstendenz sind androgenproduzierende Ovarialtumoren auszuschließen. Dies erfolgt im ersten diagnostischen Schritt bei gefüllter Harnblase im **abdominellen Ultraschall.** Bei Mädchen, die bereits Geschlechtsverkehr haben, kann mit hoher Sensitivität das innere Genitale mit dem vaginalen Ultraschall oder bei jüngeren Mädchen gegebenenfalls auch mit der rektalen Endosonografie untersucht werden. Alternativ kann das Becken mit MRT dargestellt werden.

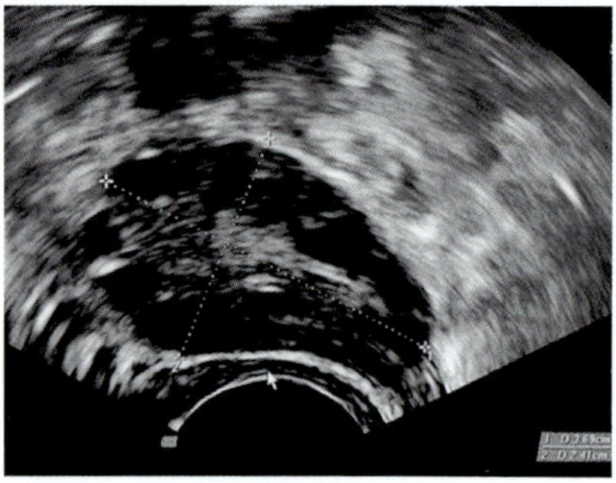

Abb. 11.2 Vaginaler Ultraschall mit Zeichen der klassischen Morphologie des PCOS-typischen Ovars bei einer 17-jährigen Jugendlichen mit sekundärer Amenorrhö und Akne (perlschnurartige Follikel um echoreiches Zentrum, mehr als 12 Follikel mit weniger als 10 mm Durchmesser pro Schnittebene, Volumen 133 ml). Insgesamt zeigen sich bei Durchmustern eines Ovars mehr als 25 antrale Follikel (▶ Abb. 1.14) [M1181]

Ein abdominaler oder vaginaler Ultraschall der Ovarien zeigt häufig eine hohe ovarielle Funktionsreserve mit vergrößerten Ovarien mit vielen antralen Follikeln mit einer Größe von unter 10 mm (▶ Abb. 11.2). Die sonografischen Kriterien (▶ Kap. 1.29) für die Diagnostik eines PCOS (▶ Kap. 11.6) im Erwachsenenalter gelten erst bei erwachsenen Frauen (Teede et al. 2018).

Bis heute wird der Serumparameter AMH als Marker für die ovarielle Funktionsreserve, nicht als Parameter für die ovarielle Hyperandrogenämie empfohlen.

11

PRAXISTIPP

Rationelle Abklärung bei Verdacht auf ovarielle Hyperandrogenämie:

- Klinik (Androgenisierungserscheinung, Zyklusanamnese)
- Hormonbasisdiagnostik (zyklusabhängig): LH, FSH, Estradiol, Prolaktin, Testosteron, SHBG, FAI, Androstendion, DHEA-S, 17-OHP (▶ Kap. 2.2)
- Gynäkologischer Ultraschall (vaginal bzw. abdominal) (▶ Kap. 1.24)

11.5 Wie wird eine Hypertrichose von einem Hirsutismus unterschieden?

Die **Hypertrichose** ist definiert als eine allgemeine Verstärkung des Haarwachstums ohne Betonung der Pubes- und Axillarbehaarung. Sie findet sich häufig am Körperstamm und an den Extremitäten oder im Bereich des Haaransatzes. Die Hypertrichose kann auch medikamentös induziert sein (z. B. Therapie mit Glucocorticoiden, Phenytoin, Diazoxid oder Cyclosporin A) und kann auch syndromal vorkommen. Bei einigen Mädchen kann schon in der Pubertät eine vermehrte Behaarung an den Beinen, Unterarmen und im Bereich des Bauchs auffallen, die insgesamt verstärkt, aber nicht typisch männlich ist. Besonders Mädchen mit dunklen Haaren leiden an der vermehrten und oft dunklen Behaarung.

Im Gegensatz zur typischen weiblichen Behaarung, z. B. der Unterarme, Oberschenkel und des Gesichts mit dem nicht pigmentierten Vellus-Haar, kommt es beim **Hirsutismus** unter verstärktem Androgeneinfluss zur Umwandlung der Vellus-Haare in Terminalhaare an bestimmten Stellen. Es wird länger, dunkler und kräftiger und folgt dem männlichen Verteilungsmuster der Sekundärbehaarung.

Das klinische Spektrum der Hypertrichose reicht von schwersten genetischen Störungen mit generalisierter verstärkter Behaarung, z. B. dem seltenen Ambras-Syndrom, über die familiäre/ethnische Neigung zur verstärkten Behaarung. Bei Mädchen und jungen Frauen kann die Beschäftigung mit der Behaarung zu einem außergewöhnlichen Leidensdruck trotz fehlender objektivierbarer Befunde führen. Hier sind insbesondere kulturelle und soziale Aspekte und die Idealisierung des Aussehens mit Fixierung auf die Haare bedeutsam.

Beim Hirsutismus findet sich häufig eine Hyperandrogenämie mit erhöhtem freien Androgen-Index (▶ Kap. 2.2). Ein Hirsutismus kommt bei Frauen in verschiedenen Regionen der Welt häufiger vor, z. B. in Mittelmeerländern oder den arabischen Staaten des Mittleren Ostens. Es gibt auch einen (idiopathischen) Hirsutismus ohne Hyperandrogenämie.

Zur Objektivierung eines Hirsutismus gibt es verschiedene Scores, am gebräuchlichsten ist der modifizierte Ferriman-Gallwey-Score (mFGS): An 9 Körperregionen typischer männlicher Behaarung werden die pigmentierten Terminalhaare mit > 5 mm Länge quantifiziert. Unterarme und Unterschenkel zählen nicht dazu. Einschränkende Faktoren sind die subjektive Evaluation, die fehlende Validierung für das Jugendalter und die unterschiedlichen Cut-off-Werte in Abhängigkeit von der Ethnizität.

Gemäß der internationalen Leitlinie PCOS ist ab einem mFGS ≥ 4–6 von einem Hirsutismus auszugehen.

11.6 Wann spricht man vom polyzystischen Ovarsyndrom?

Das polyzystische Ovarsyndrom (PCOS) ist eine häufige endokrine Erkrankung von Frauen im reproduktiven Alter. Die Häufigkeit in der Adoleszenz beträgt, je nach zugrunde gelegten Diagnosekriterien, 6–18 %. Zyklusstörungen mit seltenen oder nicht auftretenden Ovulationen und infolgedessen unregelmäßigen oder ausbleibenden Periodenblutungen sind neben einer Hyperandrogenämie das wichtigste klinische Zeichen. Frauen mit PCOS leiden oft an unreiner Haut oder Akne, Haarausfall, vermehrter Gesichtsbehaarung und veränderter Körperbehaarung. Oft – aber nicht immer – weisen Frauen mit PCOS Übergewicht oder Adipositas auf.

Die klassische Definition des PCOS bei erwachsenen Frauen haben die Rotterdam-Kriterien vorgegeben: Hierbei spielt die Sonomorphologie der Ovarien, die die hohe funktionelle ovarielle Reserve reflektiert, eine besondere Rolle. Die Kriterien sollten **nicht** für die Diagnose bei Adoleszentinnen herangezogen werden, da sie zu einer Überdiagnose führen würden (Rotterdam ESHRE/ASRM-Sponsored PCOS consensus workshop group 2004):

- Oligoovulation (Zykluslänge von über 35 Tagen) oder Anovulation (Zykluslänge über 3 Monate)

- Klinische Hyperandrogenämie oder laborchemische Hyperandrogenämie
- PCOS-typische Ovarien (▶ Abb. 1.14, ▶ Abb. 11.2) mit einem klassischen Bild: mindestens ein Ovar mit mindestens 10 Follikeln perlschnurartig angeordnet um ein hyperechogenes Zentrum des Ovars oder mindestens 12 Follikel in beiden Ovarien

2018 hat die europäische Leitlinie der ESHRE auch aufgrund der verbesserten Ultraschalldiagnostik mit hochauflösenden Geräten die Definitionskriterien bezüglich Sonografie präzisiert (Teede et al. 2018):

- Zählung der antralen Follikel mit einem Durchmesser zwischen 2–8 mm mit einer Anzahl von 20 oder mehr Follikeln pro Ovar oder
- Volumen des Ovars 10 ml oder mehr und
- gleichzeitig kein Nachweis von ovariellen Zysten, Corpus luteum oder dominanten Follikeln.

PRAXISTIPP

Bei Jugendlichen und jungen Frauen, deren Menarche < 8 Jahre zurückliegt, gilt die ovarielle Morphologie für die Definition des PCOS **nicht,** da die Ovarien üblicherweise in dieser Zeit eine hohe ovarielle Reserve aufweisen.

Symptome des polyzystischen Ovarsyndroms treten in der Adoleszenz physiologisch auf. In der Phase der Zyklusregulierung nach Menarche können Zyklusstörungen, Hyperandrogenämie und besonders eine hohe ovarielle Reserve ohne Krankheitswert vorkommen. Das PCOS wird erst im späteren Lebensalter (die ESHRE-Leitlinie definiert einen Zeitraum bis 8 Jahre nach Menarche und völliger „reproduktiver Reife“), oder bei ausgeprägter Fehlregulation im Jugendalter als Syndrom definiert. Typisch ist dann das Vollbild des PCOS mit unregelmäßigem Menstruationszyklus mit wenigen Ovulationen oder Anovulation bei ausgeprägter klinischer Hyperandrogenämie.

Die Diagnose eines PCOS < 8 Jahre nach Menarche ist schwierig.
Hinweisend sind **unregelmäßige Zyklen** in Kombination mit einer **klinischen und/oder laborchemischen Hyperandrogenämie.**
Jugendliche ohne Vollbild, aber mit Risikofaktoren eines PCOS sollten als „at risk of PCOS“ beraten und nachkontrolliert werden.

PRAXISTIPP

Definition unregelmäßiger Zyklen (Teede et al. 2018):

- Unregelmäßige Zykluslängen sind im ersten Jahr nach der Menarche noch physiologisch.
- Eine auffällige Zyklusdauer beträgt > 1 bis < 3 Jahre nach Menarche weniger als 21 Tage oder > 45 Tage.
- Eine auffällige Zyklusdauer beträgt > 3 Jahre nach Menarche weniger als 21 Tage oder > 35 Tage oder weniger als 8 Zyklen pro Jahr.
- > 1 Jahr nach Menarche eine längere Zyklusdauer als 90 Tage.
- Primäre Amenorrhö mit 15 Jahren oder 3 Jahre nach Thelarche.

Im Pubertätsalter kann die spätere Entwicklung eines PCOS mit folgenden Symptomen und Befunden assoziiert sein:

- Prämature Pubarche vor dem 8. Lebensjahr
- Verzögert ablaufende Pubertätsentwicklung mit Menarche später als 2 Jahre nach Thelarche oder > 1 Jahr nach Beginn des Weißflusses
- Zyklusstörungen mehr als 3 Jahre nach erster Menstruation
- Ausgeprägte Körperbehaarung, männliches Verteilungsmuster (Hirsutismus)
- Unreine Haut, Akne, besonders schwer behandelbare Akne
- Rasche Gewichtszunahme in der Pubertät, Übergewicht, Adipositas, Insulinresistenz

Diese Warnsignale einer ausgeprägten ovariellen Hyperandrogenämie sind Risikofaktoren für die spätere Entwicklung eines PCO-Syndroms. Langfristig führen besonders Übergewicht und Adipositas im Kindes- und Jugendalter zu erhöhten metabolischen Risiken bei PCOS. Verlauf und Prognose eines PCOS können schon in der Jugend positiv beeinflusst werden, daher ist die Früherkennung des PCOS bei Mädchen und jungen Frauen besonders wichtig.

Ehemals untergewichtig geborene Mädchen (small for gestational age, SGA) weisen ein höheres Risiko auf, bereits im jugendlichen Alter eine Hyperandrogenämie bzw. ein PCOS-ähnliches Bild zu entwickeln.

11.7 Welche Therapieoptionen gibt es für Androgenisierungserscheinungen?

Die Therapieoptionen bei Androgenisierungserscheinungen sind vielfältig. Sie sind sehr abhängig von der klinischen Ausprägung und der individuellen Belastung durch die Beschwerden. Rein erhöhte Laborwerte bedürfen primär keiner Behandlung.

Grundsätzlich können bei Androgenisierungserscheinungen im Rahmen des PCOS und bei Übergewicht oder Adipositas Lebensstiländerungen hilfreich sein, auch wenn es besonderer Anstrengungen bedarf, diese langfristig mit der Patientin umzusetzen. Gesunde, vielseitige Ernährung und regelmäßige Bewegung sind die Grundpfeiler eines gesunden Lebensstils. Bei PCOS mit Übergewicht oder Adipositas kann die Gewichtsreduktion von 5–10 % des Ausgangsgewichts zu einer Zyklusregulierung und längerfristig auch der Hyperandrogenämie führen.

Die Androgenisierungserscheinungen werden grundsätzlich zunächst symptomorientiert behandelt:
- **Hautveränderungen, Akne** – Optimierung der Hautpflege
- **Vermehrte Behaarung des Körpers** – Epilation, Photo- oder Laserbehandlung
- **Haarausfall** – Therapieversuch mit Vitaminen, Zink, topische Therapie mit Haarwassern, z. B. Östrogenen oder Minoxidil

Eine Hyperandrogenämie kann durch die Gabe von kombinierten oralen Kontrazeptiva (▶ Kap. 14.6) positiv beeinflusst werden. Durch Erhöhung von SHBG und Senkung des freien Testosterons wird auch schon bei hormonellen Kontrazeptiva ohne antiandrogen-wirkende Gestagene ein guter Langzeiteffekt erzielt.

Gemäß aktuellen Leitlinien kann folgendes Vorgehen für die mögliche Verschreibung von oralen Kontrazeptiva empfohlen werden:
1. Möglichst niedriger Anteil von Ethinylestradiol 20–30 µg/Tag, Präparate mit Gestagenen der 2. Generation (z. B. LNG) als 1. Linientherapie, antiandrogenwirksame Gestagene erst als 2. Linientherapie (z. B. Dienogest, Chlormadinon-

acetat, Drospirenon), 35 µg-Präparate mit antiandrogenem Gestagen (Cyproteronacetat) aufgrund des höheren Risikoprofils nur in Einzelfällen
2. Gegebenenfalls natürliches Estradiol in oralen Kontrazeptiva
3. Berücksichtigung der Kontraindikationen und individuelle Aufklärung vor und während der Verschreibung
4. Aufklärung über verzögerte Wirkeffekte der oralen Kontrazeptiva in Bezug auf Hirsutismus/Akne von mindestens 6 Monaten

11.8 Wann würde man Metformin empfehlen?

Bei einem Teil der Mädchen und Frauen mit PCOS und Zeichen der Hyperandrogenämie können diese Symptome mit Insulinsensitizern verbessert werden. Bei Frauen mit und ohne Übergewicht oder Adipositas kann bei PCO-Syndrom eine Insulinresistenz bestehen. In diesen Fällen kann die nachgewiesene Insulinresistenz, gemessen am HOMA-Index (▶ Kap. 2.13), als Indikation für die Gabe von Metformin gelten. Die möglichen positiven Effekte von Metformin auf die ovarielle Regulation mit Verkürzung des Zyklus und häufigeren Ovulationen, Senkung von Testosteron und Androgenisierungserscheinungen und positive Wirkung auf Übergewicht und Adipositas lassen sich in Studien zeigen. Metformin ist jedoch nicht allein wirksam, sondern nur in Kombination mit einer Optimierung des Lebensstils in Form von Ernährungsumstellung und regelmäßiger Bewegung.

Die häufigen und oft auch ausgeprägten Nebenwirkungen wie Blähungen, Übelkeit, Diarrhö und Unterbauchschmerzen limitieren den Einsatz von Metformin. Die einschleichende Dosierung über mehrere Wochen hat sich als günstig für die weitere Einnahme erwiesen, z. B. 3 x 250 mg mit wöchentlicher Steigerung über 500–250–250 mg und 500–500–250 mg auf 3 x 500 mg. Wegen der Gefahr einer Laktatazidose sollte die Einnahme von Metformin 2 Tage vor Röntgenkontrastmittel-Untersuchungen und 3–5 Tage vor geplanten Operationen pausiert werden, worüber die Patientinnen zu informieren sind.

Die ESHRE-Leitlinie zum PCOS beschreibt bezüglich der Metformin-Empfehlung (Teede et al. 2018):

- Einsatz von Metformin begleitend zu Lebensstiloptimierung bei erwachsenen Frauen mit PCOS ab einem BMI über 25 kg/m^2.
- Auch bei Mädchen und jungen Frauen mit PCOS und Übergewicht oder Risiko für PCOS kann Metformin eingesetzt werden.

11.9 Gibt es eine Indikation für den Einsatz von Inositol?

Inositol (Myo- oder di-Chiro-Inositol) gilt als Nahrungsergänzungsmittel. Es wird als Botenstoff in die Zellmembran eingebaut und verstärkt die Wirkung von Insulin und die Aufnahme von Glukose in die Zellen. Inositol zeigt in Placebo-kontrollierten Studien positive Effekte auf die Zyklusregulierung und eine Verbesserung von Androgenisierungserscheinungen. Bislang gibt es zu Inositol relativ wenig Studien. Inositol gilt nicht als Medikament, sondern als Nahrungsergänzungsmittel, daher werden Studien teilweise nicht mit den Standards von Arzneimittelstudien durchgeführt. In einer aktuellen Metaanalyse von 6 kleineren, kontrolliert-randomisierten Studien zeigen sich im Vergleich zur etablierten Therapie der Insulinresistenz mit Metformin keine signifikanten Unterschiede in der Wirkung beider Substanzen bei deutlich geringeren Nebenwirkungen durch Inositol (Facchinetti et al. 2019). Daher kann ein Therapieversuch mit Inositol gerade bei Mädchen und jungen Frauen durchaus versucht werden. Die Therapiekosten limitieren den Einsatz jedoch langfristig. Aufgrund fehlender Evidenz wird Myo-Inositol in internationalen Leitlinien jedoch nicht empfohlen (Teede et al. 2018).

11.10 Muss eine ovarielle Hyperandrogenämie zwingend therapiert werden?

Wenn keine Symptome auftreten, muss der laborchemische Nachweis einer Hyperandrogenämie nicht behandelt werden. Erst bei Vorliegen von Symptomen der Hyperandrogenämie, vor allem in Kombination mit Zyklusstörungen mit langen Zyklen oder Amenorrhö, sowie bei Blutungsstörungen, verstärkter Regelblutung oder sogar begleitender Anämie ist die Behandlung sinnvoll. Dann kommen die Optimierung des Lebensstils, die lokale Therapie der Symptomatik oder die Gabe von Hormonen wie orale Kontrazeptiva ohne und mit antiandrogener Wirkung oder antiandrogenwirksame Gestagene infrage. Die individuellen Auswirkungen von Androgenisierungserscheinungen sind sehr unterschiedlich. Einflüsse auf die Psyche, das Selbstbewusstsein oder Partnerschaften sind häufig. In Studien wurde gezeigt, dass bei Mädchen und Frauen mit Androgenisierung häufiger Depressionen und Ängste auftreten (Greenwood et al. 2018). Dies sollte bei der Therapieentscheidung und Begleitung der Patientinnen berücksichtigt werden.

Adrenale Hyperandrogenämie

11.11 Was versteht man unter einem AGS?

Das Akronym AGS bedeutet adrenogenitales Syndrom, im Englischen wird der Name congenital adrenal hyperplasia (CAH) benutzt. Unter dem adrenogenitalen Syndrom werden alle Enzymdefekte der Nebennierenrinde zusammengefasst, die zu einer gestörten Cortisol-Biosynthese führen. Durch den jeweiligen Enzymdefekt kann es neben dem Cortisolmangel zu erhöhten, bei manchen Enzymdefekten aber auch zu erniedrigten Nebennierenandrogenen kommen, was jeweils zu einer Variante der Geschlechtsentwicklung führen kann.

Bei den Enzymdefekten handelt es sich um den
- 21-Hydroxylase-Mangel *(CYP21A2)*,
- 11ß-Hydroxylase-Mangel *(CYP11B2)*,
- 3ß-Hydroxysteroid-Dehydrogenase-Defekt *(HSD3B2)*,
- StAR-Protein-Defekt *(STAR)*,
- P450SCC-Mangel *(CYP11A1)*,
- 17-Hydroxylase-Mangel *(CYP17A1)* und den
- P450-Oxidoreduktase-Mangel *(POR)*.

Ein Cortisolmangel mit **verminderter** Androgensynthese führt bei Personen mit dem Karyotyp 46,XY zu einer Untervirilisierung wie z. B. bei Enzymdefekten, die durch Mutationen in den Genen *CYP11A1, StAR, HSD3B2, CYP17A1 oder POR* verursacht wurden.

Einen Cortisolmangel und eine **erhöhte** Androgenkonzentration findet man beim 21-Hydroxylase-Mangel *(CYP21A2)*, beim 11ß-Hydroxylase-Mangel *(CYP11B2)* und bei Personen mit 46,XX beim 3ß-HSD-Mangel *(HSD3B2)*.

Die häufigsten AGS-Formen sind das 21-Hydroxylase-Mangel-AGS *(CYP21A2)* mit 90–95 % und das 11ß-Hydroxylase-Mangel-AGS *(CYP11B2)* mit 4–5 %. Diese beiden Formen gehen mit einer adrenalen Hyperandrogenämie einher und können beim Mädchen zu Virilisierungserscheinungen führen.
Die anderen Störungen treten sehr selten auf.

Da das 21-Hydroxylase-Mangel-AGS *(CYP21A2)* mit Abstand die häufigste AGS-Form darstellt, wird im weiteren Verlauf nur noch auf das 21-Hydroxylase-Mangel-AGS *(CYP21A2)* eingegangen. Es wird in den meisten Fällen bereits im Neugeborenenscreening erfasst. Im Alter von 36–72 Lebensstunden wird aus Kapillarblut das 17-Hydroxy-Progesteron (17-OHP) bestimmt.

Prinzipiell unterscheidet man je nach 21-Hydroxylase-Restaktivität ein **klassisches AGS** von einem **nicht klassischen AGS** (▶ Kap. 2.5).

- Beim klassischen AGS mit Salzverlust liegt die 21-Hydroxylase-Restaktivität bei 0–1 %.
- Beim klassischen AGS ohne Salzverlust (= einfach-virilisierendes AGS) liegt die 21-Hydroxylase-Restaktivität zwischen 2 % und 5 %.
- Beim nicht klassischen AGS besteht eine Enzymrestaktivität von 20–50 %.

Beim nicht klassischen AGS kommt es bei weiblichen Feten pränatal zu keiner Genitalvirilisierung.

11.12 Wie werden klassisches und nicht klassisches AGS abgegrenzt?

Das **klassische 21-Hydroxylase-Mangel-AGS** (Inzidenz 1:11.000 bis 1:15.000) wird in der Regel bereits durch das Neugeborenenscreening erfasst und führt bei weiblichen Feten pränatal häufig zu einer variablen Genitalvirilisierung, deren Schweregrad nach Prader eingeteilt wird. Sie reicht von einer leichten Klitorishypertrophie über ambivalente Phänotypen mit Sinus urogenitalis bis hin zu einer kompletten Virilisierung (Prader V) mit Harnröhrenmündung an der „Penisspitze".

Beim **nicht klassischen 21-Hydroxylase-Mangel-AGS** (Inzidenz ca. 1:1000) finden sich keine Genitalvirilisierung und kein Salzverlust. Die Diagnose wird meist im Verlauf erst klinisch gestellt, wobei auch viele Fälle undiagnostiziert bleiben. Das nicht klassische 21-Hydroxylase-Mangel-AGS kann sich durch eine prämature Pubarche/Adrenarche (▶ Kap. 3.18, ▶ Kap. 3.19), Akne/Seborrhö oder ein beschleunigtes Wachstum durch eine Entwicklungsbeschleunigung bereits im Kindesalter manifestieren. Im jugendlichen Alter können Zyklusunregelmäßigkeiten und später auch Konzeptionsschwierigkeiten auftreten. Das nicht klassische 21-Hydroxylaxe-Mangel-AGS stellt eine wichtige Differenzialdiagnose zum PCOS (▶ Kap. 11.6) dar.

Die Bezeichnung „Late-onset-AGS" für das nicht klassische AGS ist missverständlich: Auch das klassische AGS kann verspätet (also „late") diagnostiziert werden und das nicht klassische AGS kann sich auch schon früh im Kindesalter (z. B. durch eine prämature Pubarche) manifestieren.

Laborchemische Unterschiede

Morgendliches basales 17-Hydroxy-Progesteron:

- Bei klassischem 21-Hydroxylase-Mangel-AGS: > 10.000 ng/dl (> 300 nmol/l)
- Bei nicht klassischem 21-Hydroxylase-Mangel-AGS: 200–10.000 ng/dl (6–300 nmol/l)

17-Hydroxy-Progesteron nach ACTH-Stimulation (▶ Kap. 2.5, ▶ Kap. 2.6):

- Bei klassischem 21-Hydroxylase-Mangel-AGS: > 10.000 ng/dl (> 300 nmol/l)
- Bei nicht klassischem 21-Hydroxylase-Mangel-AGS: 1.000–10.000 ng/dl (31–300 nmol/l)

Molekulargenetische Befunde der Mutationsanalyse des CYP21A2-Gens

Da beim 21-Hydroxylase-Mangel-AGS eine gewisse Genotyp-Phänotyp-Korrelation vorliegt, kann in unklaren Fällen auch die **CYP21A2-Mutationsanalyse** hilfreich sein.

Man unterscheidet Mutationen der Gruppe 0, A und B (klassisches 21-Hydroxylase-Mangel-AGS) und Gruppe C Mutationen (nicht klassisches 21-Hydroxylase-Mangel-AGS, ▶ Abb. 11.3). Das AGS wird autosomal-rezessiv vererbt, sodass sich

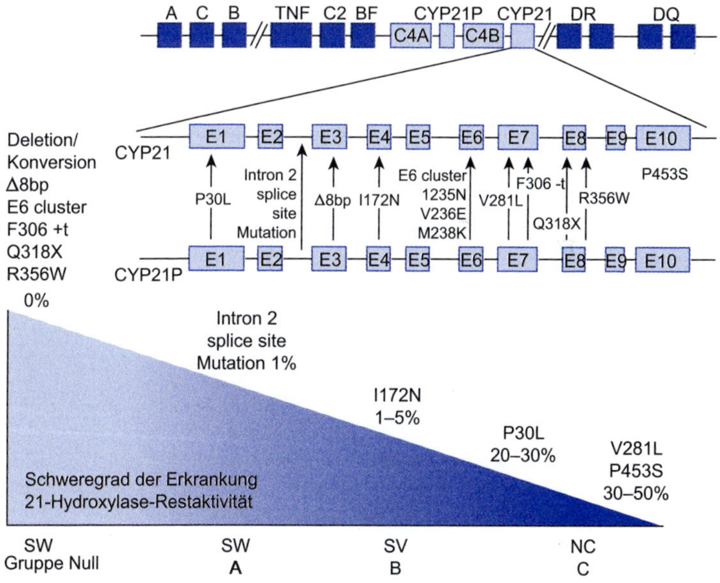

Abb. 11.3 Korrelation zwischen Genotyp und adrenalem Phänotyp. Mutationsgruppen 0 und A führen überwiegend zu einem AGS mit Salzverlust (SW = salt wasting), Gruppe B meistens zu einem einfach virilisierenden AGS (SV = simple virilizing) und Gruppe-C-Mutationen zu einem nicht klassischen AGS (NC = non classic).
Die Prozentzahlen beziehen sich auf die Enzym-Restaktivität (0%, 1%, 1-5%. 20-30% und 30-50%). Der Gradient von links oben nach rechts unten bezieht sich auf die Enzymdefizienz / den Enzymmangel [E1137-001/L138].

meist compound heterozygote Befunde erheben lassen, wobei die mildere Mutation in der Regel den klinischen Phänotyp bestimmt.

Zu den Gruppe-0-Mutationen zählen Gendeletionen, Genkonversionen, *Delta*8bp, E6 cluster, F306+t, Q318X und R356W (0 % 21-Hydroxylase-Restaktivität).

Die Gruppe A umfasst die Intron 2 splice site Mutation (1 % 21-Hydroxylase-Restaktivität).

Die Gruppe B bildet die Mutation I172N (1–5 % 21-Hydroxylase-Restaktivität).

Die Gruppe C umfasst die Mutationen P30L (20–30 % 21-Hydroxylase-Restaktivität), V281L und P453S (30–50 % 21-Hydroxylase-Restaktivität), die in Kombination mit einer **weiteren CYP21A2-Mutation** meistens zu einem nicht klassischen 21-Hydroxylase-Mangel-AGS führen.

Weiterführende Information

Das nicht klassische 21-Hydroxylase-Mangel-AGS wird normalerweise nicht durch das Neugeborenenscreening erfasst und kann im Verlauf durch eine prämature Pubarche, Akne, beschleunigtes Wachstum und Entwicklungsbeschleunigung sowie Zyklusunregelmäßigkeiten und Konzeptionsprobleme klinisch auffällig werden. Viele Fälle bleiben aber auch undiagnostiziert.

Die Diagnostik des nicht klassischen 21-Hydroxylase-Mangel-AGS besteht aus der Bestimmung des morgendlichen 17-Hydroxy-Progesterons und gegebenenfalls der Bestimmung des 17-Hydroxy-Progesterons nach ACTH-Stimulation. Zusätzlich kann die Diagnose auch noch durch Mutationsanalyse des *CYP21A2-Gens* gesichert werden. Meist finden sich compound heterozygote Befunde (zwei unterschiedliche Mutationen auf beiden Allelen des *CYP21A2-Gens).*

11.13 Wie häufig ist ein heterozygotes AGS? Ist es behandlungsbedürftig?

Die Heterozygotie oder Anlageträgerschaft für ein 21-Hydroxylase-Mangel-AGS ist je nach Abstammung und Region äußerst unterschiedlich. In Deutschland geht man von einer Heterozygoten-Frequenz von 1:50 bis 1:60 aus.

Bei den Yupik-Eskimos in Alaska beträgt die Heterozygoten-Frequenz 1:11 und bei den aschkenasischen Juden sogar 1:3 (Hannah-Shmouni et al. 2017).

Falls es im ACTH-Test (▶ Kap. 2.5, ▶ Kap. 2.6) zu einem auffälligen 17-OHP-Anstieg kommt, der jedoch noch unter dem Cut-off von 1.666 ng/dl (50 nmol/l) liegt, ist eine 21-Hydroxylase-Mangel-AGS-Heterozygotie wahrscheinlich.

Prinzipiell ist das heterozygote 21-Hydroxylase-Mangel-AGS nicht behandlungsbedürftig. Nur bei klinisch relevanten Symptomen und nachgewiesener Hyperandrogenämie kann eine Therapie mit einer antiandrogenen Kombinationspille oder eine Ovulationsinduktion bei Kinderwunsch erwogen werden.

Die Anlageträgerschaft für ein 21-Hydroxylase-Mangel-AGS ist per se nicht behandlungsbedürftig!

11.14 Schließt ein unauffälliges Neugeborenenscreening ein nicht klassisches AGS aus?

Das Neugeborenenscreening wird im Alter von 36–72 Lebensstunden abgenommen. Beim AGS-Screening wird das 17-OHP bestimmt. Das Screening zielt auf die Erkennung von schweren, klassischen 21-Hydroxylase-Mangel-AGS-Formen ab. Das nicht klassische 21-Hydroxylase-Mangel-AGS wird in der Regel **nicht** durch das Neugeborenenscreening erfasst.

Selbst beim einfach-virilisierenden klassischen 21-Hydroxylase-Mangel-AGS werden in der Literatur einzelne Fälle mit unauffälligem Neugeborenenscreening berichtet (Therrell 2001). Prinzipiell kann das AGS-Screening auch bei mütterlicher oder kindlicher peripartaler Glucocorticoidtherapie falsch negativ sein.

11.15 Wie wird das nicht klassische AGS therapiert?

Per se ist das nicht klassische 21-Hydroxylase-Mangel-AGS bei asymptomatischen Patientinnen nicht behandlungsbedürftig. Eine Behandlungsindikation kann sich in der Wachstumsphase bei Entwicklungsbeschleunigung mit akzeleriertem Knochenalter oder durch eine rasch progrediente prämature Pubarche (▶ Kap. 3.18, ▶ Kap. 3.19) ergeben. Später kann sich eine Behandlungsindikation durch hirsute Beschwerden, Zyklusunregelmäßigkeiten oder Konzeptionsschwierigkeiten ergeben. Wenn einmal eine längerfristige Glucocorticoidtherapie (> 4–6 Wochen unabhängig von der Glucocorticoiddosierung) begonnen wurde, ist es wichtig, die Patientinnen über die Notwendigkeit einer Glucocorticoid-Stressdosis bei Fieber, schwerem Trauma, Operationen und Narkosen aufzuklären. Wenn eine Glucocorticoidtherapie begonnen wurde, sollte auch an die Möglichkeit des Ausschleichens der Therapie gedacht werden, sobald sich die klinische Symptomatik gebessert hat.

Für die Glucocorticoidtherapie wird meistens Hydrocortison verwendet. Oft reichen schon vergleichsweise niedrige Dosierungen von 5–10 mg/m^2/Tag aus.

Alternative Behandlungskonzepte können beim nicht klassischen 21-Hydroxylase-Mangel-AGS auch antiandrogene orale Kontrazeptiva, verschiedene antiandrogene Substanzen, topische Therapeutika oder eine rein kosmetische Therapie darstellen.

Das nicht klassische 21-Hydroxylase-Mangel-AGS ist nur bei relevanter klinischer Symptomatik behandlungsbedürftig. Zur Behandlung kommen vergleichsweise niedrig dosiertes Hydrocortison und bei hirsutistischen Beschwerden auch antiandrogene Kontrazeptiva, andere antiandrogene Substanzen sowie topische Therapeutika und rein kosmetische Maßnahmen infrage.

11.16 Wie sieht die Therapie des klassischen AGS aus?

Beim klassischen 21-Hydroxylase-Mangel-AGS ist immer eine Therapie mit Glucocorticoiden erforderlich. In der Wachstumsphase wird dafür bevorzugt Hydrocortison verwendet. Da in 75–90 % der Fälle ein AGS mit Salzverlust vorliegt, wird der Großteil der Patientinnen auch mit dem Mineralocorticoid Fludrocortison behandelt.

Um die erhöhten ACTH-Konzentrationen zu supprimieren, ist meist eine relativ hohe Hydrocortison-Dosis erforderlich, die oft zwischen 10–15 mg/m^2/Tag liegt. Das Hydrocortison wird im Kindesalter meistens auf 3 Einzeldosen aufgeteilt, wobei die morgendliche Gabe möglichst früh erfolgen sollte, um möglichst gut das ACTH zu supprimieren.

Nach Beendigung des Wachstums ist es prinzipiell auch möglich, auf länger wirksame synthetische Glucocorticoide (Prednison, Dexamethason) zu wechseln, die allerdings oft mit ungünstigeren kardio-metabolischen Nebenwirkungen einhergehen und manchmal auch zu einer schlechteren Lebensqualität der Patientinnen führen können.

Während der Pubertät besteht vor allem bei Mädchen eine beschleunigte Cortisol-Clearance, sodass in dieser Phase oft auch höhere Hydrocortison-Dosen benötigt werden können. Problematisch ist, dass diese Phase veränderter Pharmakokinetik in eine Phase mit oft schwieriger Therapieadhärenz fällt.

Bei Fieber, schwerem Trauma, Operationen oder Untersuchungen unter Narkose ist für Patientinnen mit AGS eine Glucocorticoid-Stressdosis essenziell, da es sonst zu einer lebensbedrohlichen Addison-Krise kommen kann. Für die orale Hydrocortison-Stressdosis wird, je nach klinischem Zustand oder geplantem operativem Eingriff, eine Verdoppelung bis Verfünffachung der Hydrocortison-Tagesdosis empfohlen. Bei Operationen in Vollnarkose erfolgt eine parenterale Gabe von Hydrocortison mit 100 mg/m^2 als Dauerinfusion über 24 Stunden.

PRAXISTIPP

Alle Patientinnen mit AGS sollten im Besitz eines Notfallausweises sein und bezüglich der Hydrocortison-Stressdosis sowie der notfallmäßigen intramuskulären oder subkutanen Verabreichung von Hydrocortison geschult werden.

Die Fertilität von Frauen mit klassischem AGS ist heute durch die gute und frühzeitige Therapie kaum eingeschränkt (Reichman et al. 2014). Wenn von einer verminderten Fertilität bei Frauen mit einem klassischen AGS berichtet wird, steht dies oft im Zusammenhang mit dem Zustand nach einer feminisierenden Genitoplastik, der einige Frauen mit AGS davon abhält in einer Partnerschaft zu leben oder einen Kinderwunsch zu entwickeln.

Das klassische 21-Hydroxylase-Mangel-AGS ist immer behandlungsbedürftig. Die Therapie besteht aus einer Glucocorticoid-Substitution (Hydrocortison) und beim AGS mit Salzverlust auch aus einer Mineralocorticoid-Substitution (Fludrocortison).
Therapieziel ist eine Normalisierung der adrenalen Androgene mit einer möglichst geringen Glucocorticoid-Dosis.
Bei Fieber, schwerem Trauma, Operationen/Narkosen benötigen Menschen mit AGS eine Glucocorticoid-Stressdosis, um eine potenziell tödliche Nebennierenkrise zu vermeiden.

11.17 Wann ist an einen adrenalen Tumor zu denken?

Adrenale Tumoren treten prinzipiell selten bei Kindern und Jugendlichen auf (Inzidenz 0,3 Fälle/Million Kinder < 15 Jahre). Ein Großteil (65 %) der adrenalen Tumoren tritt bereits im Alter unter fünf Jahren auf; im Kleinkindalter liegt eine Mädchenwendigkeit vor (2:1). Im jugendlichen Alter ist das Geschlechterverhältnis ausgeglichen (1:1). Am häufigsten manifestiert sich ein adrenaler Tumor durch Virilisierung, am zweithäufigsten durch einen Hypercortisolismus und am seltensten durch einen Hyperaldosteronismus.

Mögliche klinische Zeichen der Virilisierung bei Kindern bestehen im Auftreten einer vorzeitigen Pubarche (▶ Kap. 3), einer Klitorishypertrophie beim Mädchen, einer Pseudopubertas praecox beim Jungen, einer Stimmveränderung, einer Zunahme der Muskelmasse bzw. Muskelkraft und einer Entwicklungsbeschleunigung mit Wachstumsspurt.

Typische Symptome des Cortisolexzesses sind Gewichtszunahme (90 %), eine Wachstumsstörung (83 %), Amenorrhö (78 %), vermehrte Behaarung/Hirsutismus (78 %), Übergewicht/Adipositas (75 %), purpurfarbene Striae – oft auch in ungewöhnlicher Ausrichtung (61 %), Akne (47 %), Bluthochdruck (47 %), Müdigkeit, Schwäche, depressive Symptomatik (44 %) und etwas weniger häufig frühzeitige Pubertätsentwicklung (38 %).

Zu den Symptomen des Hyperaldosteronismus zählen der Bluthochdruck und die Hypokaliämie. Durch den Hypertonus kann es zu Kopfschmerzen und durch die Hypokaliämie zu Muskelschwäche oder Obstipation kommen.

Adrenale Tumoren sind im Kindes- und Jugendalter selten. Die klinische Manifestation erfolgt am häufigsten durch Virilisierungserscheinungen, am zweithäufigsten durch Symptome des Hypercortisolismus und am seltensten durch einen Hyperaldosteronismus.

11.18 Wie werden Tumoren der Nebennieren diagnostiziert und behandelt?

In der Diagnose von Nebennierentumoren spielen einerseits die hormonelle Labordiagnostik, andererseits auch die bildgebende Diagnostik mittels Sonografie (▶ Abb. 11.4) und Magnetresonanztomografie eine wichtige Rolle.

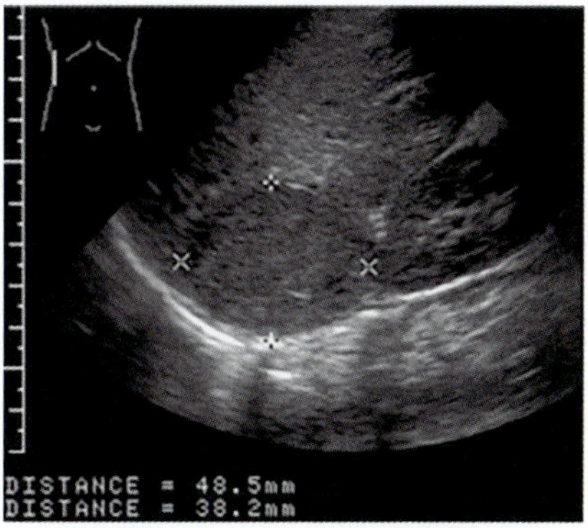

Abb. 11.4 Sonografische Darstellung eines Nebennierentumors der rechten Nebenniere bei einem einjährigen Mädchen [H273-002]

Labordiagnostisch werden einerseits die Androgene (allen voran DHEA-S als „Leithormon“ der Nebenniere) bestimmt, andererseits auch Cortisol und Aldosteron, Renin und Natrium und Kalium. Zur Diagnostik kann auch die Bestimmung des Harnsteroid-Metaboloms hilfreich sein.

Bei virilisierenden Nebennierentumoren ist vor allem DHEA-S deutlich erhöht, die übrigen adrenalen Androgene können ebenfalls erhöht sein, ohne dass das Muster auf einen spezifischen Enzymdefekt der Nebenniere hinweist. Im Harnsteroidprofil zeigen sich erhöhte DHEA-Metaboliten (17ß-Androstendiol, 17α-Androstendiol, Dehydroepiandrosteron (DHEA), 16α-Hydroxy-DHEA, 16α-Androstentriol) und ansonsten ein „wirres“ Steroidmetaboliten-Muster, das zu keinem spezifischen adrenalen Enzymdefekt passt. Ab dem Pubertätsalter können die Gonadotropine (LH/FSH) durch die erhöhten adrenalen Androgene supprimiert sein.

Zum Screening auf einen Cortisolexzess wird Cortisol am besten im 24h-Sammelurin bestimmt. Zudem kann das Mitternachtscortisol bestimmt und ein Dexamethason-Suppressionstest durchgeführt werden. In der weiteren Diagnostik erfolgt die Bestimmung von ACTH und eines Cortisol-Tagesprofils (inklusive Mitternachtscortisol).

Beim Hyperaldosteronismus liegt praktisch immer eine Hypokaliämie vor und in der Hälfte der Fälle eine Hypernatriämie. Gleichzeitig ist das Plasmaaldosteron erhöht und das Plasmarenin supprimiert.

In der bildgebenden Diagnostik ist die Magnetresonanztomografie der Sonografie überlegen. Besonders kleinere Raumforderungen der linken Nebenniere sind sonografisch manchmal nicht gut darstellbar.

Die Dignitätsbeurteilung von Nebennierentumoren im Kindes- und Jugendalter ist schwierig. Im Fall eines Nebennierenkarzinoms erfolgt eine postoperative adrenolytische Chemotherapie mit Mitotane. Nebennierenkarzinome können auch im Rahmen von genetischen Tumorprädispositionssyndromen wie dem Carney-Komplex, dem Li-Fraumeni-Syndrom oder dem Beckwith-Wiedemann-Syndrom vorkommen.

Nebennierentumoren können durch ihr „chaotisches“ Hormonprofil oder durch die exzessive Erhöhung von DHEA-S laborchemisch diagnostiziert werden. In der Bildgebung ist die Magnetresonanztomografie der Sonografie überlegen.
Die Behandlung von Nebennierentumoren besteht in der operativen Entfernung. Falls es sich um Nebennierenkarzinome handelt, ist im Anschluss noch eine adrenolytische Chemotherapie mit Mitotane indiziert.

Quellen

Bronstein J, Tawdekar S, Liu Y, Pawelczak M, David R, Shah B. Age of onset of polycystic ovarian syndrome in girls may be earlier than previously thought. J Pediatr Adolesc Gynecol, 2011; 24(1): 15–20.

Greenwood EA, Pasch LA, Cedars MI, Legro RS, Huddleston HG, Eunice Kennedy Shriver National Institute of Child Health and Human Development Reproductive Medicine Network. Association among depression, symptom experience, and quality of life in polycystic ovary syndrome. Am J Obstet Gynecol, 2018; 219(3): 279.e1–279.e7.

Hannah-Shmouni F, Morissette R, Sinaii N et al. Revisiting the prevalence of nonclassic congenital adrenal hyperplasia in US Ashkenazi Jews and Caucasians. Genet Med, 2017; 19(11): 1276–1279.

Monash University. International evidence-based guideline for the assessment and management of polycytic ovary syndrome 2018. Aus: www.monash.edu/__data/assets/pdf_file/0004/1412644/PCOS_Evidence-Based-Guidelines_20181009.pdf (letzter Zugriff: 12. Juli 2022).

Reichman DE, White PC, New MI, Rosenwaks Z. Fertility in patients with congenital adrenal hyperplasia. Fertil Steril, 2014; 101(2): 301–309.

Rotterdam ESHRE/ASRM-Sponsored PCOS consensus workshop group. Revised 2003 consensus on diagnostic criteria and long-term health risks related to polycystic ovary syndrome (PCOS). Hum Reprod, 2004; 19(1): 41–47.

Teede HJ, Misso ML, Costello MF et al. Recommendations from the international evidence-based guideline for the assessment and management of polycystic ovary syndrome. Fertil Steril, 2018; 110(3): 364–379.

Therrell BL. Newborn screening for congenital adrenal hyperplasia. Endocrinol Metab Clin North Am, 2001; 30(1): 15–30.

Weiterführende Literatur

Bonfig W, Bittmann I, Bechtold S et al. Virilizing adrenocortical tumours in children. Eur J Pediatr, 2003; 162(9): 623–628.

Brix N, Ernst A, Lauridsen LLB et al. Timing of puberty in boys and girls: A population-based study. Paediatr Perinat Epidemiol, 2019; 33(1): 70–78.

Carmina E, Dewailly D, Escobar-Morreale HF et al. Non-classic congenital adrenal hyperplasia due to 21-hydroxylase deficiencyrevisited: an update with a special focus on adolescent and adult women. Hum Rprod Update, 2017; 23(5): 580–599.

El-Maouche D, Arlt W, Merke DP. Congenital adrenal hyperplasia. Lancet, 2017; 390(10108): 2194–2210.

Facchinetti F, Orrù B, Grandi G, Unfer V. Short-term effects of metformin and myo-inositol in women with polycystic ovarian syndrome (PCOS): a meta-analysis of randomized clinical trials. Gynecol Endocrinol, 2019; 35(3): 198–206.

Ibanez L, Oberfield SE, Witchel S et al. An International Consortium Update: Pathophysiology, Diagnosis, and Treatment of Polycystic Ovarian Syndrome in Adeolscence. Horm Res Paediatr, 2017; 88(6): 371–395.

Lopes RI, Suartz CV, Neto RP et al. Management of functioning pediatric adrenal tumors. J Pediatr Surg, 2021; 56(4): 768–771.

Merke DP, Auchus RJ. Congenital Adrenal Hyperplasia Due to 21-Hydroxylase Deficiency. N Engl J Med, 2020; 383(13): 1248–1261.

New MI. Extensive clinical experience: nonclassical 21-hydroxylase deficiency. J Clin Endocrinol Metab, 2006;91(11): 4205–4214.

Pena AS, Witchel SF, Hoeger KM et al. Adolescent polycystic ovary syndrome according to the international evidence-based guideline. BMC Med, 2020; 18(1): 72.

Pinto EM, Zambetti GP, Rodriguez-Galindo C. Pediatric adrenocortical tumours. Best Pract Res Clin Endocrinol Metab, 2020; 34(3): 101448.

Speiser PW, Arlt W, Auchus RJ et al. Congenital Adrenal Hyperplasia Due to Steroid 21-Hydroxylase Deficiency: An Endocrine Society Clinical Practice Guideline. J Clin Endocrinol Metab, 2018; 103(11): 4043–4088.

Witchel SF. Non-classic congenital adrenal hyperplasia. Steroids, 2013; 78(8): 747–750.

12 Ullrich-Turner-Syndrom (UTS)

J. Wölfle, P. G. Oppelt

12.1 Welche Symptome können neben Kleinwuchs beim UTS auftreten?

Der Phänotyp bzw. die klinische Symptomatik bei Mädchen und Frauen mit UTS ist außerordentlich variabel und trägt dazu bei, dass die Diagnose oft erst spät gestellt wird. Selbst der Kleinwuchs als ein nahezu konstantes Merkmal kann in einigen Fällen, z. B. bei Mädchen mit überdurchschnittlich großen Eltern, fehlen. ▶ Abb. 12.1 zeigt das Spektrum der klinischen Merkmale.

12.2 Wann beginnt man mit der Pubertätsinduktion?

Bei etwa ⅓ der UTS-Patientinnen wird eine spontane Thelarche beobachtet, insbesondere bei Patientinnen mit einem Mosaik-Karyotyp. Eine spontane Menarche hingegen wird deutlich seltener beobachtet (ca. 20 % der Patientinnen). Bei Patientinnen mit Monosomie X kommt es in weniger als 10 % zu einer spontanen Menarche (Dabrowski et al. 2019). Dies bedeutet, dass bei der Mehrzahl der Patientinnen entweder primär, infolge einer Pubertas tarda (▶ Kap. 3.27), oder sekundär, bei hypogonadismusbedingtem Pubertätsarrest, eine Induktion/Substitution mit Sexualsteroiden (▶ Kap. 12.3) notwendig ist. In der Vergangenheit wurde die Pubertätsinduktion oft spät begonnen, mit der Rationale, dass bei einer späten Diagnose-

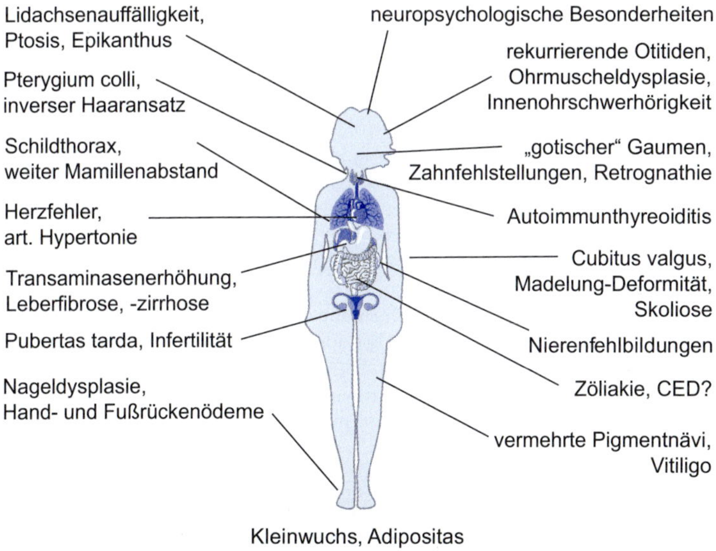

Abb. 12.1 Phänotypische Merkmale bei Mädchen/Frauen mit UTS [L138]

12

stellung eine möglichst lange Therapiedauer für eine wachstumsfördernde Therapie mit Wachstumshormon (WH) zur Verfügung stehen sollte. Allerdings zeigte sich, dass dieses Vorgehen mit einem erhöhten Risiko für die spätere Knochengesundheit, aber auch für die psychische Gesundheit verbunden ist (u. a. höheres Depressionsrisiko), sodass nach der aktuellen Leitlinie (Gravholt et al. 2017) in Abhängigkeit von der individuellen Situation eine Pubertätsinduktion **zwischen dem 11. und 12. Geburtstag** empfohlen wird.

Eine randomisierte, kontrollierte US-amerikanische Studie hatte nahegelegt, dass eine frühe, niedrige Östrogensubstitution ab dem 6. Lebensjahr in Kombination mit rekombinanten Wachstumshormonen vorteilhaft bezüglich des Längenwachstums sein könnte (Ross et al. 2011). Allerdings unterschied sich das in dieser Untersuchung verwendete WH-Therapieschema deutlich von der aktuell empfohlenen Vorgehensweise, sodass bis zum Vorliegen weiterer Daten eine präpubertäre Östrogensubstitution nicht empfohlen wird.

Grundsätzlich gilt bei allen Überlegungen, dass die Substitutionstherapie mit Östrogenen zur Pubertätsinduktion in Deutschland nach wie vor off label use ist.

12.3 Wie sieht die Hormonsubstitution zur und nach Pubertätsinduktion aus?

Eine transdermale Substitution wird sowohl metabolisch als auch pharmakokinetisch (Vermeidung eines First-Pass-Effects) als vorteilhaft angesehen (▶ Kap. 10.19). Allerdings bestehen Hindernisse, sowohl was das praktische Vorgehen (Mangel an geeigneten, zugelassenen, verfügbaren Präparaten mit geeigneter Dosierungsoption) als auch die Therapieadhärenz bei Adoleszentinnen angeht. Die Turner-Syndrom-Arbeitsgruppe der European Society for Endocrinology (ESPE) schlägt ein 3-jähriges Induktionsschema vor, entweder via orale oder transdermale Applikation (Donaldson et al. 2019).

- Bei oralem Substitutionsbeginn sollte
  - im 1. Jahr eine 17ß-Estradiol-Dosierung von 5 µg/kg/Tag,
  - im 2. Jahr von 7,5 µg/kg/Tag und
  - im 3. Jahr von 10–15 µg/kg/Tag erfolgen.
  - Ab dem 4. Jahr wird die Zieldosis in Höhe von 20 µg/kg/Tag erreicht.
- Wenn eine transdermale Pubertätsinduktion angestrebt wird, empfiehlt sich ein Estradiol-Pflaster für 10–12 Stunden über Nacht. Das Zuschneiden verfügbarer Pflaster beschreiben Donaldson et al. (2019). Die Dosierung/Dosisanpassung erfolgt gewichtsadaptiert. Ab dem 4. Jahr (Postinduktionsphase) wird meist eine Dosis von 50–75 µg/24 Stunden, korrespondierend zu einer Dosis von ~1 µg/kg/Tag verwendet. Zur Überprüfung einer adäquaten Substitution kann eine morgendliche Bestimmung der Estradiol-Serumkonzentration erfolgen (Zielkonzentration: 150–450 pmol/l). Durch das Zuschneiden eines Pflasters wird das Original verändert. Der Arzt wird somit zum Hersteller des Produkts, die ursprünglich herstellende Pharmafirma übernimmt juristisch keine Verantwortung.

Eine Gestagenapplikation erfolgt, entgegen dem in der Cincinnati-Leitlinie empfohlenen Vorgehen (Gravholt et al. 2017), nicht schematisiert nach 2-jähriger Pubertätsinduktion oder direkt nach erster Durchbruchsblutung, sondern individualisiert unter Berücksichtigung der Pubertätsentwicklung. Dies ermöglicht eine adäquate Brust- und Uterusentwicklung. Dabei ist eine Ultraschalluntersuchung zum Zeitpunkt der Periode hilfreich, um die Entwicklung von Uterus und Endometrium zu beurteilen. Die Gestagensubstitution sollte über 10 Tage im Kalendermonat erfolgen, entweder mit einem Monopräparat (z. B. Chlormadinonacetat 2,0 mg/Tag oder Dydrogesteron 10 mg) oder in Form eines Kombinationspräparats (z. B. Estradiol/Dydrogesteron als Zweiphasenpräparat in durchgehender Einnahme).

Eine deutsche, interdisziplinäre Arbeitsgruppe (Ranke und Dörr 2009) erarbeitete bereits 2009 eine Konsensusempfehlung zur Pubertätsinduktion bei Hypogonadismus. Sie weicht in wenigen Vorgehensweisen von der Cincinnati-Leitlinie von 2017 ab, scheint aber gerade in diesen Abweichungen gegebenenfalls praktikabler zu sein. Estradiolvalerat wird gewichtsunabhängig von 0,2 auf 2 mg alle 6 Monate gesteigert (0,2–0,5–1,0–1,5–2,0). Es wird anfangs in Tropfenform und später als Tablette gegeben. Ab dem zweiten Jahr bzw. bei Auftreten von Durchbruchsblutungen wird mit der Gestagengabe (2 mg Chlormadinonacetat oder 10 mg Dydrogesteron) für 12 Tage pro Monat begonnen (▶ Tab. 5.1). Um die Praktikabilität zu verbessern und eine gleichförmige Östrogenisierung zu gewährleisten, wird das Östrogenpräparat kontinuierlich eingenommen und das Gestagen immer vom 1. bis einschließlich 12. Tag des jeweiligen Monats zusätzlich gegeben.

Daten, die die Vorgehensweise der beiden Schemata vergleichen, fehlen.

12.4 Können Mädchen mit UTS menstruieren?

Eine spontane Menarche wird bei 15–20 % der Patientinnen mit UTS berichtet (in Abhängigkeit vom Karyotyp, seltener bei Monosomie X). In einer aktuellen japanischen Studie wurden 32 von 172 Patientinnen mit spontaner Menarche identifiziert (Komura et al. 2021). Während bei 15 der 32 Patientinnen im Studienintervall eine reguläre Periodenblutung auftrat, fanden sich bei 5 der 32 Patientinnen irreguläre Menses und in 12 Fällen (37,5 %) ein prämatures Ovarialversagen. Dieses trat nach einer mittleren Dauer von 5,1 Jahren auf.

> Bei Frauen mit UTS und spontaner Menarche besteht ein hohes Risiko einer verfrühten Ovarialinsuffizienz (premature ovarian failure = POF). Daher sollte bei Patientinnen mit UTS und erhaltener Menstruation eine zeitnahe Fertilitätsberatung erfolgen (▶ Kap. 18.3, ▶ Kap. 18.4).

12.5 Welche UTS-Patientinnen benötigen eine Kontrazeption?

Wenngleich bei adoleszenten und erwachsenen UTS-Patientinnen eine ausgeprägte Reduktion der Fertilität vorliegt, gibt es doch wiederholt Berichte über spontane Schwangerschaften bei Frauen mit UTS. Dies betrifft vor allem Frauen mit UTS-Mosaik. Mädchen und Frauen mit labordiagnostisch eindeutigem hypergonadotropen Hypogonadismus benötigen keine Kontrazeption.

Bei Patientinnen, bei denen eine Kontrazeption sinnvoll und gewünscht ist, erscheinen Östrogen-Gestagen-Kombinationspräparate als beste Option. IUPs oder Hormonimplantate enthalten keinen Östrogenanteil und sollten daher nicht verwendet werden. Wird ein Kombinationskontrazeptivum verschrieben, ist eine sorgfältige Nutzen-Risiko-Abwägung und Patientenaufklärung notwendig, weil unter anderem die Auswirkungen einer frühen Antikonzeption auf die erreichte maximale Knochendichte (peak bone mass) weiterhin nur unzureichend untersucht sind. Eine britische Studie zeigte, dass bei 20–40 % erwachsener UTS-Frauen zwischen dem 20. und 45. Lebensjahr ein orales Kontrazeptivum als Hormonersatz eingesetzt wird (Cameron-Pimblett et al. 2019). Unter Berücksichtigung der relativ hohen Prävalenz einer arteriellen Hypertonie bei Patientinnen mit UTS sind herkömmliche orale Kontrazeptiva mit Ethinylestradiol im Sinne einer Hormonersatztherapie eher restriktiv einzusetzen.

12.6 Wann sollten Mädchen mit UTS über ihre Diagnose aufgeklärt werden?

In den letzten Jahren kam es zu einem Paradigmenwechsel im Bereich der Patientenaufklärung: weg von den eher paternalistischen Arzt-Patient- bzw. Arzt-Familien-Beziehungen der 1970er Jahre hin zu einem Modell der gemeinsamen Entscheidungsfindung mit dem Ziel, die Patientenautonomie zu stärken. Auch Kinder sind häufig in der Lage, komplexe medizinische Sachverhalte zu verstehen, wenn diese Informationen in adäquater, fürsorglicher und patientengerechter Weise kommuniziert werden. Eine späte Diagnosemitteilung hingegen birgt zahlreiche Risiken, vor allem, wenn die Jugendliche oder erwachsene Frau die Diagnose UTS in einer als traumatisierend empfundenen „zufälligen" bzw. „ungünstigen" Situation erfährt. Zusätzlich besteht das Risiko eines nachhaltigen Vertrauensverlusts gegenüber dem betreuenden ärztlichen Personal bzw. gegenüber den Sorgeberechtigten, wenn aus der bekannten Diagnose jahrelang ein „Geheimnis" gemacht wurde. Daher wird eine möglichst frühe Mitteilung der Diagnose sowie eine ausführliche Beratung zu den damit verbundenen Problemen wie Wachstumsstörung, Gonadeninsuffizienz und Infertilität empfohlen. Informationen zu potenziell möglichen therapeutischen Schritten wie eine WH-Therapie oder fertilitätsprotektive Interventionen sollten dabei nicht fehlen. Der Zeitpunkt des Aufklärungsgesprächs ist sowohl nach dem Entwicklungsstand des Kindes als auch in Abhängigkeit von der individuellen Situation der Patientin mit gegebenenfalls unterschiedlich stark ausgeprägtem Schweregrad zu wählen (z. B. Mosaik-Karyotyp versus Monosomie X oder Ringchromosom X, phänotypisches Spektrum).

PRAXISTIPP

Patientinnen sollten in einer empathischen, sensiblen Gesprächsatmosphäre über das Krankheitsbild UTS aufgeklärt werden. Insbesondere wenn ein Kind Fragen bezüglich seiner körperlichen Besonderheiten oder gezielt zum UTS stellt, empfiehlt es sich, diese Fragen in altersentsprechender Sprache ehrlich und vollständig zu beantworten.

12.7 Gibt es ein Schema von nötigen Untersuchungen nach Transition?

Frauen mit UTS benötigen eine regelmäßige medizinische Anbindung, um UTS-assoziierte Komorbiditäten frühzeitig erkennen und behandeln zu können. Die Cincinnati-Leitlinie gibt dezidierte Empfehlungen, die aber bisher in der Realität nur unzureichend umgesetzt wurden (Dörr et al. 2020). Eventuell können die seit wenigen Jahren etablierten Turner-Kompetenzzentren zu einer Verbesserung der Situation führen.

▶ Tab. 12.1 zeigt die im Einzelnen empfohlenen Untersuchungen.

Tab. 12.1 Empfohlene Screening-Untersuchungen für erwachsene UTS-Patientinnen (adaptiert nach Gravholt et al. 2017)

Parameter	Untersuchung	Häufigkeit	Kommentar
Körpermaße	Gewicht	jährlich	zahlreiche gewichtsabhängige Komorbiditäten (Diabetes, Hyperlipidämie)
Herz-Kreislauf-System	Echokardiografie	alle 3–5 Jahre (jährlich bei Aortenwurzel > 3 cm)	
	MRT der Aorta	individualisiert	
	Blutdruck	jährlich (individualisiert bei Hypertonie)	Prävalenz bis zu 50 %; Aspekt bei Risiko Aortendissektion
Knochenstoffwechsel	DEXA-Scan	alle 5 Jahre	Östrogenersatz bis zum 50. Lebensjahr
	Vitamin-D/Calcium	alle 3–5 Jahre	
Leber	Transaminasen	jährlich	
	Ultraschall der Leber	individualisiert	bei erhöhten Leberwerten, zum Ausschluss Fibrose/Steatosis
Glukose-Homöostase	HbA1c	jährlich	gegebenenfalls oraler Glukosetoleranztest bei erhöhtem HbA1c
Fertilität	Aufklärungsgespräch zu Adoption und Eizellspende	individualisiert	spontane Schwangerschaft bei 2–5 % aller UTS-Patientinnen
Psyche	psychologische Aspekte adressieren	individualisiert	erhöhtes Risiko für soziale Isolation, reduziertes Selbstwertgefühl, Angststörung
Hörvermögen	Audiogramm	alle 3–5 Jahre	Früherkennung sensorineuraler Schwerhörigkeit
Haut	dermatologische Untersuchung	jährlich	Kontrolle von Pigmentnävi, z. A. Keloidentwicklung
Zahnstatus	zahnärztliche Untersuchung	jährlich	z. A. Störung der kraniofazialen Morphologie, Okklusions- und Zahnveränderungen
Serologie	Schilddrüsenfunktion, Zöliakieserologie	jährlich	z. A. Autoimmunthyreoiditis, Zöliakie

12.8 Wann besteht eine Indikation zur Gonadektomie?

UTS-Frauen, bei denen zytogenetisch Y-chromosomales Material nachgewiesen wird, weisen ein erhöhtes Risiko für die Entwicklung von Keimzelltumoren auf, wobei das Risiko insgesamt niedrig ist (ca. 1 %). Eine Risikoabschätzung kann dabei sowohl durch den klinischen Phänotyp (Hinweise auf Maskulinisierung?) als auch durch den Genotyp erfolgen.

Frauen, bei denen in einer konventionellen Chromosomenanalyse Y-haltiges Material nachgewiesen wurde, wird eine Gonadektomie empfohlen.

Tab. 12.2 AMH-Werte

1–8 µg/l	normale Ovarfunktion
0,4–1,0 µg/l	eingeschränkte Ovarfunktion
<0,4 µg	stark eingeschränkte Ovarfunktion

12.9 Kann eine verfrühte Ovarialinsuffizienz bei Mosaik vorausgesagt werden?

Das Risiko einer verfrühten Ovarialinsuffizienz (POF), definiert als Verlust der Ovarfunktion vor dem 40. Lebensjahr, liegt bei Mädchen mit UTS bei 100 % (Fitz, Law und Peavey 2021). Ungefähr 20 % der Mädchen durchlaufen jedoch eine normale Pubertätsentwicklung mit regelrechten Menstruationszyklen, allerdings für unbestimmte Zeit. Dies gilt vor allem für Mädchen mit einem vorliegenden Mosaik (Gravholt 2005). Die postnatale Funktion des Ovars scheint vom Anteil der 46,XX-Zellen in den Eierstöcken abzuhängen und kann vom nachgewiesenen Anteil im Blut (Lymphozyten) abweichen (Grynberg et al. 2016). Um die Mädchen und deren Familien bezüglich möglicher fertilitätserhaltender Maßnahmen und deren Notwendigkeit angemessen beraten zu können, stellt sich die Frage, ob der Zeitpunkt eines POF bei vorliegendem Mosaik vorausgesagt werden kann.

Zur Beurteilung der Ovarreserve existieren unterschiedliche Parameter wie FSH, AMH, Estradiol, Inhibin B und die Anzahl der antralen Follikel (antral follicle count, AFC) (Iwase et al. 2018).

AMH scheint aktuell der valideste Parameter für die Beurteilung und Voraussage eines POF bei Mädchen mit Turner-Mosaik (Hagen et al. 2010). Daten über die Aussagekraft des AMH-Werts für die Ovarfunktion/Ovarreserve bei präpubertären Mädchen und generell bei Mädchen mit Monosomie fehlen. Einige Studien konnten für Mädchen mit Monosomie zeigen: Je höher der AMH-Wert ist, desto höher ist auch die Chance auf eine spontane Pubertätsentwicklung bzw. einen spontanen Menarcheeintritt (▶ Tab. 12.2, Hamza et al. 2018).

Mädchen mit einem 45,X- oder 46,XX-Mosaik zeigen meist normale AMH-Werte – im Gegensatz zu Mädchen mit einer klassischen Monosomie-X-Variante. Deshalb wird aktuell für den Fertilitätserhalt das Watch-and-Wait-Prinzip empfohlen. Solange die AMH-Werte stabil bleiben, kann abgewartet werden. Einige Studien empfehlen eine weitere Kontrolle erst nach 2–3 Jahren, ausreichende Daten hierzu fehlen aber. Sollte sich im Verlauf ein fallender AMH-Wert zeigen, können fertilitätserhaltende Maßnahmen (▶ Kap. 18.3, ▶ Kap. 18.4) wie Oozytengewinnung nach Hormonstimulation und/oder Ovar(teil)resektion per Laparoskopie mit anschließender Oozyten- bzw. Ovarkryokonservierung empfohlen werden. Zeigt sich der AMH-Wert jedoch stabil, kann ein weiteres abwartendes Verhalten mit weiteren AMH-Kontrollen erfolgen, da die Ovarreserve auch über Jahre hinweg stabil bleiben kann (Nawroth, Schüring und von Wolff 2020). Bei Schwangerschaften von Frauen mit UTS-Mosaik ist die maternale und fetale Morbidität erhöht.

12.10 Gibt es die Möglichkeit eines Fertilitätserhalts?

▶ Kap. 18.4

Quellen

Cameron-Pimblett A, Davies MC, Burt E et al. Effects of Estrogen Therapies on Outcomes in Turner Syndrome: Assessment of Induction of Puberty and Adult Estrogen Use. J Clin Endocrinol Metab, 2019; 104(7): 2820–2826.

Dabrowski E, Jensen R, Johnson EK, Habiby RL, Brickman WJ, Finlayson C. Turner Syndrome Systematic Review: Spontaneous Thelarche and Menarche Stratified by Karyotype. Horm Res Paediatr, 2019; 92(3): 143–149.

Donaldson M, Kriström B, Ankarberg-Lindgren C et al. Optimal Pubertal Induction in Girls with Turner Syndrome Using Either Oral or Transdermal Estradiol: A Proposed Modern Strategy. Horm Res Paediatr, 2019; 91(3): 153–163.

Dörr HG, Bettendorf M, Binder G et al. Medizinische Betreuung von jungen Frauen mit Ullrich-Turner-Syndrom in Deutschland [Medical care of young women with Turner syndrome in Germany]. Dtsch Med Wochenschr, 2020; 145(4): e18–23.

Fitz VW, Law JR, Peavey M. Karyotype is associated with timing of ovarian failure in women with Turner syndrome. J Pediatr Endocrinol Metab. 2021, 26;34(3): 319–323.

Gravholt CH. Clinical practice in Turner syndrome. Nat Clin Pract Endocrinol Metab, 2005; 1(1): 41–52.

Gravholt CH, Andersen NH, Conway GS et al. Clinical practice guidelines for the care of girls and women with Turner syndrome: proceedings from the 2016 Cincinnati International Turner Syndrome Meeting. Eur J Endocrinol, 2017; 177(3): G1–70.

Grynberg M, Bidet M, Benard J et al. Fertility preservation in Turner syndrome. Fertil Steril, 2016; 105(1): 13–19.

Hagen CP, Aksglaede L, Sørensen K et al. Serum levels of anti-Müllerian hormone as a marker of ovarian function in 926 healthy females from birth to adulthood and in 172 Turner syndrome patients. J Clin Endocrinol Metab, 2010; 95(11): 5003–5010.

Hamza RT, Mira MF, Hamed AI, Ezzat T, Sallam MT. Anti-Müllerian hormone levels in patients with turner syndrome: Relation to karyotype, spontaneous puberty, and replacement therapy. Am J Med Genet A, 2018; 176(9): 1929–1934.

Iwase A, Osuka S, Goto M et al. Clinical application of serum anti-Müllerian hormone as an ovarian reserve marker: A review of recent studies. J Obstet Gynaecol Res, 2018; 44(6): 998–1006.

Komura N, Mabuchi S, Sawada K, Nishio Y, Kimura T, Komura H. Subsequent menstrual disorder after spontaneous menarche in Turner syndrome. Clin Endocrinol (Oxf), 2021; 95(1): 163–168.

Nawroth F, Schüring AN, von Wolff M. The indication for fertility preservation in women with Turner syndrome should not only be based on the ovarian reserve but also on the genotype and expected future health status. Acta Obstet Gynecol Scand, 2020; 99(12): 1579–1583.

Ranke M, Dörr H. Ersatztherapie mit Sexualsteroiden in der Adoleszenz bei Hypogonadismus. Monatsschr Kinderheilkd, 2009; 157: 260–266.

Ross JL, Quigley CA, Cao D et al. Growth hormone plus childhood low-dose estrogen in Turner's syndrome. N Engl J Med, 2011; 364(13): 1230–1240.

Weiterführende Literatur

Culen C, Ertl DA, Schubert K, Bartha-Doering L, Haeusler G. Care of girls and women with Turner syndrome: beyond growth and hormones. Endocr Connect, 2017; 6(4): R39–51.

Haverkamp F, Wölfle J, Zerres K et al. Growth Retardation in Turner Syndrome: Aneuploidy, Rather Than Specific Gene Loss, May Explain Growth Failure. J Clin Endocrinol Metab, 1999; 84(12): 4578–4582.

Sutton EJ, Young J, McInerney-Leo A, Bondy CA, Gollust SE, Biesecker BB. Truth-telling and Turner Syndrome: the importance of diagnostic disclosure. J Pediatr, 2006;148(1): 102–7.

Woelfle J, Lindberg A, Aydin F, Ong KK, Camacho-Hubner C, Gohlke B. Secular Trends on Birth Parameters, Growth, and Pubertal Timing in Girls with Turner Syndrome. Front Endocrinol, 2018; 9: 54.

13 DSD

P. M. Holterhus

Allgemeines

13.1 Wofür steht DSD?

Die Bezeichnung DSD geht auf die sogenannte „Chicago Consensus Conference" in 2005 zurück (Lee et al. 2006). Neben medizinischen Fachpersonen nahmen auch Mitglieder von Selbsthilfegruppen teil. Im Rahmen der Konferenz wurde unter anderem eine bessere Bezeichnung für die vormaligen Begriffe Pseudohermaphroditismus und Intersex definiert. Diese wurden von Betroffenen als diskriminierend empfunden. Die Abkürzung DSD wurde ursprünglich als „disorders of sex development", im Deutschen „Störungen der Geschlechtsentwicklung", ausgeschrieben. Der Begriff basiert jedoch auf einer rein biomedizinischen Betrachtung der Diagnosen. Im Verlauf wurde von Betroffenen kritisiert, dass viele Aspekte von DSD nicht zwingend einen Krankheitswert oder den Charakter einer Störung aufweisen, sondern als Variante oder Besonderheit der geschlechtlichen Entwicklung aufgefasst werden sollten. Gleichwohl sind Aspekte von Variante oder Besonderheit auch ohne Behandlungsnotwendigkeit im medizinischen Behandlungskontext stets präsent. Zuletzt wurde DSD in der Literatur daher zunehmend als Abkürzung für „differences of sex development" genutzt. Im Deutschen wird analog „Variante oder Besonderheit der Geschlechtsentwicklung" verwendet. Auch diese Begrifflichkeiten dürften in Zukunft einer kontinuierlichen Adaptation unterliegen, da sich Sprachverständnis und -gebrauch ändern. Eine wertschätzende Sensibilität für die Begrifflichkeiten im DSD-Kontext ist dauerhaft geboten.

13.2 Was sind die häufigsten Ursachen des mehrdeutigen Genitales bei Geburt?

Man unterscheidet drei große Hauptgruppen von DSD, die mit einem mehrdeutigen Genitale einhergehen können (Lee et al. 2006). Die häufigste Ursache für ein mehrdeutiges Genitale bei Geburt ist der 21-Hydroxylase-Mangel (adrenogenitales Syndrom, AGS ▶ Kap. 11.12) beim 46,XX-Mädchen. Das AGS wird in der Hauptgruppe 3, also 46,XX DSD, gelistet. Bei den chromosomalen DSDs (Hauptgruppe 1) ist die gemischte Gonadendysgenesie mit Karyotyp 45,X0/46,XY eine häufige Ursache. Bei 46,XY DSD (Hauptgruppe 2) finden sich mehrere größere Untergruppen. Wichtig sind Formen der monogenen Gonadendysgenesie durch unterschiedliche genetische Ursachen (z. B. DMRT1-Gendeletion). Eine typische Ursache des mehrdeutigen Genitales sind die primär hormonell bedingten Formen. Dazu gehören Androgenbiosynthesestörungen mit oder ohne Beteiligung der Nebennieren und die partielle Androgenresistenz (PAIS).

13.3 Warum und wann sollte bei XY-Mädchen eine Gonadektomie durchgeführt werden?

Die Entfernung der Keimdrüsen ist ein chirurgischer Eingriff mit irreversiblen Langzeitkonsequenzen und muss medizinisch gut begründet sein (Deutsche Gesellschaft für Urologie, Deutsche Gesellschaft für Kinderchirurgie und Deutsche Gesellschaft für Kinderendokrinologie und -diabetologie 2016; Holterhus et al. 2019). Es gibt zwei wesentliche Indikationsbereiche:

- Einerseits kann ein deutlich erhöhtes Tumorrisiko bereits im Säuglingsalter zur Indikationsstellung führen. Ein hohes Tumorrisiko besteht bei vielen Formen der Gonadendysgenesie. Die endokrine Restfunktion der Gonade und die Möglichkeit klinischer Kontrolluntersuchungen werden in die Überlegungen einbezogen.
- Andererseits kann eine nicht zum weiblichen Wunschgeschlecht passende Testosteronbildung durch die Gonade bestehen (z. B. 17ß-Hydroxysteroid-Dehydrogenase-Typ-III-Mangel). Die Hormonbildung kann peripubertär zunächst durch GnRH-Analoga unterdrückt werden.

Eine Gonadektomie kann auf Wunsch der Patientin bei Volljährigkeit und nach umfassender Aufklärung angeboten werden. Aufklärung und Beratung sollten bei DSD immer in einem multidisziplinären DSD-Zentrum angesiedelt sein (Deutsche Gesellschaft für Urologie, Deutsche Gesellschaft für Kinderchirurgie und Deutsche Gesellschaft für Kinderendokrinologie und -diabetologie 2016).

13.4 Sind mütterliche oder väterliche Faktoren bekannt, die mit DSD assoziiert werden?

Die meisten DSDs beruhen auf chromosomalen Aberrationen oder monogen vererbten Genmutationen (Lee et al. 2006; Holterhus und Hiort 2019). Während beim Klinefelter-Syndrom (47,XXY) das Risiko mit zunehmendem Alter der Mutter steigt, gilt dies nicht für das Turner-Syndrom (45,X0, ▶ Kap. 12). Die monogenen DSD-Ursachen unterliegen meist einem autosomal rezessiven Erbgang, sodass die Eltern heterozygote Anlageträger sind. Konsanguinität und ethnischer Ursprung aus Regionen mit hoher Prävalenz sind entsprechend relevante Risikofaktoren. Die Androgenresistenz unterliegt einem X-chromosomal rezessiven Erbgang, in diesem Fall ist die Mutter heterozygote Anlageträgerin. Als mütterlicher Faktor gilt auch die Einnahme androgen wirksamer Substanzen während der Schwangerschaft.

13.5 Wann darf/sollte bei DSD eine geschlechtsangleichende Operation durchgeführt werden?

Operative Eingriffe an den Geschlechtsmerkmalen gehören zu den kontroversesten Themen bei DSD (Holterhus und Hiort 2019). Seit dem 12.5.2021 werden derartige Eingriffe in Deutschland durch das „Gesetz zum Schutz von Kindern mit Varianten der Geschlechtsentwicklung" geregelt (Bundesgesetzblatt 2021). Demnach darf ein operativer Eingriff am Genitale bei einem nicht einwilligungsfähigen Kind mit einer Variante der Geschlechtsentwicklung nicht ausschließlich zum Zweck der körperlichen Angleichung des Erscheinungsbilds an das männliche oder weibliche Geschlecht erfolgen. Eltern können nur dann einwilligen, wenn der Eingriff nicht bis zu einer selbstbestimmten Entscheidung durch das Kind aufgeschoben werden kann.

Stattdessen bedarf die Entscheidung zur Operation der Zustimmung eines Familiengerichts. Dieses muss für die Entscheidungsfindung die Stellungnahme durch eine interdisziplinäre Kommission, bestehend aus behandelndem Arzt, einer weiteren ärztlichen Person, einer psychologisch bzw. kinder- und jugendpsychiatrisch ausgewiesenen Person und einer im Bereich der Ethik qualifizierten Person, einholen. Ein ärztliches Kommissionsmitglied muss kinderendokrinologisch- und diabetologisch qualifiziert sein. Die bisherige Zuordnung bestimmter Diagnosen als Variante der Geschlechtsentwicklung auf Basis der rein biomedizinisch definierten Chicago-Klassifikation (▶ Kap. 13.1) (Lee et al. 2006) wird allerdings kontrovers diskutiert, sodass abzuwarten ist, wie in Einzelfällen entschieden werden wird.

CAIS (komplette Androgenresistenz)

13.6 Was bedeutet CAIS?

CAIS wird als Abkürzung genutzt für complete androgen insensitivity syndrome, also für die komplette Androgenresistenz. Ursächlich sind X-chromosomal rezessive Mutationen des Androgenrezeptorgens. Dadurch wird eine Resistenz der Körpergewebe gegenüber der Wirkung von Androgenen wie Testosteron und Dihydrotestosteron verursacht. Bei einem Embryo mit 46,XY Chromosomen und CAIS kommt es durch die fehlende Androgenwirkung zwischen der 7.–12. Schwangerschaftswoche nicht zur männlichen sexuellen Differenzierung des Genitales (fehlende Virilisierung). Äußerlich findet sich bei CAIS somit ein weibliches Genital. Die Vagina endet blind (▶ Kap. 7.11 ff.), weil die testikuläre AMH-Produktion regulär verläuft und die Entwicklung der Müller-Gänge physiologisch unterdrückt. In der Pubertät kommt es zur Entwicklung weiblicher Körperformen einschließlich Brustentwicklung durch Aromatisierung des hohen bzw. erhöhten Testosterons. Achsel- und Pubesbehaarung bleiben aufgrund ihrer überwiegenden Abhängigkeit von einem funktionsfähigen Androgenrezeptor spärlich oder fehlen vollständig.

13.7 Warum haben Kinder mit CAIS häufig Leistenhernien?

Der normale Deszensus der Hoden ist ein mehrphasiger Prozess (Bay et al. 2011). Beim abdominalen Teil spielt insulin-like peptide 3 (INSL3) eine wichtige Rolle, der Durchtritt durch den Leistenkanal ist jedoch androgenabhängig. Durch die rezeptorbedingte Androgenresistenz wird dieser Vorgang inhibiert, sodass es gehäuft zu Leistenhernien kommt.

13.8 Wo finden sich bei CAIS die Hoden?

Die Angaben variieren in der Literatur. In etwa ⅔ der Fälle findet sich eine beidseitige abdominale Lokalisation. In bis zu ⅓ der Fälle findet sich eine zumindest einseitige inguinale Lokalisation (Alvarez-Nava et al. 1997).

13.9 Sollten bei CAIS die Hoden entfernt werden?

Derzeit herrscht überwiegend Konsens, dass bei CAIS präpubertär und peripubertär keine Gonadektomie erfolgen sollte, sondern diese vielfach im frühen Erwachsenenalter empfohlen wird (Tack et al. 2018).

13.10 Wie und wann sollte bei CAIS eine Hormonsubstitution erfolgen?

Es existiert eine einzige multizentrisch, randomisiert, double-dummy, double-blind, cross-over angelegte Studie zu dieser Frage. Durch die Seltenheit der Diagnose und die geringe Teilnehmerinnenzahl sind belastbare Aussagen schwierig. Nach Gonadektomie ist eine Hormonersatztherapie zur Verhinderung eines Hypogonadismus erforderlich. Sowohl Östrogene als auch Testosteron werden toleriert und sind sicher. Eine Restfunktion des Androgenrezeptors muss dann selbstverständlich ausgeschlossen sein. Testosteron scheint gewisse Vorteile bei sexuellen Funktionsstörungen zu bieten (Birnbaum et al. 2018).

Quellen

Alvarez-Nava F, Gonzalez S, Soto M, Martinez C, Prieto M. Complete androgen insensitivity syndrome: clinical and anatomopathological findings in 23 patients. Genet Couns, 1997; 8(1): 7–12.

Bay K, Main KM, Toppari J, Skakkebæk NE. Testicular descent: INSL3, testosterone, genes and the intrauterine milieu. Nat Rev Urol, 2011; 8(4):1 87–96.

Birnbaum W, Marshall L, Werner R et al. Oestrogen versus androgen in hormone-replacement therapy for complete androgen insensitivity syndrome: a multicentre, randomised, double-dummy, double-blind crossover trial. Lancet Diabetes Endocrinol, 2018; 6(10): 771–780.

Bundesgesetzblatt. 2021. Teil I, Nr. 24: 1082–1084.

Deutsche Gesellschaft für Urologie (DGU), Deutsche Gesellschaft für Kinderchirurgie (DGKCH), Deutsche Gesellschaft für Kinderendokrinologie und -diabetologie (DGKED). S2 K-Leitlinie. Varianten der Geschlechtsentwicklung. 2016.

Holterhus PM, Hiort O. Besonderheiten der Geschlechtsentwicklung. In: Hiort O, Danne T, Wabitsch M (Hrsg.). Pädiatrische Endokrinologie. 2. A., Heidelberg: Springer; 2019. S. 499–519.

Lee PA, Houk CP, Ahmed SF et al. Consensus statement on management of intersex disorders. International Consensus Conference on Intersex. Pediatrics, 2006; 118(2): 488–500.

Tack LJW, Maris E, Looijenga LHJ et al. Management of Gonads in Adults with Androgen Insensitivity: An International Survey. Horm Res Paediatr, 2018; 90(4): 236–246.

14 Kontrazeption

B. Böttcher, P. G. Oppelt, S. Segerer

Allgemeine Fragen

14.1 Welche Untersuchungen sind bei der Erstverordnung von Kontrazeptiva obligat?

Häufig geht der Wunsch nach Kontrazeption mit dem ersten Besuch beim Gynäkologen bzw. bei der Gynäkologin einher. Es stellt sich daher die Frage, welche Untersuchungen bei Erstverordnung von hormonellen Kontrazeptiva erforderlich sind. Selbstverständlich ist eine sorgfältige Anamnese zu erheben, um kardiovaskuläre Risikofaktoren wie Rauchen, arterielle Hypertonie, Migräne, Thromboseneigung zu erfassen. Essenziell, um das kardiovaskuläre Risiko einer Jugendlichen zu erheben, ist die Familienanamnese hinsichtlich kardiovaskulärer Erkrankungen. Des Weiteren ist eine Anamnese zur Einnahme von Medikamenten zu erheben.

PRAXISTIPP

Ein generelles Thrombophilie-Screening wird nicht empfohlen (Deutsche Gesellschaft für Gynäkologie und Geburtshilfe, Österreichische Gesellschaft für Gynäkologie und Geburtshilfe und Schweizerische Gesellschaft für Gynäkologie und Geburtshilfe 2019). Dieses sollte nur bei positiver Eigen- oder Familienanamnese bei Verwandten ersten Grades vor dem 50. Lebensjahr durchgeführt werden (Middeldorp 2011; Dietrich und Hertweck 2008).

Eine gynäkologische Untersuchung mit einem Pap-Abstrich (▶ Kap. 1.5, ▶ Kap. 1.8) sowie ein abdominaler oder vaginaler Ultraschall sind bei der Erstverordnung und unauffälliger Blutungsanamnese nicht erforderlich (Verhaeghe 2012; Apter 2018). Der Body-Mass-Index sowie der Blutdruck werden hingegen erfasst und dokumentiert. Zudem sollte bei bereits stattgefundenem Geschlechtsverkehr ein Screening auf Chlamydien (▶ Kap. 15.6) im Urin angeboten werden. Eine erste gynäkologische Untersuchung kann beispielsweise für den ersten Kontrolltermin vereinbart werden.

14.2 Welche Verhütung ist für Jugendliche bei Kontraindikationen für Östrogene geeignet?

Bei Kontraindikationen für Östrogene sind reine Gestagenpräparate und nicht hormonelle Verhütungsmethoden möglich. Als reine Gestagenpräparate mit Ovulationshemmdosis in oraler Darreichungsform sind derzeit Präparate mit 75 μg Desogestrel und 4 mg Drospirenon verfügbar. Des Weiteren kommt die Hormonspirale mit Levonorgestrel auch bei Jugendlichen (Jatlaoui, Riley und Curtis 2017) oder das Implantat mit Etonogestrel infrage. Die Dreimonatsspritze sollte nicht verwendet werden, wenn ein erhöhtes Thromboserisiko besteht und Östrogene aus diesem Grund kontraindiziert sind (Deutsche Gesellschaft für Gynäkologie und Geburtshilfe, Österreichische Gesellschaft für Gynäkologie und Geburtshilfe und Schweizerische Gesellschaft für Gynäkologie und Geburtshilfe 2019).

Als nicht hormonelle Kontrazeptiva können bei Jugendlichen Kupferspirale (Berenson et al. 2013), Kupferball und -kette angewandt werden, wobei die Erfahrungen bei letzteren beiden bei Adoleszentinnen limitiert sind. Methoden der natürlichen Familienplanung sind bei Jugendlichen meist nicht zu empfehlen, da die kontrazeptive Sicherheit geringer und eine hohe Compliance notwendig ist.

14.3 Kann man einem Mädchen ohne Zyklus (prä Menarche) bereits eine hormonelle Verhütung geben?

Laut WHO (2015) ist das Alter allein kein Grund, Adoleszentinnen eine bestimmte Verhütungsmethode zu verwehren. Soziale Reife und das Verhalten des Mädchens sollten berücksichtigt werden; eine ausführliche Beratung wird empfohlen. Allerdings beziehen sich die WHO-Empfehlungen auf den Zeitraum ab der Menarche. Für Mädchen vor der Menarche sind keine spezifischen Empfehlungen zu finden, sodass sich für diese eine individuelle und zurückhaltende Abwägung, Aufklärung und Entscheidungsfindung empfehlen.

14.4 Wann wird 20 µg und wann 30 µg Ethinylestradiol genutzt?

Der Östrogenanteil in einer Kombinationspille dient unter anderem der Zyklusstabilität. Wenn unter einer Pille mit 20 µg Ethinylestradiol Zwischenblutungen auftreten, ist eine Pille mit einem Östrogenanteil von 30 µg zu wählen.

Im Hinblick auf die Knochendichte ist die Datenlage kontrovers. Es ist nicht bewiesen, dass ein höherer Östrogenanteil einen besseren Effekt auf das Erreichen der maximalen Knochendichte (peak bone mass) bei Adoleszentinnen hat (Goshtasebi et al. 2019).

14.5 Haben Gestagene ein unterschiedliches Thromboembolierisiko?

Das venöse Thromboembolierisiko wird maßgeblich durch den Östrogenanteil bestimmt. Gestagene allein führen – abgesehen von der Dreimonatsspritze mit DMPA (Depot-Medroxyprogesteronacetat) (Tepper et al. 2016) – nicht zu einem erhöhten Thromboserisiko. In Kombination mit Östrogenen lässt sich jedoch ein unterschiedliches Thromboserisiko der verschiedenen Gestagene feststellen. Die Inzidenz venöser Thromboembolien ist bei Levonorgestrel, Norethisteron und Norgestimat am niedrigsten, gefolgt von Dienogest (Römer 2019; Dragoman et al. 2018). Ein höheres Risiko haben die Gestagene Gestoden, Desogestrel, Drospirenon sowie Etonogestrel und Norelgestromin (▶ Tab. 14.1).

Das unterschiedliche thrombogene Risiko ist in der Wechselwirkung von Gestagen und Östrogen begründet. So werden durch die verschiedenen Gestagene unterschiedliche Pro- und Antikoagulatoren induziert. Es ist festzuhalten, dass aufgrund

Tab. 14.1 Wie hoch ist das Risiko, innerhalb eines Jahrs eine venöse Thromboembolie zu erleiden?

Gruppe	Anzahl
Frauen, die keine hormonalen Verhütungsmittel verwenden und nicht schwanger sind	etwa 2 von 10.000 Frauen
Frauen, die ein kombiniertes hormonales Kontrazeptivum verwenden, das **Levonorgestrel, Norethisteron oder Norgestimat** enthält	etwa 5–7 von 10.000 Frauen
Frauen, die Seasonique® verwenden, das **Levonorgestrel** im Langzyklus enthält[a]	etwa 5–15 von 10.000 Frauen[b]
Frauen, die ein kombiniertes hormonales Kontrazeptivum verwenden, das **Etonogestrel oder Norelgestromin** enthält	etwa 6–12 von 10.000 Frauen
Frauen, die ein kombiniertes hormonales Kontrazeptivum verwenden, das **Dienogest** in Kombination mit **Ethinylestradiol** enthält	etwa 8–11 von 10.000 Frauen
Frauen, die ein kombiniertes hormonales Kontrazeptivum verwenden, das **Drospirenon, Gestoden oder Desogestrel** enthält	etwa 9–12 von 10.000 Frauen
Frauen, die ein kombiniertes hormonales Kontrazeptivum verwenden, das **Nomegestrol** in Kombination mit **Estradiol** oder die Kombination aus **Dienogest** mit **Estradiolvalerat** enthält	etwa gleich wie bei anderen kombinierten hormonellen Kontrazeptiva, einschließlich levonorgestrelhaltigen Kontrazeptiva
Frauen, die ein kombiniertes hormonales Kontrazeptivum verwenden, das **Chlormadinon** enthält	noch nicht bekannt[c]

Quelle: Bundesinstitut für Arzneimittel und Medizinprodukte
[a] Seasonique ® (84 Tage 150 µg Levonorgestrel in Kombination mit 30 µg Ethinylestradiol, danach 7 Tage 10 µg Ethinylestradiol)
[b] basierend auf dem 95%-Konfidenzintervall des Hazard ratios (HR) und der Spannbreite der geschätzten Inzidenz für Levonorgestrel (5–7 pro 10.000 Frauen und Anwendungsjahr)
[c] Um das Risiko für diese Produkte einschätzen zu können, werden derzeit auf europäischer Ebene weitere Studien ausgewertet.

der derzeitigen Datenlage kombinierte hormonelle Kontrazeptiva mit Desogestrel, Gestoden, Cyproteronacetat und Drospirenon ein höheres Thromboserisiko haben als hormonelle Kontrazeptiva mit den Gestagenen Levonorgestrel, Norethisteron oder Norgestimat (Martinez et al. 2012; Dragoman et al. 2018). Dieses ist bei der Verschreibung zu berücksichtigen (Deutsche Gesellschaft für Gynäkologie und Geburtshilfe, Österreichische Gesellschaft für Gynäkologie und Geburtshilfe und Schweizerische Gesellschaft für Gynäkologie und Geburtshilfe 2019).

14.6 Wie unterscheiden sich die antiandrogenen Gestagene?

Alle kombinierten hormonellen Kontrazeptiva reduzieren die Bildung von Androgenen durch Suppression der Gonadotropine und steigern die Produktion des Sexualhormonbindenden Globulins (SHBG) in der Leber, was zu einer Senkung der biologisch aktiven Androgene führt. Zudem gibt es Gestagene mit antiandrogener Partialwirkung (▶ Tab. 14.2). Die Wirkung beruht auf einer kompetitiven Hemmung der Androgenbindung am Androgenrezeptor. Gestagene mit antiandrogener Partialwirkung sind die Derivate von Progesteron wie Cyproteronacetat (CPA)

Tab. 14.2 Partialwirkungen verschiedener Gestagene (modifiziert nach Schindler et al. 2008)

Gestagene	Östrogene	Androgene	Antiandrogene	Glucocorticoide	Mineralocorticoide
Progesteron	-	-	±	±	-
Chlormadinonacetat	-	-	+	+	-
Cyproteronacetat	-	-	+	+	-
Medroxyprogesteronacetat	-	(+)	-	+	-
Dienogest	-	-	+	-	-
Nomegestrolacetat	-	-	+	-	-
Drospirenon	-	-	+	-	+
Levonorgestrel	-	+	-	-	-
Desogestrel	-	+	-	-	-

- kein Effekt
+ Effekt nachzuweisen
(+) partieller Effekt
± ausgewogen

Chlormadinonacetat (CMA) und Nomegestrolacetat (NOMAC). CPA ist davon das am stärksten wirksame antiandrogene Gestagen. Auch wenn Dienogest eigentlich ein **19-Nortestosteron-Derivat** ist, entfaltet es antiandrogene Wirkung. Diese beruht auf seiner Cyanomethylgruppe. Verglichen mit CPA fällt der antiandrogene Effekt jedoch geringer aus. Drospirenon (DRSP) ist Spironolacton sehr ähnlich und besitzt antimineralocorticoide und auch antiandrogene Aktivität. Verglichen mit CPA ist der Effekt jedoch deutlich geringer (⅓).

14.7 Haben hormonelle Kontrazeptiva einen negativen Einfluss auf die Knochendichte?

Die Adoleszenz ist eine kritische Periode für das Erlangen der maximalen Knochendichte (peak bone mass). Bis zum 18. Lebensjahr ist diese bei Frauen zu 90–95 % erreicht (Gordon et al. 2017). Sexualsteroide, das Wachstumshormon (GH) und auch insulin-like growth factor 1 (IGF-1) haben modulierende Effekte auf die Knochenentwicklung. Eine Metaanalyse von 2015, die den Einfluss einer hormonellen Kontrazeption bei prämenopausalen Frauen untersuchte, konnte keine Hinweise für ein erhöhtes Frakturrisiko bei Anwendung hormoneller Kontrazeptiva nachweisen (Lopez et al. 2015). Eine neue Metaanalyse, die nur Teenager (12–19 Jahre) einschloss, wies dagegen im Bereich der Lendenwirbelsäule eine signifikant verminderte Knochendichte 24 Monate nach Anwendung hormoneller Kontrazeptiva nach ($P = 0.0006$, Goshtasebi et al. 2019). Inwieweit diese Effekte jedoch reversibel sind bzw. ob sie auch einen Einfluss auf die Frakturrate haben, ist noch unklar (Bachrach 2020).

Mit Ausnahme von DMPA besitzen Gestagen-Monopräparate eine geringe Dosierung und unterdrücken somit nicht die endogenen Östrogenspiegel. Dagegen führt DMPA in Abhängigkeit von Dosis und Dauer zu einer Reduktion der Knochendichte bei Teenagern (Harel et al. 2010; Lange et al. 2017). Nach Absetzen von DMPA war die Abnahme der Knochendichte meist reversibel. Infolge der negativen Effekte wird jedoch vor einem Einsatz länger als 2 Jahre gewarnt.

14.8 Wann sind Eltern über die Kontrazeption zu informieren?

Zum einen stellt sich die Frage, ob eine minderjährige Patientin wirksam in die Behandlungsmaßnahme einwilligen kann, da jeder medizinische Eingriff und auch die Verordnung von Medikamenten juristisch den Tatbestand einer Körperverletzung erfüllt (§ 630d BGB) (▶ Kap. 17.2, ▶ Kap. 17.3). Als Hilfsmittel für die Bewertung der Einwilligungsfähigkeit werden häufig Altersgrenzen angegeben:

- Kinder unter 14 Jahren: nicht einwilligungsfähig
- 14–16 Jahre: Einzelfallentscheidung
- 16–18 Jahre: Einwilligungsfähigkeit in der Regel gegeben

Ausschlaggebendes Kriterium ist jedoch die individuelle „geistige und sittliche Reife", das heißt, ob ein Verständnis über die Tragweite der Behandlung besteht (Netzer-Nawroki 2018). Diese Reife ist jeweils individuell zu prüfen (▶ Kap. 17.7).

Daneben stellt sich die Frage, inwieweit Minderjährige einen Behandlungsvertrag abschließen können. Zwischen Vollendung des 7. und 18. Lebensjahrs sind Minderjährige beschränkt geschäftsfähig (§ 106 BGB). Dies bedeutet, dass Minderjährige zwar grundsätzlich allein und ohne Zustimmung ihrer gesetzlichen Vertreter einen Behandlungsvertrag abschließen und sich somit auch über kontrazeptive Maßnahmen informieren können. Voraussetzung ist jedoch, dass das Geschäft rechtlich vorteilhaft ist oder die Minderjährige die Kosten der Behandlung aus eigenen Mitteln trägt (Netzer-Nawroki 2018). Da beide Voraussetzungen in der Regel nicht vorliegen, kann ein Behandlungsvertrag bei privat versicherten Patientinnen wirksam nur mit vorheriger Zustimmung oder nachträglicher Genehmigung der Erziehungsberechtigten abgeschlossen werden. Kommt es zu einer Behandlung ohne Zustimmung der Eltern und genehmigen diese den Vertrag nachträglich nicht, so steht dem behandelnden Arzt kein Anspruch auf Honorierung der Leistung zu.

Gesetzlich versicherte Jugendliche können von der Vollendung des 15. Lebensjahrs an selbstständig alle Sozialleistungen ohne Einwilligung oder Genehmigung ihrer Erziehungsberechtigten in Anspruch nehmen (§ 36 SGB I ▶ Kap. 17.1; ▶ Kap. 17.2).

14.9 Wie ist die Kostenübernahme bei Jugendlichen geregelt?

Bis zum Erreichen des 22. Geburtstags erstatten die gesetzlichen Krankenkassen in Deutschland die Kosten für verschreibungspflichtige Kontrazeptiva (orale Kontrazeptiva, hormonelle Notfallkontrazeptiva, Hormonpflaster, Ring, Dreimonatsspritze, Implantat, intrauterine Verhütung) (§ 24a SGB V). Ab dem 18. Lebensjahr fällt eine Zuzahlung an. Diese beträgt 10 % des Verkaufspreises, aber höchstens 10 € und mindestens 5 €. Sind verschiedene medizinisch geeignete Verhütungsmittel möglich, sollte nach dem in § 12 SGB V verankerten Wirtschaftlichkeitsgebot das günstigere verordnet werden. Für die Verordnung und Einlage von intrauteriner Verhütung ist die aktuellste Empfehlung des jeweiligen Bundeslands zu prüfen. Privat versicherte Jugendliche müssen die Kosten für jegliche Kontrazeptiva selbst tragen.

14.10 Welche Kontrazeptiva beeinflussen das Körpergewicht?

Häufig besteht die Angst, dass es unter Anwendung einer hormonellen Kontrazeption zur Gewichtszunahme kommt, was dazu führt, dass eine hormonelle Kontrazeption erst gar nicht begonnen oder frühzeitig wieder abgesetzt wird. Das Körpergewicht wird jedoch von vielen verschiedenen Einflussfaktoren reguliert. Wichtige Faktoren sind:

- Alter, Zunahme des Fettgewebes im Teenageralter
- Lifestyle, vor allem Ernährung und sportliche Aktivität
- Genetische und Umweltfaktoren (Linne et al. 2003; Malhotra et al. 2013)

Eine Cochrane-Analyse zur Wirkung von kombinierten hormonellen Kontrazeptiva (KHK) auf das Körpergewicht konnte keinen Einfluss auf das Gewicht oder den BMI nachweisen (Gallo et al. 2014). Bei Anwenderinnen von DMPA wurde jedoch ein langsamer Gewichtsanstieg in Abhängigkeit von der Dauer der Anwendung festgestellt (Bonny et al. 2006). Betroffen von der Gewichtszunahme unter DMPA waren dabei insbesondere junge Frauen (< 18 Jahren), die bereits adipös waren.

PRAXISTIPP

DMPA sollte aufgrund der möglichen Gewichtszunahme sowie des erhöhten Thromboserisikos bei übergewichtigen oder adipösen Adoleszentinnen eher nicht zum Einsatz kommen.

14.11 Beeinflussen Kontrazeptiva das Längenwachstum?

Das Längenwachstum wird multifaktoriell gesteuert. Wichtigster Faktor ist der genetische Einfluss, aber auch Ernährung, Hormone (Wachstumshormone, Schilddrüsenhormone, Sexualsteroide und Glucocorticoide) sowie psychosoziale Faktoren modulieren die Größenentwicklung. Tierexperimentelle Untersuchungen haben gezeigt, dass die Einnahme von Östrogenen vor Schluss der Epiphysenfugen eine Beschleunigung des Schlusses der Epiphysenfugen bewirken kann (Aceitero, Gaytan und Ranz 1987). Allerdings waren die eingesetzten Dosen deutlich höher als in den aktuell vorliegenden Pillenpräparaten. Bei konstitutionellem oder familiärem Hochwuchs kann bei Mädchen mit einer Endgrößenprognose > 185 cm solch eine hochdosierte Östrogentherapie (z. B. 100 µg Ethinylestradiol oder 7,5 mg konjugierte Östrogene, kombiniert mit 10 mg Medroxyprogesteronacetat über 10–14 Tage) durchgeführt werden (Deutsche Gesellschaft für Kinderendokrinologie und -diabetologie 2021). Das American College of Obstetrics and Gynecology Committee wies bereits Anfang der 1990er Jahre in seinem Statement darauf hin, dass hormonelle Kontrazeptiva in niedrigen Dosierungen bei Einsatz nach Menarche nicht zu einem Schluss der Epiphysenfugen führen, da mit der Menarche die endogene Östrogenproduktion bereits einen Schluss der Epiphysenfugen induziert (International Federation of Gynecology and Obstetrics 1992).

Zum Zeitpunkt der Menarche sind statistisch bereits 94,1 %, 2 Jahre danach 98,6 % der Endgröße erreicht.

Durch die Einnahme hormoneller Kontrazeptiva in den aktuell üblichen niedrigen Dosierungen ist kein negativer Effekt auf das Längenwachstum und somit kein Negativeffekt auf die Endgröße zu erwarten.

14.12 Kann der Langzyklus von oralen kombinierten Kontrazeptiva auch bei Jugendlichen empfohlen werden?

Das Anwendungsschema der ursprünglichen Pillenpräparate (21 Tage Hormoneinnahme gefolgt von 7 hormonfreien Tagen) imitierte den natürlichen Zyklus mit Einsetzen der Hormonentzugsblutung im pillenfreien Intervall. Im Verlauf entstanden Regime mit verlängerten Einnahmezyklen (90 Tage, sechs Monate bzw. kontinuierlich). Die kontrazeptive Sicherheit ist im Vergleich zur konventionellen Anwendung gleich (Edelman et al. 2014). Auch gesundheitliche Risiken (venöses und arterielles Thromboembolierisiko) waren unverändert. Im Vergleich zur konventionellen Einnahme ist die Anwendung im Langzyklus bei Vorliegen von zyklusabhängigen Beschwerden wie Dysmenorrhö, zyklusabhängiger Migräne, bei prämenstruellem Syndrom oder Hypermenorrhö überlegen. Wichtig ist, darüber aufzuklären, dass vor allem in der ersten Phase des Langzyklus Blutungsstörungen/Spottings auftreten können, welche mit zunehmender Dauer der Behandlung abnehmen (Reid et al. 2010). In ca. 80 % der Fälle kommt es nach zwei Jahren Anwendung zu einer Amenorrhö.

In Deutschland sind die meisten Pillenpräparate nicht für den Langzyklus zugelassen, sodass über den off label use aufzuklären ist.

Notfallkontrazeption

14.13 Welche Notfallkontrazeption ist wann anzuwenden?

Notfallkontrazeptiva kommen bei Versagen/inadäquatem Einsatz anderer kontrazeptiver Maßnahmen oder bei ungeschütztem Geschlechtsverkehr zum Einsatz. Zur Verfügung stehen sie in oraler Form oder als Intrauterinpessar (IUP) (▶ Tab. 14.3). Beide oralen Notfallkontrazeptiva (Levonorgestrel und Ulipristalacetat) sollten so früh wie möglich eingenommen werden. Levonorgestrel kann bei bereits bestehendem LH-Anstieg eine Ovulation nicht mehr verhindern. Ulipristalacetat kann auch bei bereits begonnenem LH-Anstieg effektiv eingesetzt werden (Ngai et al. 2005). Die Wirksamkeit oraler Notfallkontrazeptiva kann durch das Gewicht beeinflusst werden. Bei Frauen mit erhöhtem BMI scheint Ulipristalacetat das effektivere Notfallkontrazeptivum zu sein (Jatlaoui und Curtis 2016).

Tab. 14.3 Vergleich verschiedener Formen der Notfallkontrazeption (modifiziert nach (Haeger, Lamme und Cleland 2018)

	Levonorgestrel	Ulipristalacetat	Intrauterinpessar
Effektivität	weniger effektiv als Ulipristalacetat oder Intrauterinpessar	effektivste orale Notfallkontrazeption, weniger effektiv als Intrauterinpessar	höchste
BMI	ab einem BMI ≥ 25 kg/m² reduzierte Effektivität	ab einem BMI ≥ 30 kg/m² reduzierte Effektivität	unabhängig vom BMI
Anwendungsfenster	bis zu 72 Stunden nach ungeschütztem Geschlechtsverkehr, dann sinkt die Effektivität	bis zu 120 Stunden nach ungeschütztem Geschlechtsverkehr	bis zu 120 Stunden nach ungeschütztem Geschlechtsverkehr

14

Im Vergleich zu den Postkoitalpillen sind kupferhaltige Spiralen (IUP) die effektiveren Notfallkontrazeptiva (Versagerquote von 0,1 %; Cleland et al. 2014). Zusätzlich besteht keine Abhängigkeit vom BMI und ein längerfristiger kontrazeptiver Schutz. Nicht alle Kupferspiralen sind für die Notfallkontrazeption vorgesehen.

Beide oralen Notfallkontrazeptiva sind ineffektiv bei postovulatorischem Einsatz.

14.14 Wie ist das Vorgehen bei der Pilleneinnahme nach Anwendung einer oralen Notfallkontrazeption?

Nach Anwendung von Levonorgestrel können hormonelle Kontrazeptiva unmittelbar (sogenannter Quickstart) wiederbegonnen werden (Curtis et al. 2016). Innerhalb der ersten sieben Tage der Anwendung sollte zusätzlich eine Back-up-Kontrazeption, z. B. mittels Barrieremethode wie Kondom, erfolgen.

Ulipristalacetat bindet als selektiver Progesteronrezeptormodulator auch an Progesteronrezeptoren, sodass schon frühzeitig befürchtet wurde, dass bei gleichzeitiger Einnahme progesteronhaltiger Kontrazeptiva die Effektivität von Ulipristalacetat beeinträchtigt werden könnte (Dragoman et al. 2016).

Eine prospektive, randomisierte Studie, die einen Quickstart von Desogestrel 75 µg (Gestagen-Monopräparat) einen Tag nach Einnahme von Ulipristalacetat untersuchte, wies eine signifikant höhere Ovulationsrate innerhalb der folgenden sechs Tage nach, wenn Ulipristalacetat und Desogestrel – verglichen mit Ulipristalacetat alleine – angewandt wurde (Brache et al. 2015). Dagegen konnte eine neuere, randomisierte Kontrollstudie zum Quickstart keine Ovulation bei unmittelbarem Start der hormonellen Kontrazeption nach Ulipristalacetat beobachten (Banh et al. 2020).

Die aktuellen Leitlinien empfehlen, erst fünf Tage nach Anwendung von Ulipristalacetat mit einer hormonellen Kontrazeption zu beginnen bzw. diese fortzuführen (Black et al. 2015; Deutsche Gesellschaft für Gynäkologie und Geburtshilfe, Österreichische Gesellschaft für Gynäkologie und Geburtshilfe und Schweizerische Gesellschaft für Gynäkologie und Geburtshilfe 2019). Während dieser Zeit und auch in den ersten 14 Tagen nach Start der hormonellen Kontrazeption sind eine Back-up-Kontrazeption oder Abstinenz erforderlich.

Nach Anwendung von Levonorgestrel ist ein unmittelbarer (Re-)Start einer hormonellen Kontrazeption möglich.
Bei Anwendung von Ulipristalacetat sollte erst 5 Tage danach mit dem (Re-)Start einer hormonellen Kontrazeption begonnen werden.

14.15 Kann die orale Notfallverhütung mehrfach im Zyklus erfolgen?

Wenn es erneut zu ungeschütztem Geschlechtsverkehr im gleichen Zyklus nach Anwendung einer hormonellen Notfallkontrazeption kommt, besteht weiterhin die Möglichkeit des Eintretens einer Schwangerschaft (Cheng et al. 2012). Wichtig ist daher, bereits bei Verordnung/Ausgabe des Notfallkontrazeptivums über die Folgekontrazeption zu sprechen.

Besteht keine Folgekontrazeption und findet erneut ungeschützter Geschlechtsverkehr innerhalb des gleichen Zyklus statt, ist eine zweite Anwendung von Levonorgestrel möglich. Auch bei Ulipristalacetat ist eine wiederholte Anwendung im Zyklus möglich (Jesam et al. 2016). Da es auch in der Zwischenzeit zur Ovulation kommen kann, ist auch bei wiederholter Einnahme die zusätzliche Anwendung anderer kontrazeptiver Methoden notwendig.

Die Wirksamkeit von Levonorgestrel und Ulipristalacetat kann durch enzyminduzierende Medikamente (z. B. Antiepileptika wie Carbamazepin, Phenobarbital, Phenytoin und Primidon, Johanniskraut, Griseofulvin, Rifampicin sowie Medikamente zur Therapie von HIV-Infektionen) reduziert werden. Zusätzlich können Medikamente, die zu einer Anhebung des pH-Werts im Magen führen (Antazida, H2-Antagonisten, Protonenpumpenhemmer) die Wirksamkeit von Ulipristalacetat beeinträchtigen.

14.16 Ist vor Verordnung eines Notfallkontrazeptivums ein Schwangerschaftstest notwendig?

Vor einer Notfallkontrazeption mit Levonorgestrel oder Ulipristalacetat ist ein Schwangerschaftstest nicht zwingend notwendig, da eine bereits bestehende Schwangerschaft durch die Einnahme nicht beeinträchtigt wird (Cleland et al. 2014). Allerdings kann ein Schwangerschaftstest im Einzelfall bei unklarer Zyklusanamnese sinnvoll sein, um das Mädchen bei einer möglichen Schwangerschaft direkt unterstützen und beraten zu können.

Spezielle Verhütungsmethoden

14.17 Kann Nulliparen eine intrauterine Verhütung empfohlen werden?

Prinzipiell stellt das Alter allein keine Kontraindikation für eine intrauterine Verhütung dar (WHO 2015). Jedoch sind bei der Empfehlung einer intrauterinen Verhütung bei Nulliparen einige Faktoren zu beachten. Man unterscheidet levonorgestrelhaltige Intrauterinsysteme von kupferhaltigen Modellen (Spirale, Kette und Ball). Die Intrauterinsysteme unterscheiden sich wie folgt:

- 28 x 30 mm
  - mit 13,5 mg für 3 Jahre
  - mit 19,5 mg für 5 Jahre
- 32 x 32 mm mit 52 mg für 5 Jahre

Die Komplikationsraten im Hinblick auf Infektionen, Blutungsstörungen, Schwierigkeiten bei der Einlage oder Verlust der Spirale bei Mädchen/Nulliparen unterscheiden sich nicht signifikant von denen erwachsener Frauen (Jatlaoui, Riley und Curtis 2017; Patseadou und Michala 2017).

Wenn es unter einer Hormonspirale zum Eintritt einer Schwangerschaft kommt, besteht ein erhöhtes Risiko von Extrauterinschwangerschaften (Heinemann et al. 2015). Hierüber ist aufzuklären.

Aufgrund der sehr hohen kontrazeptiven Sicherheit, des positiven Effekts auf Hyper- und Dysmenorrhö, der Anwendungsdauer von drei bzw. fünf Jahren und wenig erforderlicher Compliance können Intrauterinsysteme mit Levonorgestrel bei Adoleszentinnen/Nulliparen durchaus empfohlen werden.

Bei kupferhaltigen Intrauterinsystemen ist zu beachten, dass diese bei stärkeren Blutungen und bei Dysmenorrhö nicht von Vorteil sind. Beschrieben wird für diese zudem ein erhöhtes Risiko für aszendierende Infektionen mit dem nachfolgenden Risiko der Tubensterilität.

Die Kupferkette und der Kupferball, der ab 15 Jahren zugelassen ist, sind theoretisch auch für die Anwendung bei Jugendlichen möglich, für eine Empfehlung bei Jugendlichen fehlen jedoch Daten.

14.18 Wie wirkt der Vaginalring?

Der Vaginalring mit einem Durchmesser von etwa 55 mm wird in die Scheide eingeführt und nach oben geschoben. Die Lage des Rings ist für die Wirkung nicht entscheidend, er sollte aber so weit im hinteren Scheidengewölbe zu liegen kommen, dass er nicht als störend empfunden wird. Der Ring gibt täglich 15 µg Ethinylestradiol und 120 µg Etonogestrel ab (Ahrendt et al. 2006). Es erfolgt somit eine kontinuierliche, gleichmäßige Abgabe von Hormonen, die von der Vaginalschleimhaut aufgenommen werden. Es handelt sich also auch beim Vaginalring um eine systemische Wirkweise. Somit wird die Ovulation verhindert, der Zervixschleim nicht verflüssigt und die Spermieneindringung erschwert (Sarkar 2005). Der Ring verbleibt für 21 Tage intravaginal, dann folgt eine siebentägige Pause mit einer Hormonentzugsblutung, bevor ein neuer Ring selbstständig eingelegt wird. Eine kurzfristige Entnahme des Rings für maximal drei Stunden, z. B. beim Geschlechtsverkehr, ist möglich. Der Langzyklus kann off label use auch mit dem Vaginalring durchgeführt werden.

14.19 Wie werden Blutungsstörungen unter Gestagen-Monopräparaten therapiert?

Blutungsstörungen unter Gestagen-Monopräparaten (Progestin only pills, POP) sind eine häufige Nebenwirkung, vor allem in den ersten drei bis sechs Monaten der Einnahme (Zigler und McNicholas 2017). Sie nehmen mit zunehmender Anwendungsdauer ab. Darüber ist die Patientin vorab ausführlich zu informieren. Typisch für die Blutungsstörungen unter Gestagen-Monopräparaten sind Zwischenblutungen (Zusatzblutungen) und Dauerblutungen (unterschiedlicher Stärke).

Vor allem bei anhaltenden Blutungsstörungen sind immer auch

- andere zugrundeliegende Pathologien (z. B. Zervixdysplasie, Entzündungen) auszuschließen,
- die aktuelle (eventuell interagierende) Medikamenteneinnahme zu erfassen und
- eine Schwangerschaft auszuschließen.

Therapeutisch kann bei stärkeren Blutungen und aufgebautem Endometrium eine 3- bis 4-tägige Pause empfohlen werden, um die Durchbruchblutung in eine Abbruchblutung umzuwandeln (Römer 2007). Ansonsten kann eine Verdopplung der Gestagendosis (2 Tabletten pro Tag) für 28 Tage überlegt werden. Der klinische Nutzen hierfür ist fraglich.

Für die Therapie von Blutungsstörungen unter Gestagen-Mono-Langzeitverhütungsmethoden gibt es folgende Empfehlungen, die auch in Studien evaluiert wurden. Für deren Einsatz bei Blutungsstörungen unter Gestagen-Monopräparaten gibt es jedoch keine Evidenz.

Sollte die Adoleszentin aber aufgrund von Kontraindikationen für andere Verhütungsmethoden auf ein Gestagen-Monopräparat angewiesen sein, können diese Optionen unter Abwägung von Nutzen und Risiken zum Einsatz kommen.

Folgende Therapieoptionen sind unter anderem möglich:

- Nicht steroidale Antiphlogistika (NSAR) 3 x 800 mg für 5 Tage
- Östrogene für 7–14 Tage (z. B. 1–2 mg Estradiol)
- Doxycyclin 100–200 mg für 10–14 Tage

Die Gabe von NSAR beruht auf der Annahme, dass erhöhte Prostaglandinspiegel für die Zwischenblutungen verantwortlich sind. Studien haben beispielsweise die Wirkung von Ibuprofen 800 mg, zwei- oder dreimal täglich, Mefenaminsäure oder Naproxen, je 500 mg zweimal täglich, jeweils über fünf Tage bei unterschiedlichen Gestagenpräparaten (Hormonspirale, Implantat, Dreimonatsspritze) gezeigt (Zigler und McNicholas 2017). Alternativ können Östrogene für mindestens 14 Tage in Form der kombinierten Pille (Ethinylestradiol) oder Estradiol transdermal oder oral verschrieben werden. Die Wirkung von Doxycyclin liegt in der Hemmung von Matrix-Metalloproteinasen, deren erhöhte Aktivität im Endometrium Zwischenblutungen verursachen kann. Die Gabe von Tranexamsäure stellt eine weitere Option dar. Begrenzte Daten liegen für Antigestagene wie Mifepriston und Tamoxifen vor (Abdel-Aleem et al. 2013).

14.20 Führen Gestagen-Monopräparate langfristig zu Östrogenmangel?

Bei der Einnahme eines Gestagen-Monopräparats wird die Follikelreifung gestört, aber nicht komplett supprimiert, die Ovulation wird unterdrückt (Duijkers et al. 2015; Hadji, Colli und Regidor 2019). Somit werden ausreichende Östrogenspiegel erreicht, die den Spiegeln in der Follikelphase weitestgehend entsprechen. Ein Östrogenmangel tritt auch bei langfristiger Einnahme nicht auf. Dieses gilt auch für Gestagen-Monopräparate mit einer Ovulationshemmdosis von 75 µg Desogestrel.

Für den Einfluss auf die Knochengesundheit sind wenige Daten verfügbar und für Adoleszentinnen keine. Insgesamt ist kein negativer Einfluss auf die Knochendichte anzunehmen.

Unter der Gestagenpille mit Drospirenon scheinen ebenfalls ausreichende Estradiol-Spiegel erreicht zu werden (Duijkers et al. 2015).

14.21 Wieso können orale Medikamente die Wirkung von Verhütungsstäbchen (Implantat) beeinflussen?

Das in Implantaten enthaltene Etonogestrel wird über die Leber verstoffwechselt, auch wenn die Einnahme nicht oral erfolgt. Somit kann eine Interaktion mit oralen Medikamenten, die hepatisch metabolisiert werden, erfolgen. Diese Wechselwirkung ist beispielsweise bei der antiretroviralen HIV-Therapie relevant, bei der sowohl die Wirkspiegel einiger antiretroviraler Medikamente als auch die von Etonogestrel erniedrigt sein können (Kreitchmann et al. 2022; Neary et al. 2019).

Wechselwirkungen mit anderen Medikamenten und eine mögliche geringere Bioverfügbarkeit und Wirksamkeit sind auch bei Implantaten und nicht nur bei oraler Verabreichung hormoneller Kontrazeptiva zu beachten.

Kontrazeption bei speziellen Erkrankungen

14.22 Wie lautet das Vorgehen bei Wunsch nach Amenorrhö aus medizinischer Indikation?

Eine Amenorrhö kann in bestimmten Situationen medizinisch indiziert sein. Hierzu zählen beispielsweise hämorrhagische Dispositionen, z. B. bei einer Gerinnungsstörung, oder eine Chemotherapie, bei der ein Hämoglobinabfall durch vaginale Blutungen vermieden werden soll. Auch bei kognitiv beeinträchtigten Mädchen kann aus pflegerischer Sicht eine Amenorrhö notwendig sein (Kirkham et al. 2013), da die Hygienemaßnahmen während der Menstruation bei unzureichender Compliance, bei zyklisch bedingten Veränderungen des Verhaltens oder bei Angst vor der Blutung nicht vertretbare Belastungen für das Mädchen und die betreuenden Personen bedeuten können.

Eine durch die Menstruation verstärkte Geschlechtsdysphorie kann eine psychologisch-psychiatrische Indikation für das Erreichen einer Blutungsfreiheit sein.

Je nach individuellen Risikofaktoren, Komorbiditäten und Medikamenteneinnahmen (z. B. Antiepileptika) können entweder ein Kontrazeptivum im Langzyklus (off label use), Gestagen-Monopräparate oder levonorgestrelhaltige Intrauterinpessare zum Erreichen einer Amenorrhö eingesetzt werden. Manchmal reicht auch eine Reduktion der Blutungsstärke aus. Hierfür wäre auch die Gabe von Tranexamsäure möglich (Kirkham et al. 2013). In Ausnahmefällen wie bei ausgeprägten Gerinnungsstörungen werden GnRH-Analoga zum Erreichen einer Amenorrhö verwendet.

Auch durch die Anwendung von DMPA kann sehr gut eine Amenorrhö herbeigeführt werden. Aufgrund des Nebenwirkungsprofils (erhöhtes Thromboserisiko, Gewichtszunahme und Abnahme der Knochendichte bei Anwendung > 24 Monate) ist diese jedoch kritisch zu diskutieren und nur kurzfristig einzusetzen.

14.23 Welche Verhütung eignet sich bei antiepileptischer Therapie?

Die Verhütungsberatung bei antiepileptischer Therapie kann aufgrund von Wechselwirkungen zwischen Kontrazeptivum und Antiepileptikum mit möglicher gegenseitiger Wirkverminderung eine Herausforderung darstellen (Reimers 2016).

Eine sichere Kontrazeption ist aufgrund der Teratogenität einiger Antiepileptika von besonderer Bedeutung. Daher ist eine interdisziplinäre Zusammenarbeit mit den behandelnden Neuropädiatern/Neurologen dringend erforderlich.

Prinzipiell sind hinsichtlich der Epilepsie alle verfügbaren kontrazeptiven Methoden möglich (WHO 2015). Die Auswahl richtet sich nach den Wechselwirkungen.

Manche Antiepileptika können über eine Enzyminduktion (des Cytochrom-p450-Systems) zu einem beschleunigten Abbau und damit Wirkungsverlust der kontrazeptiven Steroide (insbesondere der Gestagene) führen (▶ Tab. 14.4).

Tab. 14.4 Kontrazeptive Möglichkeiten bei Epilepsie (Römer 2019)

Enzyminduktion	Wirkstoff	Kontrazeptive Sicherheit
ausgeprägt	Barbiturate, Carbamazepin, Felbamat, Oxcarbazepin, Phenytoin, Primidon, Clonazepam, Topiramat	nicht gewährleistet
gegenseitige Wechselwirkung	Lamotrigin (Dosis muss erhöht werden, Ethinylestradiol induziert Metabolisierung von Lamotrigin, Lamotrigin induziert Metabolisierung von Levonorgestrel)	Beeinflussung beachten
keine	Valproinsäure, Gabapentin, Levetiracetam, Tiagabin, Vigabatrin, Zonisamid, Pregabalin	voll gewährleistet

Andersherum können Östrogene, insbesondere Ethinylestradiol, zum beschleunigten Abbau von Antiepileptika, insbesondere von Lamotrigin, führen.

Gestagen-Monoverfahren (Minipille, Gestagen-Monopräparat, Etonogestrel-Implantat) sind daher nicht mit **enzyminduzierenden** Antiepileptika zu kombinieren (Schwenkhagen, Schaudig und Stodieck 2018). Die Dreimonatsspritze (eventuell im verkürzten Intervall von 10 Wochen) hat geringe Wechselwirkungen, erfordert aber aufgrund des Nebenwirkungsprofils eine gründliche Abwägung von Nutzen und Risiken. Kupfer- und Hormonspiralen sind eine gute Alternative für Mädchen unter enzyminduzierenden Antiepileptika. Kombinierte hormonelle Kontrazeptiva (oral, als Ring oder Pflaster) kommen möglichst nur bei nicht enzyminduzierenden Antiepileptika zum Einsatz. Es sollte eine Dosis von 30 µg Ethinylestradiol gewählt werden. Die Gabe im Langzyklus führt zu stabileren Wirkspiegeln der Antiepileptika und ist daher als off label use zu empfehlen.

Unter Medikation mit **Lamotrigin** rät die WHO (2015) aufgrund oben beschriebener Interaktion von der Anwendung kombinierter hormoneller Kontrazeptiva ab. Wird dennoch auf ausdrücklichen Wunsch und nach Aufklärung der Patientin ein kombiniertes hormonelles Kontrazeptivum bei enzyminduzierenden Antiepileptika oder Lamotrigin eingesetzt, ist Folgendes unter sorgfältiger Überwachung zu beachten:

- Anpassung der Lamotrigin-Dosis: Die Dosisanpassung sollte bereits innerhalb der ersten Woche nach Start der hormonellen Kontrazeption begonnen werden; es kann eine Erhöhung bis auf die doppelte Dosis erforderlich sein.
- Kontinuierliche Anwendung (Langzyklus), um einen Anstieg des Lamotrigin-Spiegels im hormonfreien Intervall zu vermeiden (Schwenkhagen und Stodieck 2008; Schwenkhagen, Schaudig und Stodieck 2018).

14

Zur Optimierung der kontrazeptiven Sicherheit bei enzyminduzierenden Antiepileptika wird eine kontinuierliche Einnahme von monophasischen Präparaten mit einem Gestagenanteil deutlich oberhalb der Ovulationshemmdosis empfohlen.

Eine Aufklärung der Patientin mit Nutzen-Risiko-Abwägung und gegebenenfalls zur Anwendung zusätzlicher Verhütungsmethoden (z. B. Barriere) ist notwendig.

Die Leitlinie zur hormonellen Empfängnisverhütung nennt als Expertenkonsens:

Frauen unter Lamotriginmonotherapie sind aufzuklären, dass unter Anwendung von KOK das Anfallrisiko sowie das Toxizitätsrisiko in der pillenfreien Phase steigt, sodass das Risiko der Anwendung von KOK den Benefit überwiegt.

(Deutsche Gesellschaft für Gynäkologie und Geburtshilfe, Österreichische Gesellschaft für Gynäkologie und Geburtshilfe und Schweizerische Gesellschaft für Gynäkologie und Geburtshilfe 2019)

Bei zyklusabhängiger Epilepsie wird unter Berücksichtigung der antiepileptischen Therapie die Gabe des hormonellen Kontrazeptivums im Langzyklus (off label use) empfohlen.

Eine Notfallkontrazeption mit Levonorgestrel (▶ Kap. 14.13) kann durchgeführt werden, es wird allerdings eine Verdopplung der Dosis auf 1,5 mg und eine zusätzliche Gabe von 0,75 mg Levonorgestrel nach 12 Stunden empfohlen (Schwenkhagen und Stodieck 2008).

Bei enzyminduzierenden Antiepileptika ist mit einer reduzierten kontrazeptiven Sicherheit von hormonellen Kontrazeptiva zu rechnen. Intrauterinsysteme mit Levonorgestrel oder intrauterine kupferhaltige Methoden stellen gute Alternativen dar.

14.24 Worauf ist bei Verhütungswunsch adipöser Mädchen zu achten?

Beim Verhütungswunsch adipöser Mädchen sind weitere Risikofaktoren zu berücksichtigen. Aufgrund des Übergewichts erhöht sich das Thromboserisiko, welches beispielsweise durch eine arterielle Hypertonie oder Nikotinabusus weiter steigt. In diesen Fällen besteht auch schon bei Adoleszentinnen und jungen Frauen eine relative Kontraindikation für kombinierte hormonelle Kontrazeptiva. Eine erhöhte Versagerquote der kombinierten Kontrazeptiva bei ausgeprägter Adipositas wird in der Literatur widersprüchlich diskutiert (Dinger et al. 2011; Lopez et al. 2016; Deutsche Gesellschaft für Gynäkologie und Geburtshilfe, Österreichische Gesellschaft für Gynäkologie und Geburtshilfe und Schweizerische Gesellschaft für Gynäkologie und Geburtshilfe 2019). Um das Thromboserisiko nicht zu beeinflussen, können sowohl Gestagen-Monopräparate (außer DMPA) als auch kupferhaltige Methoden eingesetzt werden. Bei Anwendung des kontrazeptiven Pflasters ist eine Abnahme der Wirksamkeit ab einem Gewicht von 90 kg beschrieben (Zieman et al. 2002).

Laut WHO (2015) können bei adipösen Jugendlichen, auch bei einem BMI > 30 kg/m², alle kontrazeptiven Methoden angewandt werden. Allerdings sollten bei höhergradiger Adipositas mit einem BMI > 35 kg/m² Intrauterinsysteme oder kupferhaltige intrauterine Verhütung empfohlen werden (Deutsche Gesellschaft für Gynäkologie und Geburtshilfe, Österreichische Gesellschaft für Gynäkologie und Geburtshilfe und Schweizerische Gesellschaft für Gynäkologie und Geburtshilfe 2019; WHO 2015).

Im Fall einer Notfallkontrazeption (▶ Kap. 14.13) sollte bei adipösen Mädchen Ulipristalacetat gegenüber Levonorgestrel vorgezogen werden (Glasier et al. 2011).

14.25 Welche Verhütung eignet sich bei erhöhtem Thromboserisiko?

Bei bestehendem Thromboserisiko sind reine Gestagenpräparate (außer DMPA) und kupferhaltige Verhütungsmethoden möglich (Deutsche Gesellschaft für Gynäkologie und Geburtshilfe, Österreichische Gesellschaft für Gynäkologie und

Geburtshilfe und Schweizerische Gesellschaft für Gynäkologie und Geburtshilfe 2019). Als reine Gestagenpräparate stehen die oralen Präparate mit Desogestrel und Drospirenon, die intrauterine Spirale mit Levonorgestrel in unterschiedlichen Dosierungen und Größen und das Implantat zur Verfügung. Die Dreimonatsspritze mit DMPA birgt gegenüber den anderen reinen Gestagenpräparaten ein erhöhtes Thromboserisiko und sollte in einer Risikosituation nicht verabreicht werden.

Quellen

Allgemeine Fragen

Aceitero J, Gaytan F, Ranz FB. Effects of neonatal estrogenization on rat bone development: a histomorphometric study. Calcif Tissue Int, 1987; 40(4): 189–193.

Apter D. Contraception options: Aspects unique to adolescent and young adult. Best Pract Res Clin Obstet Gynaecol, 2018; 48: 115–127.

Bachrach LK. Hormonal Contraception and Bone Health in Adolescents. Front Endocrinol (Lausanne), 2020; 11: 603.

Berenson AB, Tan A, Hirth JM, Wilkinson GS. Complications and continuation of intrauterine device use among commercially insured teenagers. Obstet Gynecol, 2013; 121(5): 951–958.

Bonny AE, Ziegler J, Harvey R, Debanne SM, Secic M, Cromer BA. Weight gain in obese and nonobese adolescent girls initiating depot medroxyprogesterone, oral contraceptive pills, or no hormonal contraceptive method. Arch Pediatr Adolesc Med, 2006; 160(1): 40–45.

Bundesinstitut für Arzneimittel und Medizinprodukte. Venöse Thromboembolien und kombinierte hormonale Kontrazeptiva. Aus: www.bfarm.de/DE/Arzneimittel/Pharmakovigilanz/Themendossiers/Kombinierte-hormonale-Kontrazeptiva/KOK.html;jsessionid=D6CCB81B3B8A78655346E0A7FD94ADBA.intranet382 (letzter Zugriff: 24. Mai 2022).

Deutsche Gesellschaft für Gynäkologie und Geburtshilfe (DGGG), Österreichische Gesellschaft für Gynäkologie und Geburtshilfe (OEGGG), Schweizerische Gesellschaft für Gynäkologie und Geburtshilfe (SGGG). S3-Leitlinie. Hormonelle Empfängnisverhütung. 2019.

Deutsche Gesellschaft für Kinderendokrinologie und -diabetologie (DGKED). S1-Leitlinie. Hochwuchs. 2021.

Dietrich JE, Paige Hertweck S. Thrombophilias in adolescents: the past, present and future. Curr Opin Obstet Gynecol, 2008; 20(5): 470–474.

Dragoman MV, Tepper NK, Fu R, Curtis KM, Chou R, Gaffield ME. A systematic review and meta-analysis of venous thrombosis risk among users of combined oral contraception. Int J Gynaecol Obstet, 2018; 141(3): 287–294.

Edelman A, Micks E, Gallo MF, Jensen JT, Grimes DA. Continuous or extended cycle vs. cyclic use of combined hormonal contraceptives for contraception. Cochrane Database Syst Rev, 2014;(7): CD004695.

Gallo MF, Lopez LM, Grimes DA, Carayon F, Schulz KF, Helmerhorst FM. Combination contraceptives: effects on weight. Cochrane Database Syst Rev, 2014;(1): CD003987.

Gordon CM, Zemel BS, Wren TA et al. The Determinants of Peak Bone Mass. J Pediatr, 2017; 180(1): 261–269.

Goshtasebi A, Subotic Brajic T, Scholes D, Beres Lederer Goldberg T, Berenson A, Prior JC. Adolescent use of combined hormonal contraception and peak bone mineral density accrual: A meta-analysis of international prospective controlled studies. Clin Endocrinol (Oxf), 2019; 90(4): 517–524.

Harel Z, Johnson CC, Gold MA et al. Recovery of bone mineral density in adolescents following the use of depot medroxyprogesterone acetate contraceptive injections. Contraception, 2010; 81(4): 281–291.

International Federation of Gynecology and Obstetrics. Safety of oral contraceptives for teenagers ACOG Committee Opinion: Committee on Adolescent Health care number 90 – February 1991. Int J Gynecol Obstet, 1992; 37(4): 309–312.

Jatlaoui TC, Riley HEM, Curtis KM. The safety of intrauterine devices among young women: a systematic review. Contraception, 2017; 95(1): 17–39.

Lange HLH, Manos BE, Gothard MD, Rogers LK, Bonny AE. Bone Mineral Density and Weight Changes in Adolescents Randomized to 3 Doses of Depot Medroxyprogesterone Acetate. J Pediatr Adolesc Gynecol, 2017; 30(2): 169–175.

Linne Y, Dye L, Barkeling B, Rössner S. Weight development over time in parous women – the SPAWN study – 15 years follow-up. Int J Obes Relat Metab Disord, 2003; 27(12): 1516–1522.

Lopez LM, Chen M, Mullins Long S, Curtis KM, Helmerhorst FM. Steroidal contraceptives and bone fractures in women: evidence from observational studies. Cochrane Database Syst Rev, 2015;(7): CD009849.

Malhotra R, Ostbye T, Riley CM, Finkelstein EA. Young adult weight trajectories through midlife by body mass category. Obesity (Silver Spring), 2013; 21(9): 1923–1934.

Martinez F, Ramirez I, Perez-Campos E, Latorre K, Lete I. Venous and pulmonary thromboembolism and combined hormonal contraceptives. Systematic review and meta-analysis. Eur J Contracept Reprod Health Care, 2012; 17(1): 7–29.

Middeldorp S. Evidence-based approach to thrombophilia testing. J Thromb Thrombolysis, 2011; 31(3): 275–281.

Netzer-Nawrocki J. Juristische Aspekte bei der Verschreibung von Kontrazeptiva an Minderjährige. Kinder- und Jugendarzt, 2018; 49(9):524–527.

Reid RL, Fortier MP, Smith L, Mirkin S, Grubb GS, Constantine GD. Safety and bleeding profile of continuous levonorgestrel 90 mcg/ethinyl estradiol 20 mcg based on 2 years of clinical trial data in Canada. Contraception, 2010; 82(6): 497–502.

Römer T. Medical eligibility for contraception in women at increased risk. Dtsch Arztebl Int, 2019; 116(45): 764–774.

Schindler AE, Campagnoli C, Druckmann R et al. Reprint of classification and pharmacology of progestins. Maturitas, 2008; 61(1–2): 171–180.

Tepper NK, Whiteman MK, Marchbanks PA, James AH, Curtis KM. Progestin-only contraception and thromboembolism: A systematic review. Contraception, 2016; 94(6): 678–700.

Verhaeghe J. Clinical practice: Contraception in adolescents. Eur J Pediatr, 2012; 171(6): 895–899.

WHO: Medical eligibility criteria for contraceptive use. 5th ed. Geneva, WHO: 2015. Aus: www.who.int/publications/i/item/9789241549158 (letzter Zugriff: 10. Mai 2022).

Notfallkontrazeption

Banh C, Rautenberg T, Duijkers P et al. The effects on ovarian activity of delaying versus immediately restarting combined oral contraception after missing three pills and taking ulipristal acetate 30 mg. Contraception, 2020; 102(3): 145–151.

Black A, Guilbert E, Co A et al. Canadian Contraception Consensus (Part 2 of 4). J Obstet Gynaecol Can, 2015; 37(11): 1033–1039.

Brache V, Cochon L, Duijkers IJ et al. A prospective, randomized, pharmacodynamic study of quick-starting a desogestrel progestin-only pill following ulipristal acetate for emergency contraception. Hum Reprod, 2015; 30(12): 2785–2793.

Cheng L, Che Y, Gulmezoglu AM. Interventions for emergency contraception. Cochrane Database Syst Rev, 2012;(8): CD001324.

Cleland K, Raymond EG, Westley E, Trussell J. Emergency contraception review: evidence-based recommendations for clinicians. Clin Obstet Gynecol, 2014; 57(4): 741–50.

Curtis KM, Tepper NK, Jatlaoui TC et al. U.S. Medical Eligibility Criteria for Contraceptive Use, 2016. MMWR Recomm Rep, 2016; 65(3): 1–104.

Deutsche Gesellschaft für Gynäkologie und Geburtshilfe (DGGG), Österreichische Gesellschaft für Gynäkologie und Geburtshilfe (OEGGG), Schweizerische Gesellschaft für Gynäkologie und Geburtshilfe (SGGG). S3-Leitlinie. Hormonelle Empfängnisverhütung. 2019.

Dragoman MV, Jatlaoui T, Nanda K, Curtis KM, Gaffield ME. Research gaps identified during the 2014 update of the WHO medical eligibility criteria for contraceptive use and selected practice recommendations for contraceptive use. Contraception, 2016; 94(3): 195–201.

Haeger KO, Lamme J, Cleland K. State of emergency contraception in the U.S., 2018. Contracept Reprod Med, 2018; 3: 20.

Jatlaoui TC, Curtis KM. Safety and effectiveness data for emergency contraceptive pills among women with obesity: a systematic review. Contraception, 2016; 94(6): 605–611.

Jesam C, Cochon L, Salvatierra AM et al. A prospective, open-label, multicenter study to assess the pharmacodynamics and safety of repeated use of 30 mg ulipristal acetate. Contraception, 2016; 93(4): 310–316.

Ngai SW, Fan S, Li S et al. A randomized trial to compare 24 h versus 12 h double dose regimen of levonorgestrel for emergency contraception. Hum Reprod, 2005; 20(1): 307–311.

Spezielle Verhütungsmethoden

Abdel-Aleem H, d'Arcangues C, Vogelsong KM, Gaffield ML, Gülmezoglu AM. Treatment of vaginal bleeding irregularities induced by progestin only contraceptives. Cochrane Database Syst Rev, 2013;(10).

Ahrendt HJ, Nisand I, Bastianelli C et al. Efficacy, acceptability and tolerability of the combined contraceptive ring, NuvaRing, compared with an oral contraceptive containing 30 microg of ethinyl estradiol and 3 mg of drospirenone. Contraception, 2006; 74(6): 451–457.

Duijkers IJM, Heger-Mahn D, Drouin D, Skouby S. A randomised study comparing the effect on ovarian activity of a progestogen-only pill (POP) containing desogestrel and a new POP containing drospirenone in a 24/4 regimen. Eur J Contracept Reprod Health Care, 2015; 20(6): 419–427.

Hadji P, Colli E, Regidor PA. Bone health in estrogen-free contraception. Osteoporos Int, 2019; 30(12): 2391–2400.

Heinemann K, Reed S, Moehner S, Minh TD. Comparative contraceptive effectiveness of levonorgestrel-releasing and copper intrauterine devices: the European Active Surveillance Study for Intrauterine Devices. Contraception, 2015; 91(4): 280–283.

Jatlaoui TC, Riley HEM, Curtis KM. The safety of intrauterine devices among young women: a systematic review. Contraception, 2017; 95(1): 17–39.

Kreitchmann R, Stek A, Best BM et al. Interactions between etonogestrel-releasing contraceptive implant and 3 antiretroviral regimens. Contraception, 2022; 105: 67–74.

Neary M, Chappell CA, Scarsi KK et al. Effect of patient genetics on etonogestrel pharmacokinetics when combined with efavirenz or nevirapine ART. J Antimicrob Chemother, 2019; 74(10): 3003–3010.

Patseadou M, Michala L. Usage of the levonorgestrel-releasing intrauterine system (LNG-IUS) in adolescence: what is the evidence so far? Arch Gynecol Obstet, 2017;295(3): 529–541.

Römer T. Blutungsstörungen unter Ovulationshemmern. Gynäkologische Endokrinologie, 2007; 5(2):66–70.

Sarkar NN. The combined contraceptive vaginal device (NuvaRing): a comprehensive review. Eur J Contracept Reprod Health Care, 2005; 10(2): 73–78.

WHO: Medical eligibility criteria for contraceptive use. 5th ed. Geneva, WHO: 2015. Aus: www.who.int/publications/i/item/9789241549158 (letzter Zugriff: 10. Mai 2022).

Zigler RE, McNicholas C. Unscheduled vaginal bleeding with progestin-only contraceptive use. Am J Obstet Gynecol, 2017; 216(5): 443–450.

Kontrazeption bei speziellen Erkrankungen

Deutsche Gesellschaft für Gynäkologie und Geburtshilfe (DGGG), Österreichische Gesellschaft für Gynäkologie und Geburtshilfe (OEGGG), Schweizerische Gesellschaft für Gynäkologie und Geburtshilfe (SGGG). S3-Leitlinie. Hormonelle Empfängnisverhütung. 2019.

Dinger J, Minh TD, Buttmann N, Bardenheuer K. Effectiveness of oral contraceptive pills in a large U.S. cohort comparing progestogen and regimen. Obstet Gynecol, 2011; 117(1): 33–40.

Glasier A, Cameron ST, Blithe D et al. Can we identify women at risk of pregnancy despite using emergency contraception? Data from randomized trials of ulipristal acetate and levonorgestrel. Contraception, 2011; 84(4): 363–367.

Kirkham YA, Allen L, Kives S, Caccia N, Spitzer RF, Ornstein MP. Trends in menstrual concerns and suppression in adolescents with developmental disabilities. J Adolesc Health, 2013; 53(3): 407–412.

Lopez LM, Grimes DA, Chen M et al. Hormonal contraceptives for contraception in overweight or obese women. Cochrane Database Syst Rev, 2016;30(4).

Reimers A. Contraception for women with epilepsy: counseling, choices, and concerns. Open Access J Contracept, 2016; 7: 69–76.

Römer T. Medical eligibility for contraception in women at increased risk. Dtsch Arztebl Int, 2019; 116(45): 764–774.

Schwenkhagen AM, Stodieck SR. Which contraception for women with epilepsy? Seizure, 2008; 17(2): 145–150.

Schwenkhagen A, Schaudig K, Stodieck SRG. Kontrazeption bei Frauen mit Epilepsie. Der Gynäkologe, 2018; 51: 102–109.

WHO: Medical eligibility criteria for contraceptive use. 5th ed. Geneva, WHO: 2015. Aus: www.who.int/publications/i/item/9789241549158 (letzter Zugriff: 10. Mai 2022).

Zieman M, Guillebaud J, Weisberg E, Shangold GA, Fisher AC, Creasy GW. Contraceptive efficacy and cycle control with the Ortho Evra/Evra transdermal system: the analysis of pooled data. Fertil Steril, 2002; 77(Supplement 2): 13–18.

15 Infektionen

R. Bialek, (15.14–15.15), E. Joura, (15.1–15.5) W. Mendling (15.6–15.13)

Humane Papillomaviren (HPV)

15.1 Ist eine Übertragung im Schwimmbad oder in der Sauna möglich?

Humane Papillomaviren (HPV) werden hauptsächlich durch intensiven Haut- und Schleimhautkontakt übertragen. Am häufigsten ist daher die sexuelle Übertragung, aber jeder intensive Kontakt kann diese Viren übertragen. Die Übertragung von Frauen auf Männer ist effizienter als umgekehrt. Eine Übertragung in Schwimmbädern oder Saunen wurde bisher nicht nachgewiesen.

15.2 Ist eine HPV-Übertragung bei Nutzung eines Kondoms möglich?

Kondome reduzieren die Übertragung, sind aber kein sicherer Schutz vor HPV, da trotzdem ein intensiver Hautkontakt stattfindet. Bei wechselnden Sexualpartnern ist die Verwendung eines Kondoms zum Schutz vor anderen sexuell übertragbaren Erkrankungen, z.B. HIV oder Chlamydien (▶ Kap. 15.7), dringend zu empfehlen. Ein Kondom ersetzt keinesfalls die rechtzeitige HPV-Impfung, bei der die Schutzwirkung über 90 % beträgt.

15.3 Beeinflussen Verhütungsmethoden das HPV-Risiko?

Die Risikoerhöhung für ein Zervixkarzinom durch hormonelle Verhütungsmethoden ist minimal, die Risikoreduktion durch eine kupferhaltige Spirale (CU-IUP) ebenso. Der Grund dafür ist unbekannt. Möglicherweise löst das CU-IUP eine Immunstimulation durch eine subklinische Entzündung aus, aber auch ein Einfluss durch ein unterschiedliches Sexualverhalten kann nicht ausgeschlossen werden. In der Beratung von Jugendlichen ist zu bedenken, dass der Schutz vor einer ungewollten Schwangerschaft die höchste Priorität besitzt und bei geimpften Mädchen und Jungen der Einfluss der Kontrazeptionsmethode auf das Risiko eines Zervixkarzinoms völlig zu vernachlässigen ist.

PRAXISTIPP

Die Kontrazeptionsberatung ist die letzte Möglichkeit, Mädchen und Jungen eine rechtzeitige HPV-Impfung, sofern diese nicht schon erfolgt ist, zu ermöglichen. Jeder Arztkontakt sollte zur Überprüfung und gegebenenfalls Ergänzung des Impfschutzes genutzt werden.

15.4 Ist eine peripartale HPV-Übertragung möglich?

Ja. Bei 30–40 % der Kinder HPV-positiver Mütter kann HPV nachgewiesen werden. Es ist jedoch unklar, ob dies langfristig das Risiko für Karzinome erhöht. Sehr wohl erhöht ist jedoch bei Kindern von Müttern mit Genitalwarzen das Risiko für eine juvenile Larynxpapillomatose, einer seltenen, aber für die betroffenen Kinder dramatischen Erkrankung. Daten aus Australien (Novacovic et al. 2018) zeigen, dass diese Erkrankung durch die HPV-Impfung stark rückläufig ist. In Zukunft ist zu hoffen, dass auch alle deutschen, österreichischen und schweizer Mütter geimpft sein werden. Eine Konzeptionsberatung sollte auch den HPV-Impfschutz überprüfen.

Antikörper nach HPV-Impfung sind im Nabelschnurblut nachweisbar, ein Nestschutz ist daher sehr wahrscheinlich.

PRAXISTIPP

Eine Sectio verhindert die Übertragung nicht, daher sind mütterliche Genitalwarzen keine Sectio-Indikation.

15.5 Hängt die Therapie von Kondylomen vom Alter ab?

Genitalwarzen können auch im Kindesalter auftreten, ihre Behandlung ist aufgrund der Rezidivhäufigkeit (> 30 %) eine Herausforderung. Eine chirurgische Therapie ist die Ultima Ratio. Es ist jedoch zu bedenken, dass die gängigen, derzeit verfügbaren topischen Therapien (Podophyllotoxin, Imiquimod und Grünteeextrakte) nur für Erwachsene zugelassen sind und daher im Kindesalter als off label use gelten. Genitalwarzen erhöhen das Risiko für weitere HPV-assoziierte Erkrankungen. Dieses Risiko wird durch die HPV-Impfung reduziert. Erkranken Kinder und Jugendliche an Genitalwarzen, ist unbedingt die HPV-Impfung nachzuholen. In Ländern mit einer hohen Durchimpfungsrate sind Genitalwarzen praktisch eliminiert, diese werden zu über 85 % durch HPV 6 und 11 ausgelöst (Garland et al. 2009).

PRAXISTIPP

Nach 15 Jahren HPV-Impfung ist bekannt, dass diese umso effektiver sind, je früher sie erfolgen und je höher die Durchimpfungsrate ist. Inzwischen ist bewiesen, dass nicht nur Infektionen, Genitalwarzen und Krebsvorstufen, sondern, besonders bei frühem Zeitpunkt, nachweislich auch invasive Zervixkarzinome durch diese Impfungen verhindert werden. Die Impfempfehlung gilt für Mädchen und Jungen. Männer erkranken ebenfalls an Genitalwarzen und zunehmend auch an HPV-16-positiven Rachenkarzinomen.

Ab dem 9. Geburtstag werden Mädchen und Jungen geimpft. Idealerweise wird die Impfung vor Eintritt der Pubertät und Beginn sexueller Aktivität abgeschlossen.

Später kann und sollte ebenfalls geimpft werden, allerdings ist die Wirksamkeit etwas vermindert.

Chlamydien

15.6 Wann wird mit dem Screening auf Chlamydien begonnen?

Der Gemeinsame Bundesausschuss schreibt ein Screening auf Chlamydia trachomatis vor. Dieses betrifft sexuell aktive Frauen, unabhängig vom jugendlichen Alter, bis zum abgeschlossenen 25. Lebensjahr. Demnach soll bei *„sexuell aktiven Frauen bis zum abgeschlossenen 25. Lebensjahr … einmal jährlich die Untersuchung einer Probe auf genitale Chlamydia trachomatis-Infektionen angeboten werden.“ (Gemeinsamer Bundesausschuss 2019)*. Zusätzlich wird ein Merkblatt angeboten. Das Screening wird an einer Urinprobe mittels eines Nukleinsäure-amplifizierenden Tests (NAT) durchgeführt.

15.7 Sind Chlamydien sexuell übertragbar?

Ja. Die Infektion durch Chlamydia trachomatis ist eine sexuell übertragbare Infektion. Deshalb werden entsprechend der Leitlinien immer alle Sexualpartner der letzten 60 Tage simultan behandelt (Deutsche STI-Gesellschaft 2016, Workowski et al. 2021).

In Schweden wurde in den Jahren 2004 und 2011 eine Studie mit Jugendlichen durchgeführt, die jeweils zwischen 16 und 25 Jahren alt und mit Chlamydia trachomatis infiziert waren. Die Studie aus 2004 zeigte, dass bei männlichen Personen durchschnittlich 2,4 (1–14) und bei weiblichen Personen 2,2 (1–11) Sexualkontakte stattgefunden hatten. In 2011 waren es 2,5 (1–13) versus 2,6 (1–13). Im Jahr 2004 konnten 82 % der Sexualpartner der weiblichen Personen identifiziert und mitbehandelt werden. Bei den männlichen Personen war dies in 94 % der Fall. In 2011 hingegen war diese Quote mit 78 % bzw. 86 % signifikant niedriger (Hedlund und Sylvan 2013).

15.8 Ist der Abstrich aus der Zervix besser als die Diagnostik aus Urin?

Zur Diagnostik von Chlamydia trachomatis wird heute, wegen seiner Genauigkeit, ein nucleid acid amplification test (NAAT) empfohlen. Dazu wird infiziertes Zellmaterial benötigt, das mittels Abstrichtupfer vom Ort der vermuteten Infektion entnommen wird, z.B. vom Gebärmutterhalskanal, der Harnröhre, der Bindehaut am Auge oder laparoskopisch vom Eileiter. Da im Urin immer einige Zellen aus der Harnröhre und aus dem mit zervikovaginalem Fluor benetzten Scheidenvorhof vorkommen, wird auch Morgenurin oder Urin wenigstens 1–2 Stunden nach der letzten Blasenentleerung empfohlen. Bei Verdacht auf orogenitale oder anogenitale Kontakte werden zusätzlich Abstriche vom Rachen bzw. After mit einem geeigneten Tupfer entnommen.

Bei Männern ist die Chlamydienkonzentration im Morgenurin relativ hoch, sodass deren Urin gut für den Nukleinsäure-Amplifikationstest geeignet ist. Bei Frauen hingegen ist die Konzentration von infizierten Zellen im Scheiden- oder Zervixsekret (bzw. in der Urethra) wesentlich höher. Deshalb wird ein Abstrich aus der Scheide oder Zervix als für alle Beteiligten bequemste und sicherste Methode empfohlen (Meyer 2016).

Proben aus dem Urin zum Nachweis von Chlamydia trachomatis mittels NAT fallen – im Gegensatz zu Proben aus der Scheide oder Zervix – um ca. 10 % falsch negativ aus (Meyer 2016). Soweit bekannt, wurde das heute übliche Screening mittels Urinprobe wegen der einfachen Praktikabilität empfohlen.

Herpes-simplex-Viren (HSV)

15.9 Finden sich beim Herpes genitalis häufiger HSV 1 oder HSV 2?

Zu den Herpesviren zählen unter anderem die Herpes-simplex-Viren Typ 1 und Typ 2 (HSV 1 und 2) (Gesellschaft für Virologie und Deutsche Vereinigung zur Bekämpfung von Viruskrankheiten 2021; Sauerbrei 2016).

In der Bevölkerung Deutschlands sind im Serum folgende Antikörper-Prävalenzen aus verschiedenen Altersgruppen aus dem Zeitraum 1999–2006 bekannt (Wutzler et al. 2000; Sauerbrei 2016):

- HSV 1:
  - 2–3 Jahre: 20 %
  - 10–12 Jahre: 57 %
  - 28–30 Jahre: 80 %
  - > 40 Jahre: 85–90 %
- HSV 2:
  - 10–15 Jahre: 3 %
  - Erwachsene 14 %
- Frauen sind häufiger als Männer mit HSV 2 infiziert, da Männer öfter asymptomatische genitale HSV-2-Infektionen aufweisen und deshalb die Infektion unbemerkt weitergeben können.
- Menschen mit häufig wechselnden Geschlechtspartnern und homosexuelle Männer sind häufiger mit HSV 2 infiziert.

In der Vergangenheit wurde in HSV 1 üblicherweise für Herpes labialis und HSV 2 für Herpes genitalis verantwortlich gemacht. Nach Berichten aus den USA wird HSV 1 inzwischen jedoch häufiger als früher bei Herpes genitalis gefunden, was wahrscheinlich auf die bei Jugendlichen üblichen Orogenitalkontakte zurückzuführen ist.

Von 60.000 zervikovaginalen Abstrichen aus dem Jahr 2007 aus fast allen Staaten der USA wurden 8.294 positiv getestet. Dabei handelte es sich in 32 % um HSV 1, in 68 % um HSV 2 (Pena et al. 2010). In London wurde 1998 bei 68 Männern und 126 Frauen mit Verdacht auf Herpes genitalis in 34 % HSV 1 und in 66 % HSV 2 identifiziert (Slomka et al. 1998). In Indien wurde HSV 1 sogar in 58 % der Fälle von Herpes genitalis gefunden (Mathew et al. 2018).

15.10 Wird Herpes genitalis immer sexuell übertragen?

In einer prospektiven Studie mit 498 HSV-2-seropositiven Personen trat die Virusausschüttung („shedding“) insgesamt an 85 von 519 asymptomatischen Tagen (16,4 %) auf (Tronstein et al. 2011).

Die Ausscheidung und Übertragung der Viren geschieht über Haut- und Schleimhautläsionen, Speichel, direkten Schleimhaut- bzw. Hautkontakt und über Genitalsekrete bzw. Geschlechtsverkehr (Sauerbrei 2016). Da die Stabilität von Herpesviren nur auf feuchten Oberflächen und nur für wenige Tage besteht, ist eine Übertragung über Gegenstände sehr unwahrscheinlich, eine Übertragung durch direkte Körper- und Sekretkontakte jedoch üblich (Sauerbrei 2016).

Die Infektion mit HSV 1 erfolgt meist nicht sexuell in der Kindheit und praktisch immer durch direkte, nicht genitale Kontakte. Sie kann mit und in etwa 90 % (!) ohne klinische Symptomatik erfolgen.

Die Übertragung von HSV 2 findet praktisch nur genital statt (Sauerbrei 2016).

Im Rahmen einer prospektiven Untersuchung bei 3.438 HSV-1- und -2-seronegativen amerikanischen Frauen im Alter von 18–30 Jahren wurden innerhalb von 20 Monaten 3,7 % neu mit HSV 1 und 1,6 % mit HSV 2 infiziert. 74 % der HSV-1- und 63 % der HSV-2-Infektionen erfolgten symptomlos (Belshe et al. 2012). Bei Adoleszenten wurde aufgrund von amerikanischen Seroprävalenzdaten bei Mädchen in 15 % und bei Jungen in 12 % eine HSV-2-Infektion festgestellt, meist asymptomatisch (Auslander, Biro und Rosenthal 2005). In einer weiteren Auswertung der Jahre 1999–2010 wurde unter 14- bis 19-jährigen männlichen und weiblichen Jugendlichen eine Seroprävalenz für HSV 2 von 1,6 % und für 20- bis 29-Jährige von 10,6 % gefunden, wobei Frauen immer häufiger betroffen waren als Männer (Bradley et al. 2014). Interessanterweise hatte die Seroprävalenz für HSV 1 im Zeitraum zwischen der ersten Erhebung (1999–2004) und der zweiten Erhebung (2005–2010) bei 14- bis 19-Jährigen signifikant von 39 % auf 30,1 % abgenommen, nicht jedoch die von HSV 2. Die Autoren führen dies auf allgemein verbesserte Lebens- und Hygienebedingungen zurück (andere sprechen auch von Aufklärungskampagnen, z. B. Information Lippenstifte nicht zu teilen) und sehen große Unterschiede zwischen weißen Amerikanern und mexikanischen Einwanderern sowie nicht hispanischen Schwarzen, deren sexuelles Debüt unterschiedlich ist. Damit hängt auch ein Anstieg von HSV-1-Infektionen in der Untergruppe von klinischem Herpes genitalis zusammen, zumal gerade in diesen Altersgruppen Orogenitalkontakte häufig sind.

In einer weiteren prospektiven Studie mit 498 amerikanischen HSV-2-seropositiven Frauen war zwischen 1992 und 2008 die Frequenz des „viral shedding" mit täglich entnommenen Abstrichen über mindestens 30 Tage untersucht worden. HSV 2 konnte dabei in 20,1 % bei 410 Personen mit klinischer Herpessymptomatik und in 10,2 % bei 88 Personen ohne klinische Symptomatik gefunden werden (Tronstein et al. 2011).

Eine unbemerkte Ausschüttung von Herpesviren geschieht praktisch nur bei einer HSV-2-Infektion, während dies bei einer HSV-1-Infektion sehr unwahrscheinlich ist. Somit gelten HSV-2-Infizierte praktisch immer als potenziell infektiös (Sauerbrei 2016).

PRAXISTIPP

Auch im Kindesalter spricht eine genitoanale Infektion mit HSV 2 eher für eine sexuelle Transmission als eine Infektion mit HSV 1, weil es im Gegensatz zur HSV 1 bei HSV 2 keinen Hinweis für eine nicht sexuelle Autoinokulation gibt.

Weil aber heute in genitoanalen Läsionen häufiger HSV 1 als HSV 2 nachgewiesen wird, gilt die serologische Typisierung als nicht zuverlässig für die Determinierung des Transmissionswegs.

Kondome (oder Lecktücher) sind kein sicherer Schutz, da nicht alle Teile des Penis oder der Vulva sicher abgedeckt werden können. Eine Virusübertragung im Schwimmbad oder im Whirlpool ist über das (chlorierte) Wasser kaum vorstellbar, eher bei direkten Kontakten mit Speichel beim Spiel im Wasser.

15.11 Wie therapiert man Kinder?

Ein an Herpes simplex erkranktes Kind wird, angepasst an die Schwere der Erkrankung, mit einer nach (Un-)Reife des Kindes adaptierten Dosis Aciclovir therapiert. Im Fall einer Herpessepsis können dies 2–3 x 20 mg/kg Körpergewicht/Tag über 10 Tage intravenös sein, bei disseminierten und ZNS-Infektionen länger (Harris and Holmes 2017).

Man unterscheidet intrauterine, kongenitale und perinatale HSV-Infektionen, die praktisch immer vertikal von der Mutter auf das Kind übertragen werden, von der postnatalen HSV-Infektion, für die neben der Mutter auch andere Personen als Infektionsquelle infrage kommen.

Nur etwa 5 % der Feten werden intrauterin infiziert, meist durch HSV 2 und in 50 % der Fälle bei schwerer Infektion der Mutter im 1. Trimenon mit hoher Gefahr für Abort, Totgeburt oder Fehlbildungen und einer perinatalen Letalität um 50 % (Patel et al. 2017).

Neugeborene mit Verdacht auf eine HSV-Infektion werden sofort und ohne Abwarten von bestätigenden Laborbefunden mit Aciclovir intravenös behandelt. Der Herpes neonatorum wird mit 60 mg/kg Körpergewicht für 14–21 Tage therapiert. Frühgeborene erhalten (45–)60 mg/kg Körpergewicht (Schuster et al. 2018).

Mykosen

15.12 Gibt es Candida-Infektionen in der hormonellen Ruhephase?

Entsprechend der Östrogenisierung der Vagina (Dennerstein und Ellis 2007) und der Östrogenrezeptoren bei Candida albicans (Powell, Frey und Drutz 1984; Tarry et al. 2005) sind Mädchen vor der Menarche und Frauen nach der Menopause weniger häufig vaginal kolonisiert und leiden deshalb meist nicht an einer Candida-Vaginitis (▶ Kap. 6.8). So wurde auch in Tierversuchen festgestellt, dass Vaginalkandidosen bei kastrierten Tieren nur nach Zugabe von Östrogenen auftreten konnten.

Da aber eine Mykose/Kandidose gerade bei Immunsuppression auftreten kann, ist es als Rarität möglich, dass auch beim Mädchen in der hormonellen Ruhephase – ähnlich wie bei der postmenopausalen Frau – eine ekzematoide Vulvakandidose auftreten kann, z. B. bei Adipositas und Hautfalten im Anogenitalbereich.

15.13 Wann wird bei rezidivierenden Pilzinfektionen oral therapiert?

Grundsätzlich kann die akute wie die rezidivierende Candida-albicans-Vulvovaginitis lokal oder oral mit Clotrimazol (dem internationalen Standardpräparat) oder jedem anderen zugelassenen Antimykotikum (Polyene wie Nystatin oder Amphotericin B oder Imidazole wie Miconazol, Econazol, Fenticonazol und andere) behandelt werden. Sei es in der 1-Tag-, der 3-Tage- oder der 6-Tage-Therapie. Orale Triazole wie Fluconazol bzw. Itraconazol zeigen den gleichen Therapierfolg. Im Fall von chronischen Rezidiven, die als drei und mehr Episoden pro Jahr definiert sind, wird jedoch international die orale Behandlung mit Fluconazol 150 oder 200 mg (je nach verwendetem Therapieregime) zur Prophylaxe von Rezidiven für mindestens 6–12 Monate empfohlen (Sherrard et al. 2018; Deutsche Gesellschaft für Gynäkologie und Geburtshilfe 2020). Sie ist für die Patientin angenehmer als häufige vaginale Therapien. Die möglichen Nebenwirkungen der oralen Therapie sind wegen der insgesamt niedrigen Dosis pro Monat vernachlässigbar niedrig. In der Schwangerschaft sind die bisher zugelassenen oralen Therapeutika (Fluconazol, Itraconazol) kontraindiziert. Neue orale Präparate wie Oteseconazol oder Ibrexafungerp werden bald auf dem Markt sein.

Oxyuriasis (Madenwurm)

15.14 Gibt es einen vaginalen Befall?

Im Gegensatz zu anderen humanpathogenen, intestinalen Helminthen verläuft der komplette Lebenszyklus der Madenwürmer ausschließlich im Darm. Am Ende wandert das mit mehr als 10.000 Eiern gefüllte weibliche Exemplar aus dem Anus, um die Eier auf der perianalen Haut abzulegen. Unter Sauerstoff reifen diese innerhalb von 6 Stunden zu infektiösen Eiern, die nach Ingestion den Zyklus erneut beginnen. Die gefüllten Eigänge schränken unter anderem die Ernährung und die Darmfunktion der adulten Würmer ein, die mit dem Ausstoßen der Eier auch ihr Lebensende erreichen. Mitunter wandern die adulten Würmer ohne Eiablage direkt weiter in den Vaginaltrakt. Es wurden jedoch nie vitale Larven oder spätere Larvenstadien in der Vagina beschrieben. Das heißt, der Lebenszyklus kann sich dort nicht komplettieren. Es handelt sich also um einen vorübergehenden Aufenthaltsort adulter Würmer am Ende ihrer Lebensspanne, die gegebenenfalls nach Ableben dort ihre Eier freisetzen. Ob die Entwicklung zu infektiösen Eiern intravaginal möglich wäre, ist nicht untersucht.

Ein vaginaler Befall ist also immer Ausdruck einer intestinalen Enterobiasis, was bei der Therapie zu berücksichtigen ist.

Die üblicherweise verwendeten Anthelminthika zielen ausschließlich auf die Entwicklungsstadien der Madenwürmer im Darm. Die vaginal lokalisierten Oxyuren stellen daher eine mögliche Reinfektionsquelle dar, da sie von einer Medikation unbeeinträchtigt wieder auswandern und ihre Eier in der Perinealregion ablegen könnten. Eine gezielte Therapie der Würmer in der Vagina mit systemisch wirkenden Anthelminthika, wie Albendazol, erscheint bei fehlendem Wirksamkeitsnachweis und potenzieller Hepatotoxizität bereits nach einmaliger Anwendung jedoch nicht gerechtfertigt.

15.15 Wie wird bei Verdacht auf vaginalen Befall therapiert?

Die Therapie entspricht der bei intestinaler Oxyuriasis. Aber aufgrund der möglichen Reinfektionsgefahr bei vaginalem Befall sollte statt der durchaus häufig wirksamen einmaligen Gabe eines Anthelminthikums mehrzeitig, das heißt mit dreimaliger Gabe im Abstand von 14 Tagen therapiert werden. Da Madenwürmer insbesondere bei engem Kontakt, also in Haushalten, aber auch beim Geschlechtsverkehr, übertragen werden, ist eine zeitgleiche Therapie von Geschwistern, Eltern und/oder Sexualpartnern zur Reinfektionsprophylaxe zu erwägen. Spätestens bei einem Rezidiv sollten entsprechende Kontakte untersucht und bei Befall auch

Tab. 15.1 Therapie bei Madenwurmbefall

Medikament	Altersbeschränkung	Einzeldosis	Maximale Einmaldosis	Anwendungsbeschränkungen in SSW und Stillzeit
Mebendazol	ab 2. Jahren	100 mg	100 mg	keine
Pyrantel	ab 7. Lebensmonat	10 mg/kg Köpergewicht	1 g	ja
Pyrviniumembonat	ab 4. Lebensmonat	5 mg/kg Körpergewicht	400 mg	keine

oder unabhängig von der Untersuchung therapiert werden. Die Wirksamkeit von Mebendazol, Pyrviniumembonat und Pyrantel wurde in zahlreichen Studien in den 1960er und 1990er Jahren sicher belegt (Yang et al. 1997; Georgiev 2001; ▶ Tab. 15.1). Resistente Madenwürmer wurden mitunter vermutet, aber bislang nie ausreichend gesichert.

Bei vaginalem Befall einer intestinalen Oxyuriasis wird eine orale Therapie mit einem der oben angegebenen Anthelminthika dreimal im Abstand von 14 Tagen empfohlen: Tag 1–14–28. Zur Rezidivprophylaxe ist der für die Autoinfektion verantwortliche Anus-Finger-Mund-Kontakt, häufig durch Onychophagie, unbedingt zu vermeiden. Die Länge der Fingernägel hat dabei wenig Einfluss, denn wer auf Fingernägeln kaut, kommt dieser Gewohnheit auch bei kurzen Nägeln nach. Regelmäßiges Händewaschen nach dem Toilettengang und vor dem Essen trägt in Studien signifikant zur Reduktion des Infektionsrisikos bei (Cranston et al. 2015; Li et al. 2015; Remm 2006). Dagegen haben mögliche Aufenthaltsorte „abgefallener" Madenwurmeier, wie im Hausstaub, in der Bett- oder Nachtwäsche, epidemiologisch keine Bedeutung. Vorsorglich kann jeweils 1–3 Tage nach Therapie, wenn das Maximum der Ausscheidung toter Würmer erreicht wird, die Bett- und Nachtwäsche gewechselt werden. Eine Waschtemperatur von 40–60 °C wird bei Verwendung von Waschmittel die Infektiosität der Wurmeier sicher eliminieren. Ein täglicher Wäschewechsel ist therapeutisch unwirksam.

PRAXISTIPP

Treten Rezidive auf obwohl potenzielle Reinfektionsquellen in der Umgebung sicher durch erfolgreiche Therapie eliminiert wurden, kann eine Therapie mit 8 Einzeldosen eines der oben angegebenen Anthelminthika im Abstand von 2 Wochen für 16 Wochen erwogen werden. Damit sollte der Lebenszyklus der Oxyuren anhaltend zu unterbinden sein.

Alle Substanzen werden nur minimal resorbiert, sodass keine Anwendungsbeschränkungen in Schwangerschaft und Stillzeit für Mebendazol und Pyrviniumembonat bestehen – jedoch aufgrund geringer Erfahrungswerte für Pyrantel, das zugunsten der besser untersuchten Alternativen zu meiden ist (Pharmakovigilanz- und Beratungszentrum für Embryonaltoxikologie o. J. a, b und c).

Quellen

Humane Papillomaviren (HPV)

Garland SM, Steben M, Sings HL et al. Natural history of genital warts: analysis of the placebo arm of 2 randomized phase III trials of a quadrivalent human papillomavirus (types 6, 11, 16, and 18) vaccine. J Infect Dis, 2009; 199(6): 805–814.

Novakovic D, Cheng ATL, Zurynski Y et al. A Prospective Study of the Incidence of Juvenile-Onset Recurrent Respiratory Papillomatosis After Implementation of a National HPV Vaccination Program. J Infect Dis, 2018; 217(2): 208–212.

Chlamydien

Deutsche STI-Gesellschaft (DSTIG). S2k-Leitlinie. Infektionen mit Chlamydia trachomatis. 2016.

Gemeinsamer Bundesausschuss. Richtlinie des Gemeinsamen Bundesausschusses zur Empfängnisregelung und zum Schwangerschaftsabbruch. 2019. Aus: www.g-ba.de/downloads/62-492-1883/ESA-RL_2019-06-20_iK_2019-07-20.pdf (letzter Zugriff: 15. Mai 2022).

Hedlund J, Sylvan SPE. Comparison of partner tracing and notification of chlamydia infection in youth health centres in Uppsala County, Sweden in 2004 and 2011. Sex Transm Infect, 2013; 89(Suppl 1): A267–8.

Meyer T. Diagnostic Procedures to Detect Chlamydia trachomatis Infections. Microorganisms, 2016; 4(3): 25.

Workowski KA, Bachmann LH, Chan PA et al. Sexually Transmitted Infections Treatment Guidelines, 2021. MMWR Recomm Rep, 2021; 70(4): 1–187.

Herpes-simplex-Viren (HSV)

Auslander BA, Biro FM, Rosenthal SL. Genital herpes in adolescents. Semin Pediatr Infect Dis, 2005; 16(1): 24–30.

Belshe RB, Leone PA, Bernstein DI et al. Efficacy results of a trial of a herpes simplex vaccine. N Engl J Med, 2012; 366(1): 34–43.

Bradley H, Markowitz LE, Gibson T, McQuillan GM. Seroprevalence of Herpes Simplex Virus Types 1 and 2 in United States, 1999–2010. J Infect Dis, 2014; 209(3): 325–333.

Gesellschaft für Virologie (GfV), Deutsche Vereinigung zur Bekämpfung von Viruskrankheiten (DVV). S2k-Leitlinie. Labordiagnostik schwangerschaftsrelevanter Virusinfektionen. 2021.

Harris JB, Holmes AP. Neonatal Herpes simplex Viral Infections and Aciclovir: An Update. J Pediatr Pharmacol Ther, 2017; 22(2): 88–93.

Mathew R, Najeem B, Sobhanakumary K, Sunny B, Pinheiro C, Anukumar B. Herpes Simplex Virus 1 and 2 in Herpes Genitalis: A Polymerase Chain reaction-Based Study from Kerala. Indian J Dermatol, 2018; 63(6): 475–478.

Patel R, Kennedy OJ, Clarke E et al. 2017 European guidelines for the management of genital herpes. Int J STD AIDS, 2017; 28(14): 1366–1379.

Pena KC, Adelson ME, Mordechai E, Blaho JA. Genital Herpes Simplex Virus Type 1 in Women: Detection in Cervivovaginal Specimens from Gynecological Practices in the United Stats. J Clin Microbiol, 2010; 48(1): 150–153.

Sauerbrei A. Herpes Genitalis: Diagnosis, treatment and Prevention. Geburtsh Frauenheilk, 2016; 76(12): 1310–1317.

Schuster V, Härtelt C, Paioni P, Roos R, Sauerbrei A. Herpes-simplex-Infektionen. In: Berner R, Bialek R, Forster J et al. (Hrsg.). DGPI Handbuch. Infektionen bei Kindern und Jugendlichen. 7. A. Stuttgart: Thieme; 2018. S. 532–538.

Slomka MJ, Emery L, Munday PE, Mouldsale M, Brown DW. A comparison of PCR with virus isolation and direct antigen detection for diagnosis and typing of genital herpes. J Med Virol, 1998; 55(2): 177–183.

Tronstein E, Johnston C, Huang ML et al. Genital shedding of herpes simplex virus among symptomatic and asymptomatic persons with HSV 2 infection. JAMA, 2011; 305(14): 1441–1449.

Wutzler P, Doerr HW, Färber I et al. Seroprevalence of herpes simplex virus type 1 and type 2 in selected German populations – relevance for the incidence of genital herpes. J Med Virol, 2000; 61(2): 201–207.

Mykosen

Dennerstein GJ, Ellis DH. Oestrogen, glycogen and vaginal candidiasis. Austr. NZ J Obstet Gynecol, 2007; 41(3): 326–328.
Deutsche Gesellschaft für Gynäkologie und Geburtshilfe (DGGG). S2k-Leitlinie. Vulvovaginalkandidose. 2020.
Pharmakovigilanz- und Beratungszentrum für Embryonaltoxikologie. Mebendazol. O. J. a. Aus: www.embryotox.de/arzneimittel/details/ansicht/medikament/mebendazol/ (letzter Zugriff: 16. Mai 2022).
Pharmakovigilanz- und Beratungszentrum für Embryonaltoxikologie. Pyrantel. O. J. b. Aus: https://www.embryotox.de/arzneimittel/details/ansicht/medikament/pyrantel/ (letzter Zugriff: 16. Mai 2022).
Pharmakovigilanz- und Beratungszentrum für Embryonaltoxikologie. Pyrviniumembonat. O. J. c. Aus: www.embryotox.de/arzneimittel/details/ansicht/medikament/pyrviniumembonat/ (letzter Zugriff: 16. Mai 2022).
Powell BL, Frey CL, Drutz D. Identification of a 17β-estradiol bindig protein in Candida albicans and Candida (Torulopsis) glabrata. Exp Mycology, 1984; 8: 304–313.
Sherrard J, Wilson J, Donders G, Mendling W, Jensen JS. 2018 European (IUSTI/WHO) International Union against sexually transmitted infections (IUSTI) World Health Organisation (WHO) guideline on the management of vaginal discharge. Int J STI & AIDS, 2018; 29(13): 1258–1272.
Tarry W, Fisher M, Shen S, Mawhinney M. Candida albicans: The estrogen target for vaginal colonization. J Surg Res, 2005; 129(2): 278–282.

Oxyuriasis (Madenwurmbefall)

Cranston I, Potgieter N, Mathebula S, Ensink JHJ. Transmission of Enterobius vermicularis eggs through hands of school children in rural South Africa. Acta Trop, 2015; 150: 94–96.
Georgiev VSt. Chemotherapy of enterobiasis (oxyuriasis). Expert Opin Pharmacother, 2001; 2(2): 267–275.
Li HM, Zhou CH, Li ZS et al. Risk factors for Enterobius vermicularis infection in children in Gaozhou, Guangdong, China. Infect Dis Poverty, 2015; 4: 28.
Remm M. Distribution of enterobiasis among nursery school children in SE Estonia and of other helminths in Estonia. Parasitol Res, 2006; 99(6): 729–736.
Yang YS, Kim SW, Jung SH, Huh S, Lee JH. Chemotherapeutic trial to control enterobiasis in schoolchildren. Korean J Parasitol 1997; 35(4): 265–269.

Weiterführende Literatur

Anzivino E, Fioriti D, Mischetelli M et al. Herpes simplex virus infection in pregnancy and in neonate: status of art of epidemiology, diagnosis, therapy and prevention. Virol J, 2009; 6: 40.
Bernstein DI, Bellamy AR, Hook EW 3rd et al. Epidemiology, Clinical Presentation, and Antibody response to Primary Infection With Herpes Simplex Virus Type 1 and Type 2 in Young Women. Clin Infect Dis, 2013; 56(3): 344–351.
Drolet M, Bénard É, Pérez N, Brisson M, HPV Vaccination Impact Study Group. Population-level impact and herd effects following the introduction of human papillomavirus vaccination programmes: updated systematic review and meta-analysis. Lancet, 2019; 394(10197): 497–509.
Giuliano AR, Joura EA, Garland SM et al. Nine-valent HPV vaccine efficacy against related diseases and definitive therapy: comparison with historic placebo population. Gynecol Oncol, 2019; 154(1): 110–117.

Hedlund J, Sylvan S. Comparison of partner tracing and notification of chlamydia infection in youth health centres in Uppsala County, Sweden in 2004 and 2011. Sex Transm Infect, 2013; 89(S1): A267–268.

Joura EA, Joura MI. Warum ist die HPV-Impfung von Jungen sinnvoll? Der Gynäkologe, 2021; 54: 796–800.

Kim ID, Chang HS, Hwang KJ. Herpes Simplex Virus 2 Infection Rate and Necessity of Screening during Pregnancy: A Clinical and Seroepidemiologic Study. Yonsei Med J, 2012; 53(2): 401–407.

Lei J, Ploner A, Elfström KM et al. HPV Vaccination and the Risk of Invasive Cervical Cancer. N Engl J Med, 2020; 383(14): 1340–1348.

Strehl JD, Mehlhorn G, Koch MC et al. HIV-associated hypertrophic herpes simplex genitalis with concomitant early invasive squamous cell carcinoma mimicking advanced genital cancer: case report and literature review. Int J Gynecol Pathol, 2012; 31(3): 286–293.

16 Sexueller Kindesmissbrauch (SKM)

S. Lehmann-Kannt, B. Herrmann

16.1 Wie empfiehlt es sich als unerfahrener Untersucher zu verfahren, wenn ein Kind oder eine Jugendliche nach mutmaßlichem sexuellem Missbrauch vorgestellt wird?

Hierbei ist zunächst grundlegend zu unterscheiden, ob es sich um

- eine **Notfalluntersuchung** bei **kurz zurückliegendem Missbrauch** mit der Notwendigkeit einer forensischen Spurensicherung und/oder einer Postexpositionsprophylaxe, die fast ausschließlich Adoleszentinnen betrifft, handelt oder
- um einen **chronischen,** meist **länger zurückliegenden Missbrauch,** charakteristisch für präpubertäre Mädchen.

Beide Szenarien erfordern grundlegend unterschiedliche Vorgehensweisen.

Dabei sollte eine geplante Anamnese und Untersuchung in einer entsprechend qualifizierten Kinderschutzambulanz oder durch erfahrene niedergelassene Gynäkologen/Kinderärzte durchgeführt werden.

16.2 Wie ist als unerfahrener Untersucher zu verfahren, wenn ein präpubertäres Kind nach mutmaßlich chronischem sexuellem Missbrauch vorgestellt wird?

Ebenso wie die spätere Untersuchung sollte auch die Erhebung der Anamnese jegliche zusätzliche Traumatisierung des Kindes vermeiden. Es ist somit für jeden Untersuchenden und jede Institution unabdingbar, bereits im Vorfeld zu klären, ob die notwendige Expertise zur Durchführung der Untersuchung individuell vorhanden ist bzw. wer der dafür zuständige Ansprechpartner ist. Dies gilt sowohl für den Regelbetrieb als auch in Notsituationen nachts oder am Wochenende. Zudem ist zuerst die Dringlichkeit der Untersuchung einzuschätzen. In der Regel erfolgen die allermeisten Vorstellungen mit größerem Abstand zum letzten Missbrauch. Somit besteht zumeist keine Dringlichkeit. Nicht selten bestimmt weniger die medizinische Indikation als vielmehr die subjektive Not der mit einem plötzlichen Verdacht konfrontierten Angehörigen die gefühlte Dringlichkeit, eine Untersuchung durchzuführen. Da eine schlecht und nicht einfühlsam durchgeführte Untersuchung das Risiko einer Retraumatisierung des Kindes birgt, ist es nicht ratsam, diese Untersuchungen als unerfahrener Untersucher unvorbereitet selbst durchzuführen.

> In den präpubertär selten anzutreffenden Fällen eines akuten Übergriffs muss bei **< 24 Stunden** zurückliegendem **körperlich-sexuellen Übergriff** (Kontakt mit Genitalien, Sperma oder Speichel des Täters/der Täterin) eine möglichst sofortige Untersuchung mit Spurensicherung durch einen kindergynäkologisch und forensisch erfahrenen Untersucher, möglichst in einer Kinderschutzambulanz, erfolgen.

Nach **mehr als 24 Stunden bis 7 Tage** zurückliegenden körperlich-sexuellen Übergriffen sollten Kinder zeitnah (innerhalb von 7 Tagen), aber nicht notfallmäßig untersucht werden. Bei **länger als 7 Tagen** zurückliegenden Übergriffen oder Schilderungen von Grenzverletzungen ohne Anhalt für körperliche Spuren sollte zunächst ein Termin in einer Beratungsstelle vereinbart werden. Eine körperliche Untersuchung kann angeboten werden.

Dieses Vorgehen soll nicht dazu verleiten, Kinder, die sich mit einer potenziellen Missbrauchsanamnese in der Praxis vorstellen, direkt weiterzuschicken, ohne sich die Beweggründe der Vorstellung anzuhören. Zu folgendem Vorgehen wird dringend geraten:

- Zuhören
- Gehörtes dokumentieren
- Die Situation einschätzen; gegebenenfalls anbieten, einen Kontakt zu einem erfahrenen Untersucher herzustellen

Die Vorstellung nach akutem Missbrauch mit genitalen Verletzungen oder forensischen Spuren ist im Kindesalter selten. Die meisten Kinder werden aufgrund **länger zurückliegender potenzieller Übergriffe bzw. sehr häufig mit vagen Verdächtigungen,** z. B. „Rötung im Genitalbereich nach Wochenendbesuch beim getrennt lebenden Elternteil“, vorgestellt.

Diese Kinder sollten einmal komplett angeschaut und genital mit der Separations- und Traktionsmethode (▶ Kap. 1.3) untersucht werden. Meist wird dann ein normaler oder unspezifischer Befund erhoben. Dieser schließt einen stattgehabten sexuellen Kindesmissbrauch in keiner Weise aus. Es empfiehlt sich die Vorstellung in einer spezialisierten Beratungsstelle.

PRAXISTIPP

Bei Unsicherheit/für Kontaktadressen: kostenfreie, 24 Stunden erreichbare **Medizinische Kinderschutzhotline: 0800 19 210 00**

16.3 Wie ist bei einer pubertären Jugendlichen nach mutmaßlichem akutem sexuellem Missbrauch (Vergewaltigung) vorzugehen?

Eine akute Untersuchung muss bei einer weniger als 72 Stunden zurückliegenden Vergewaltigung erfolgen (Ausdehnung bis 96 Stunden im Einzelfall möglich). Diese Situation erfordert eine forensischen Ansprüchen genügende und dennoch einfühlsame und nicht sekundär traumatisierende Vorgehensweise. Daher sind dezidierte Kenntnisse zu entsprechenden Abläufen erforderlich. Diese umfassen

- die forensische und infektiologische Abstrichentnahme,
- die Nutzung von Spurensicherungssets sowie die forensisch korrekte Lagerung der Asservate,
- etwaige Postexpositionsprophylaxen sowie
- Gesprächsführung und Weiterbetreuung der betroffenen Jugendlichen.

Aus diesem Grund sollte ein unerfahrener Untersucher auf die Durchführung der Untersuchung verzichten und bereits im Vorfeld klären, welche regionalen Ressourcen in diesem Fall zur Verfügung stehen.

16

PRAXISTIPP

Grundsätzlich wichtig ist, die Betroffene neben der Spurensicherung am Körper auf die Sicherstellung der beim Übergriff getragenen Kleidung bzw. etwaiger Bettwäsche hinzuweisen.

Im Anschluss an die Untersuchung ist die Anbindung an eine weiterbetreuende Beratungsstelle und gegebenenfalls psychologische Behandlung von großer Bedeutung.

16.4 Worauf ist bei der (Foto-)Dokumentation zu achten?

Die qualitativ beste und gerichtstauglichste Dokumentation wird durch die Untersuchung mit dem Videokolposkop erreicht. Nachteile sind zum einen die hohen Anschaffungskosten und zum anderen erfordert die Anwendung Übung. Obwohl das Videokolposkop mittlerweile „standard of care“ bei der Untersuchung sexuell missbrauchter Kinder und Jugendlicher ist, sind die Geräte häufig nicht vorhanden. Bei einer üblichen fotografischen Dokumentation ist zu bedenken, dass bei manchen Kindern der Missbrauch kinderpornografisch festgehalten wurde, sodass die Anfertigung von Fotos retraumatisierend wirken könnte. Eine zusätzliche, handschriftlich-grafische Dokumentation auf einer Zeichnung bzw. auf standardisierten Dokumentationsbögen empfiehlt sich ebenso wie eine deskriptive schriftliche Dokumentation. Ebenso wie für die gesamte Untersuchung ist das Einverständnis des Kindes bzw. der Jugendlichen und gegebenenfalls der Sorgeberechtigten einzuholen und die Bedeutung einer kolposkopischen oder fotografischen Dokumentation zu erläutern.

16.5 Was sind Hinweise/Alarmsignale für einen sexuellen Kindesmissbrauch?

Hinweise bzw. Alarmsignale für einen sexuellen Kindesmissbrauch bestehen in erster Linie in Äußerungen von Kindern und Jugendlichen, dass ein sexueller Missbrauch passiert ist.

Als Indikatoren und diagnostisch hinweisende Anzeichen eines sexuellen Missbrauchs werden auch eine Reihe unmittelbarer und langfristiger Folgen, in erster Linie Verhaltensauffälligkeiten, angesehen. Diese sind jedoch in ihrer diagnostischen Signifikanz umstritten. Als wichtiger Indikator, keineswegs aber als Beweis eines Missbrauchs kann unangemessenes sexualisiertes Verhalten gewertet werden. Als selten auftretende mögliche medizinische Hinweise gelten sexuell übertragbare Infektionen, die nicht durch perinatale Transmission erklärbar sind und unklare Verletzungen im Anogenitalbereich.

Es ist wichtig zu wissen, dass – auch bei nachweislich stattgehabtem sexuellem Kindesmissbrauch – somatische Befunde selten oder wenig ausgeprägt auftreten und wenn, dann meist nur für kurze Zeit sichtbar sind. Sexueller Kindesmissbrauch umfasst ein großes Spektrum grenzüberschreitender Verhaltensweisen und bedeutet nicht immer körperliche Gewaltanwendung.

16.6 Gibt es beweisende Befunde für SKM?

Für den sexuellen Missbrauch beweisend sind der Nachweis von Spermien oder Sperma direkt vom Körper eines Kindes und eine Schwangerschaft. Genitale, rektale oder pharyngeale Infektion mit Neisseria gonorrhoeae, genitale oder rektale Infektion mit Chlamydia trachomatis und eine vaginale Infektion mit Trichomonas vaginalis sind ebenfalls beweisend, wenn eine perinatale Infektion ausgeschlossen ist. Ebenso ist eine Infektion mit HIV, soweit eine Bluttransfusion oder Nadel-Kontamination sowie eine perinatale Transmission ausgeschlossen wurde, beweisend. Eine Reihe spezifischer Verletzungen des Anogenitalbereichs (Adams-Klassifikation, Abschnitt 1, Befunde der Kategorie E 1 und 2; ▶ Kap. 16.7) sind hochgradig hinweisend, es sei denn es wird zeitnah eine plausible akzidentelle anogenitale Grätsch-, Quetsch- oder Pfählungsverletzung durch das Kind und/oder die Eltern angegeben.

16.7 Nach welchen Kriterien werden Genitalbefunde im Hinblick auf einen möglichen SKM bewertet?

Genitalbefunde werden nach der **Adams-Klassifikation anogenitaler Befunde und Infektionen** bewertet (Adams 2016 und 2018; übersetzt in Herrmann et al. 2022).

Jedoch weisen die meisten Kinder, die hinsichtlich eines möglichen sexuellen Missbrauchs untersucht werden, keine Zeichen einer Verletzung oder Infektion auf. Die Angaben des Kindes, was ihm zugestoßen sei und die Angabe spezifischer Symptome im Zusammenhang berichteter Ereignisse sind essenzieller Teil einer vollständigen medizinischen Evaluation. Insbesondere das Fehlen spezifischer Befunde im Kontext der klaren Aussage eines Kindes, sexuell missbraucht worden zu sein, erfordert ein klares ärztliches Statement im Befund bzw. Gutachten, dass der körperliche Normalbefund selbst mit einem penetrativen Missbrauch vereinbar ist.

16.8 Wann ist eine sofortige gynäkologische Untersuchung indiziert?

Bei präpubertären Kindern ist eine akute forensische Untersuchung zur Sicherung bedeutsamer Spuren nur bis zu ca. 24 Stunden nach dem Ereignis sinnvoll. Bei wenige Tage zurückliegendem Ereignis sollte immer eine möglichst zeitnahe, aber nicht notfallmäßige medizinische Untersuchung des Kindes angestrebt werden, da dann die Rate weiterer auffälliger körperlicher Befunde und hinsichtlich des Geschehens verwertbarer Äußerungen der Opfer höher ist. Für Jugendliche gilt der bei Erwachsenen übliche Zeitraum von 72 Stunden für die forensische Untersuchung. Eine Ausdehnung dieses Zeitrahmens um 24 bis 48 Stunden kann erwogen werden.

16.9 Wie wird ein „klaffender Anus" gewertet?

Der Begriff „klaffender Anus" ist bereits als solcher methodisch problematisch, da er nicht exakt quantifizierbar ist und keine präzisen Normwerte existieren. Eine vollständige Dilatation des Anus mit Relaxation sowohl des internen wie externen analen Sphinkters, in Abwesenheit anderer prädisponierender Faktoren wie chronischer Obstipation, Enkopresis, Sedierung, Narkose und neuromuskulärer Erkrankungen zählt zu den Befunden ohne Expertenkonsens hinsichtlich ihrer Signifikanz in der aktuellen Adams-Klassifikation 2018 (Kategorie D 26). Das heißt, diese körperlichen Befunde sind in manchen Studien mit einer Anamnese eines sexuellen Missbrauchs assoziiert worden. Derzeit gibt es jedoch keinen Expertenkonsens, wie sie hinsichtlich eines Missbrauchs zu gewichten sind. Ein sogenannter „klaffender Anus“ sollte isoliert – ohne weitere Hinweise für einen sexuellen Missbrauch – nicht als Indiz für einen solchen gewertet werden. In Narkose oder Sedierung ist der Befund insignifikant, das heißt nicht verwertbar.

16.10 Wie funktioniert eine forensische Spurensicherung?

Zur forensischen Spurensicherung empfiehlt sich die Anwendung eines rechtsmedizinisch evaluierten und gängigen forensischen Spurensicherungskits, beispielsweise das weit verbreitete Untersuchungsset „Prionics forensix“, das in der Regel von der Polizei bei angezeigten Vergewaltigungen zur Verfügung gestellt wird bzw. kommerziell erwerblich ist. Die Sets enthalten strukturierte Dokumentations- und Fragebögen zur gerichtsfesten Dokumentation sowie selbsttrocknende forensische DNA-Watteabstrichtupfer, mit denen Spuren anal, genital und gegebenenfalls pharyngeal sowie vom äußeren Anogenitalbereich entnommen werden. Die Dokumentations- und Fragebögen sind auch über den Frauennotruf Frankfurt erhältlich (www.frauennotruf-frankfurt.de/fachwissen/aerztliche-dokumentation/).

Wichtig ist, getragene Kleidung zu sichern, da von dieser noch nach mehreren Monaten Spuren nachgewiesen werden können; teils sogar, nachdem sie gewaschen wurden. Zu den Zeitfenstern: ▶ Kap. 16.8.

Sollte kein professionelles Kit verfügbar sein, werden Abstriche mit sterilen Watteträgern entnommen (gegebenenfalls mit sterilem NaCl oder Aqua angefeuchtet für eingetrocknete Sekretspuren) und an der Luft trocknen gelassen. Das Röhrchen wird mit dem Entnahmeort beschriftet: äußere/innere Labien, intravaginal, anal/rektal, Mundschleimhaut usw. und nach Trocknung in einem Papierumschlag verpackt. Um eine Kontamination zu vermeiden, ist es notwendig, Handschuhe zu tragen.

16.11 Wann und wie sollte bei Verdacht auf SKM ein STI-Screening erfolgen?

Sexuell übertragene Infektionen („sexually transmitted infections“, STI) können in seltenen Fällen die einzigen medizinischen Hinweise auf einen sexuellen Kindesmissbrauch sein. Die Indikation eines Screenings wird aufgrund der besseren Verfügbarkeit nicht invasiver Testmethoden auch in der deutschen Kinderschutzleitlinie (Deutsche Gesellschaft für Kinderschutz in der Medizin et al. 2019) großzügiger als früher gestellt, da in Studien auch über asymptomatische Jugendliche berichtet wird, die positiv getestet werden. Ein **generelles STI-Screening** ist somit **bei Adoleszentinnen** ratsam.

Das STI-Screening wird mittels einer Nukleinsäure-Amplifikationsmethode (NAAT), z. B. der Polymerase-Kettenreaktion (PCR), durchgeführt. Die Untersuchung erfolgt

- im Erststrahlurin (möglichst mindestens 3 Stunden nach letzter Miktion) auf Gonokokken, Chlamydien und Trichomonaden,
- im Analabstrich auf Gonokokken und Chlamydien und
- im Pharynxabstrich auf Gonokokken und Chlamydien.

Etwaig bei der klinischen Untersuchung festgestellter vaginaler (oder analer) Ausfluss sollte dabei jeweils zusätzlich getestet werden. Nur gezielt erfolgt eine Serologie auf HIV, Syphilis und Hepatitis B bei Ungeimpften (immer Impfstatus überprüfen!). Kontrolluntersuchungen sollten nach 2–3 Wochen und 3 Monaten erfolgen, im Falle eines Screenings auf HIV auch nach (6 und) 12 Monaten.

Insgesamt werden STI bei sexuell missbrauchten Kindern und Jugendlichen selten gefunden. In überwiegend US-amerikanischen Studien liegt die Inzidenz bei 1–8 %. Sie liegt deutlich höher (z. B. bezogen auf Gonokokken 8- bis 10-fach höher) als in Deutschland.

Präpubertär ist die Indikation für ein STI-Screening im Einzelfall abzuwägen, möglichst durch eine Kinderschutzgruppe. Empfohlen wird sie z. B. in folgenden Fällen:

- Nach vaginaler/analer Penetration
- Missbrauch durch einen unbekannten Täter oder eine unbekannte Täterin
- Täter/Täterin mit bekannter oder wahrscheinlicher STI
- Vorbekannte STI beim betroffenen Kind/bei Haushaltsangehörigen
- Symptome einer STI

16.12 Reicht als STI-Screening die NAAT/PCR im Urin auf Gonokokken/Chlamydien/Trichomonaden?

Entsprechend der aktuellen Empfehlungen und der deutschen Kinderschutzleitlinie (Deutsche Gesellschaft für Kinderschutz in der Medizin et al. 2019) lautet die Antwort: **ja**, es sei denn, es findet sich vaginaler Ausfluss bei der Untersuchung, dann sollte auch dieser getestet werden (▶ Kap. 15.8). Alle positiven Tests sollten durch eine erneute NAAT/PCR oder eine Kultur bestätigt werden.

16.13 Wann ist welche STI-Prophylaxe indiziert?

Indikationen für eine Postexpositionsprophylaxe (PEP) ergeben sich in der Regel nur bei Adoleszentinnen und ausschließlich bei akuten Vergewaltigungen. Vor jeder Prophylaxe sollte aufgrund der forensischen Implikationen nachgewiesener **sexuell übertragbarer Infektionen** ein STI-Screening durchgeführt werden. Bei Jugendlichen empfiehlt das amerikanische Center for Disease Control (CDC) als PEP (wird nach der deutschen STI-Leitlinie [Deutsche STI-Gesellschaft 2018] nicht routinemäßig empfohlen):

> 250 mg Ceftriaxon i. m. oder i. v. (alternativ einmalig 400 mg Cefixim p. o.) plus 1 g Azithromycin p. o. und nur bei bekannter Trichomonasinfektion des Täters bzw. der Täterin plus 2 g Metronidazol p. o.
> Bei ungenügendem Hepatitis-B-Impfschutz muss eine kombinierte aktive und passive Impfung (HBIG, Hepatitis-B-Immunglobulin) erfolgen.

Bei der Postexpositionsprophylaxe nicht zu vergessen ist eine **Notfallkontrazeption** bei allen adoleszenten Opfern, die ungeschütztem vaginalem Verkehr ausgesetzt waren. Ulipristalacetat (UPA) hat dabei die Vorteile eines schnelleren Wirkungseintritts, einer etwas höheren Effektivität und die Anwendungsmöglichkeit von bis 5 Tage postkoital (▶ Kap. 14.13, ▶ Kap. 14.14, ▶ Kap. 14.15, ▶ Kap. 14.16).

16.14 Wann kann/muss das Jugendamt informiert werden?

Bei Anhaltspunkten für einen vorliegenden sexuellen Missbrauch mit bereits erfolgter und drohender weiterer Schädigung der Betroffenen sollte immer das Jugendamt eingeschaltet werden. Dies gilt insbesondere bei intrafamiliärem Missbrauch, da der Schutz des betroffenen Kindes oder Jugendlichen nicht gewährleistet werden kann. Bei Missbrauch durch Fremdtäter oder -täterin und gesichertem Schutz des Kindes vor weiteren Übergriffen ist dies nicht erforderlich, eine psychologische Begleitung und Therapie sind dann aber zu berücksichtigen.

§ 4 des Kinderschutzgesetzes (KKG) berechtigt (und verpflichtet) Ärztinnen und Ärzte als Berufsgeheimnisträger mit Beschützer- bzw. Garantenstellung, bei Verdacht einer Kindeswohlgefährdung, die nicht mit eigenen Mitteln abgewendet werden kann, das Jugendamt zu informieren. Dies kann bei Bedarf auch gegen den Willen der Erziehungsberechtigten, sollte aber nicht ohne deren Information geschehen.

16.15 Weisen Condylomata acuminata bei Kindern auf einen sexuellen Missbrauch hin?

Im Genitalbereich finden sich meist die HPV-Subtypen 6, 11, 18, seltener 16, 31, 33, 55. HPV kann jedoch auch die „vulgären" Warzen an Händen, Füßen etc. hervorrufen (dann meist HPV-Typ 1, 2, 3, 4). **Beide** Arten können bei Kindern anogenital auftreten und sind ein **möglicher,** aber unsicherer und vermutlich seltener Hinweis auf sexuellen Missbrauch. Eine HPV-Typisierung mittels PCR ist möglich – bezüglich der Diagnose eines sexuellen Missbrauchs aber wenig aussagekräftig.

Die Inkubationszeit beträgt 1–20 Monate. Nach perinataler Transmission (über oft asymptomatisch infizierte mütterliche Geburtswege) wurde das Auftreten der Kondylome bis zu 2–3 Jahre (für Larynxpapillome bis zu 5 Jahre) später beschrieben (▶ Kap. 15.4). Weiterhin sind Übertragungen im Rahmen von Haushaltskontakten und Autoinokulationen möglich.

Bei Erstmanifestation bei über 5-jährigen Kindern ist die Wahrscheinlichkeit einer sexuellen Transmission womöglich höher, als alleiniger Befund beweist dies jedoch keinen sexuellen Kindesmissbrauch (▶ Kap. 15.5)!

Folgendes Vorgehen wird empfohlen:

1. Eigen- und Fremdanamnese auf Haut- und Genitalwarzen. Erstes Auftreten der Kondylome. Mütterliche (genitale) Kondylome? Geburtsmodus?
2. Sexual- und Missbrauchsanamnese
3. Untersuchung, einschließlich anogenitaler bzw. kindergynäkologischer Untersuchung
4. Screening auf eventuell koexistierende STI.

Die Ergebnisse werden optimalerweise in einer Kinderschutzgruppe bewertet und im diagnostischen Gesamtkontext beurteilt.

In vielen Fällen findet sich kein gesicherter Übertragungsweg.

Fazit: Condylomata acuminata können in Einzelfällen bei Kindern sexuell übertragen worden sein, in der Mehrzahl der Fälle liegt aber kein sexueller Missbrauch vor.

16.16 Wann ist die Polizei zu informieren bzw. Anzeige zu erstatten?

Es gibt in Deutschland auch bei gesicherter Kindesmisshandlung/sexuellem Missbrauch **keine gesetzliche Pflicht zur Anzeige.** Die „Information der Kripo" entspricht dem Stellen einer Strafanzeige. Im Fall einer Anzeige ist die Polizei verpflichtet, zu ermitteln.

Den Verdacht eines chronischen, intrafamiliären Missbrauchs abzuklären ist sehr komplex, zeitintensiv und hat eine besonders hohe Dynamik. Im Strafrecht liegt der Fokus auf der Bestrafung des Täters bzw. der Täterin; oft kommt es zur Einstellung eines Verfahrens aus Mangel an Beweisen. Dieser vermeintliche „Freispruch" führt zur Unglaubwürdigkeit und damit oft Verschlechterung der Situation der Opfer. Somit ist im Rahmen einer multiprofessionellen Verdachtsabklärung – möglichst durch eine Kinderschutzgruppe – gründlich zu überlegen, ob eine Anzeige dem Kindeswohl dient.

Im Familienrecht kann auch ohne/vor Schuldspruch in die Rechte der Eltern eingegriffen werden, wenn dies zum Schutz des Kindes erforderlich ist. Daher sollte eine Anzeige in den meisten (chronischen Fällen) nur in Absprache mit dem bzw. durch das Jugendamt erfolgen.

Ausnahmesituationen, die im Notfall gemäß § 34 StGB (rechtfertigender Notstand) eine akute Involvierung der Polizei rechtfertigen, sind:
- Suiziddrohung bei Eltern oder betroffenen Kindern/Jugendlichen
- Gefahr der Gewaltbereitschaft oder -anwendung durch den Täter oder die Täterin
- Einbezug des Kindes in Suchtmittelabusus oder vorsätzliche Vergiftungen
- Akuter sexueller Missbrauch mit Erfordernis der Spurensicherung im häuslichen Bereich, z. B. Sicherstellung von pornografischen Aufzeichnungen, Suchtmitteln, Wäschestücken, Waffen

Bei polizeilicher Anzeige einer Gefährdung von Minderjährigen ist immer auch das Jugendamt zu informieren, was in der Regel durch die Polizei erfolgt.

16.17 Wie/wo funktioniert eine vertrauliche Spurensicherung?

Die vertrauliche Spurensicherung (VSS) ist in Deutschland eine Leistung der gesetzlichen Krankenversicherung (§ 27 Abs. 1 Satz 6 SGB V). Sie gehört zur Krankenbehandlung und umfasst die *„vertrauliche Spurensicherung am Körper, einschließlich der erforderlichen Dokumentation sowie Laboruntersuchungen und eine ordnungsgemäße Aufbewahrung der sichergestellten Befunde bei Hinweisen auf drittverursachte Gesundheitsschäden, die Folge einer Misshandlung, eines sexuellen Missbrauchs, eines sexuellen Übergriffs, einer sexuellen Nötigung oder einer Vergewaltigung sein können."*

PRAXISTIPP

Die Krankenkassen schließen Verträge mit Einrichtungen, um dieses Angebot sicherzustellen. Welche Einrichtung zuständig ist, ist jeweils vor Ort zu erkunden.

Bei einer VSS werden die persönlichen Daten zwar gespeichert, unterliegen aber aufgrund der ärztlichen Schweigepflicht einer absoluten Vertraulichkeit. Sie werden durch ein Pseudonym ersetzt, das nur dann entschlüsselt wird, wenn die betroffene Person im Rahmen einer Strafanzeige dies wünscht.

Eine VSS ist prinzipiell auch bei Minderjährigen möglich, sofern sie einwilligungsfähig sind. Die Einsichts- und Einwilligungsfähigkeit ist jeweils individuell zu prüfen und in diesen Fällen nicht vor dem 14. Geburtstag zu erwarten.

In der Altersgruppe der 16- bis 18-Jährigen kann eine VSS in (gut dokumentierten!) Einzelfällen sinnvoll sein. Bei jüngeren Kindern stellt sich neben der Frage der Einsichtsfähigkeit vor allem die Frage des zu schützenden Kindeswohls, sodass hier eine polizeilich angeordnete Spurensicherung erfolgen sollte.

16.18 Ist der (tatverdächtige, aber sorgeberechtigte) Vater zu informieren, wenn das Kind von der Mutter zur Untersuchung bei Verdacht auf sexuellen Missbrauch vorgestellt wird?

Hier handelt es sich um ein Fallbeispiel. Selbstverständlich gibt es auch tatverdächtige Mütter und genauso kann ein Kind vom Vater oder einer nicht sorgeberechtigten Person vorgestellt werden.

Eine körperliche Untersuchung und nicht invasive Diagnostik gehören zu den Situationen, in denen oft nur ein Elternteil anwesend ist und seine Einwilligung erklärt. Ärzte dürfen davon ausgehen, dass dies einvernehmlich mit dem anderen Elternteil geschieht. Ist der nicht anwesende Elternteil tatverdächtig, dann gilt zunächst, dass der anwesende Elternteil im Interesse des Kindes vorstellig wird.

Da durch die Information des tatverdächtigen Vaters der Untersuchungserfolg und eine sich ergebende medizinisch indizierte Behandlung gefährdet sein können, ist es gerechtfertigt, das Kind nur mit Einwilligung der Mutter zu untersuchen. Wenn es um Kindesmisshandlung geht, wäre die Verweigerung der medizinischen Untersuchung durch den tatverdächtigen Vater zugleich ein Sorgerechtsmissbrauch, denn die Frage eines Missbrauchs und deren körperliche Folgen müssen im Interesse des Kindes geklärt werden.

Schwieriger ist die Frage nach einer Spurensicherung/Anfertigung von Fotografien zu beantworten. Wird die Ablehnung des nicht anwesenden, aber sorgeberechtigten Elternteils klar formuliert, z. B. „der Vater möchte nicht, dass unsere Tochter untersucht wird, also darf er davon nichts erfahren", sind folgende Situationen zu unterscheiden:

- Es besteht der Verdacht eines akuten, sexuell-körperlichen Übergriffs mit mutmaßlich versorgungsbedürftigen Verletzungen:
  - Das Kind darf auch ohne Information des Vaters untersucht und medizinisch versorgt werden. Dabei erhobene Befunde werden dokumentiert. Eine forensische Spurensicherung (Fotografien und gegebenenfalls Abstrichentnahme) erfolgt im Interesse des Kindes, unter anderem um dem Kind die Möglichkeit offenzuhalten, die Sache strafrechtlich verfolgen zu lassen oder zivilrechtliche Ansprüche geltend machen zu können.
  - Das Jugendamt ist gemäß § 4 KKG zu informieren.
  - Es besteht keine Pflicht zur polizeilichen Anzeige, diese ist auch für eine forensische Spurensicherung nicht erforderlich. Eine rechtsmedizinische Auswertung dieser Spuren ist allerdings nur nach entsprechender Beauftragung möglich. Dies erfolgt in der Regel durch richterliche Anordnung nach polizeilicher Anzeige.
  - Eine Anzeige sollte in sorgsamer Abwägung der Vor- und Nachteile für das Kind gemeinsam mit dem Jugendamt besprochen werden.

- Es gibt nur vage Verdachtsmomente gegen den Vater bzw. vage Hinweise auf stattgehabte sexuell-körperliche Übergriffe. Eine Instrumentalisierung des Kindes im Rahmen eines Sorgerechtsstreits wird vermutet:
  - Hier ist der Vater (möglichst im Vorfeld) über die Untersuchung zu informieren und um Einverständnis zu bitten. Ist dies nicht möglich oder lehnt die Mutter dies ab, kann ihr erläutert werden, dass die medizinische Untersuchung als Screening bei Missbrauchsverdacht nicht geeignet ist. Es sollte dann möglichst eine Klärung über das zuständige Jugendamt (und gegebenenfalls Untersuchung in dessen Auftrag) erfolgen.
  - Mit Einwilligung oder bei gewichtigen Anhaltspunkten darf nach § 4 KKG das Jugendamt informiert werden.

PRAXISTIPP

Der Umgang mit Fällen, die im Graubereich zwischen Situation 1 und 2 liegen, kann in der Praxis schwierig sein. Die 24 Stunden erreichbare **Medizinische Kinderschutzhotline** kann hier beraten: **0800 19 210 00**

Auch wenn dies unter Juristen kontrovers diskutiert wird, können sich die Untersuchenden im Zweifelsfall auf den „rechtfertigenden Notstand“ nach § 34 StGB berufen.

Eine als Kindeswohlgefährdung eingeschätzte Situation rechtfertigt die Untersuchung, Fotodokumentation und bei Bedarf die Spurensicherung und polizeiliche Anzeige auch gegen den Willen eines Sorgeberechtigten.

Sollte sich die Einschätzung der untersuchenden Person im Nachhinein als falsch erweisen, ist diese dennoch (gemäß § 35 StGB) nicht haftbar, wenn die Entscheidung nach bestem Wissen und Gewissen bei Vorliegen gewichtiger Anhaltspunkte getroffen wurde.

Wenn möglich, sollten Kinder mit dieser Fragestellung in einer Klinik mit einer Kinderschutzgruppe/Kinderschutzambulanz vorgestellt und die Problematik dort diskutiert werden.

Quellen

Adams JA, Farst KJ, Kellogg ND. Interpretation of Medical Findings in Suspected Child Sexual Abuse: An Update for 2018. J Pediatr Adolesc Gynecol, 2018; 31(3): 225–231.

Adams JA, Kellogg ND, Farst KJ et al. Updated Guidelines for the Medical Assessment and Care of Children Who May Have Been Sexually Abused. J Pediatr Adolesc Gynecol, 2016; 29(2): 81–87.

Deutsche Gesellschaft für Kinderschutz in der Medizin (DGKiM), Deutsche Gesellschaft für Kinder- und Jugendmedizin (DGKJ), Deutsche Gesellschaft für Kinderchirurgie (DGKCH) et al. S3-Leitlinie. Kindesmisshandlung, -missbrauch, -vernachlässigung unter Einbindung der Jugendhilfe und Pädagogik (Kinderschutzleitlinie). 2019.

Deutsche STI-Gesellschaft (DSTIG), Ärztliche Gesellschaft zur Gesundheitsförderung (ÄGGF), Bundesverband der Kinder- und Jugendärzte (BVKJ) et al. S2k-Leitlinie. Sexuell übertragbare Infektionen (STI) – Beratung, Diagnostik und Therapie. 2018.

Herrmann B, Dettmeyer R, Banaschak S, Thyen U. Kindesmisshandlung. Medizinische Diagnostik, Intervention und rechtliche Grundlagen. 4. A. Heidelberg, Berlin, New York: Springer, 2022.

Universitätsklinikum Düsseldorf. Entwicklung der anonymen Spurensicherung (ASS). Aus: https://gobsis.de/projekt/entwicklung-der-ass/ (letzter Zugriff: 5. Juli 2022).

17 Rechtliche Aspekte der Behandlung und Therapie minderjähriger Patientinnen

C. Halstrick

17.1 Ab welchem Alter kann eine Patientin allein – ohne Einverständnis oder Information der Sorgeberechtigten – über eine ärztliche Behandlungsmaßnahme entscheiden?

Vor jeder medizinischen Maßnahme muss nach § 630 d BGB die Einwilligung der Patientin eingeholt werden. Wenn Patientinnen nicht selbst einwilligen können, weil sie aufgrund ihres Alters oder anderer Einschränkungen die Art oder den Umfang der medizinischen Behandlung nicht verstehen, muss die Einwilligung eines hierfür Berechtigten eingeholt werden.

Der Gesetzgeber hat für Minderjährige, d.h. für unter 18-Jährige, nur die sogenannte **Geschäftsfähigkeit** geregelt. Dies ist die Fähigkeit, Rechtsgeschäfte, z. B. Kaufverträge, abschließen zu können. Sie ist bei Minderjährigen gesetzlich eingeschränkt.

Die **Einwilligungsfähigkeit** ist jedoch nicht mit der Geschäftsfähigkeit gleichzusetzen. Vielmehr kennt das Gesetz für die natürliche Einwilligungsfähigkeit weder eine Altersgrenze noch regelt es, unter welchen Voraussetzungen von der Einwilligungsfähigkeit auszugehen ist.

Nach herrschender Meinung ist die Einwilligungsfähigkeit die Fähigkeit der Patientin, die Art, Bedeutung, Tragweite und Risiken der medizinischen Maßnahme zu erfassen und abzuwägen, um dann eine eigenverantwortliche Entscheidung zu treffen. Das gilt auch für minderjährige Patientinnen. Die Einwilligungsfähigkeit von Kindern und Jugendlichen ist daher vom Arzt immer im Einzelfall festzustellen (▶ Kap. 1.6).

Strittig wird teilweise noch bis heute diskutiert, ob bei bestehender Einwilligungsfähigkeit der Minderjährigen zusätzlich die Zustimmung der Eltern (Co-Konsens) erforderlich ist. Ein solches Mitentscheidungsrecht der Eltern bei einer einwilligungsfähigen Minderjährigen ist jedoch abzulehnen, da es das verfassungsrechtlich geschützte medizinische Selbstbestimmungsrecht und das Recht auf körperliche Unversehrtheit der Jugendlichen verletzen würde.

> Einwilligungsfähige Minderjährige können allein in ärztliche Behandlungsmaßnahmen einwilligen.
> Die Einwilligungsfähigkeit ist durch die behandelnde Ärztin bzw. den behandelnden Arzt individuell selbst zu überprüfen.

17.2 Ab welchem Alter kann eine Patientin allein – ohne Einverständnis oder Information der Sorgeberechtigten – über eine Verhütungsmethode entscheiden?

Vor der Verordnung von Kontrazeptiva ist die Einwilligungsfähigkeit der minderjährigen Patientin in jedem Einzelfall zu beurteilen (▶ Kap. 14.8). Dabei ist zu berücksichtigen, dass die eigene Initiative einer Minderjährigen, sich für eine sichere Verhütung an eine Ärztin zu wenden, ein Indiz für die erforderliche Einsichtsfähigkeit dieser Minderjährigen darstellen kann. In der Praxis haben sich **folgende Faustregeln** etabliert:

- Bei Mädchen **zwischen 16 und 18 Jahren** liegt die Einwilligungsfähigkeit in der Regel vor. Eine Ausnahme besteht, wenn das Mädchen in der geistigen Entwicklung zurückgeblieben ist.
- Bei Mädchen **zwischen 14 und 16 Jahren** kann die Einwilligungsfähigkeit nach sorgfältiger Prüfung durch den Arzt gegeben sein. In dieser Altersgruppe empfiehlt es sich, den Inhalt des ärztlichen Gesprächs zur Beurteilung der Reife, der Einsichtsfähigkeit und des Verständnisses der Patientin gut zu dokumentieren.
- Bei Mädchen **unter 14 Jahren** ist die Einwilligungsfähigkeit nur selten gegeben, sie kann aber gegeben sein.

Bei intrauterinen oder subdermalen Hormonimplantaten sind bei der Beurteilung der Einwilligungsfähigkeit der Minderjährigen die unterschiedlichen Risiken des geplanten Eingriffs zu berücksichtigen, z.B. bei der Anwendung einer Spirale die Einlage, Dislokation usw. oder bei einem hormonalen Verhütungsstäbchen die Einlage und spätere Entfernung aus dem Oberarm.

17.3 Kontrazeption bei unter 14-Jährigen: Macht sich der Arzt der Beihilfe zum sexuellen Missbrauch strafbar?

Bei der Verordnung von Kontrazeptiva an unter 14-Jährige wird teilweise die Auffassung vertreten, dass Ärzte Beihilfe zum sexuellen Missbrauch (§ 27, § 176 oder § 176 a StGB) begehen könnten. Diese Auffassung ist abzulehnen, da Ärzte Kontrazeptiva allein aufgrund ihres therapeutischen Auftrags verordnen, z.B. zur Behandlung von Blutungsstörungen oder zur Verhinderung einer ungewollten Schwangerschaft, wenn die unter 14-Jährige entweder bereits Geschlechtsverkehr hat oder haben wird. Die Verordnung erfolgt in diesen Sonderfällen, um das Mädchen vor Notsituationen zu schützen. Dazu zählen insbesondere eine ungewollte, risikoreiche Schwangerschaft (z.B. erhöhte kindliche Mortalität, Frühgeburtlichkeit) oder ein möglicherweise traumatisierender Schwangerschaftsabbruch.

In diesen Fällen kann dem Arzt mangels Vorliegen der objektiven und subjektiven Voraussetzung nicht der Vorwurf der Beihilfe zum sexuellen Missbrauch gemacht werden.

Sowohl die Beurteilung der Einwilligungsfähigkeit bei der Verordnung von Kontrazeptiva an unter 14-Jährige als auch die besonderen Umstände des Einzelfalls sind ausführlich abzuwägen und zu dokumentieren.

Soweit möglich, sollte versucht werden, die Eltern bzw. ein Elternteil einzubeziehen. Vorsicht ist zudem geboten, wenn es Hinweise auf Missbrauchssituationen gibt. Hier sind, je nach Einzelfall, weitere Schritte, z.B. die Einschaltung des Jugendamts erforderlich.

17.4 Ab welchem Alter kann eine Patientin allein über einen Schwangerschaftsabbruch entscheiden?

Die Frage, in welchem Alter eine Minderjährige auch ohne Zustimmung der Eltern in einen Schwangerschaftsabbruch einwilligen kann, wird sehr strittig diskutiert. In familiengerichtlichen Verfahren wurde teilweise entschieden, dass Minderjährige immer die Zustimmung der Eltern für einen Schwangerschaftsabbruch benötigen bzw. die Zustimmung der Eltern nur dann (durch das Familiengericht) ersetzt wird, wenn die Weigerung der Eltern, einem Abbruch zuzustimmen, eine fehlerhafte Ausübung des Sorgerechts im Einzelfall wäre.

Die herrschende Meinung im Strafrecht geht davon aus, dass auch bei einem Schwangerschaftsabbruch die allgemeinen Regeln zur Einwilligung in ärztliche Behandlungsmaßnahmen gelten und es auf Urteils- und Einsichtsfähigkeit im konkreten Fall ankommt.

Der 12. Senat für Familiensachen des OLG Hamm hat am 29.11.2019 entschieden, dass eine Minderjährige nicht der Zustimmung ihrer gesetzlichen Vertreter zu einem Schwangerschaftsabbruch bedarf. Das Gericht hat sich dabei ausführlich mit der Einwilligungsfähigkeit Minderjähriger in einen Schwangerschaftsabbruch auseinandergesetzt. An die Einwilligungsfähigkeit Minderjähriger in einen Schwangerschaftsabbruch bestehen danach hohe Anforderungen hinsichtlich

- der **intellektuellen Reife** und des Verstehens des medizinischen Eingriffs inklusive der möglichen psychischen Folgen sowie
- der **Rechtsgüterabwägung** zwischen dem Recht des Ungeborenen auf Leben und dem Recht der Schwangeren auf Selbstbestimmung.

Wenn jedoch die Minderjährige die notwendige Einsichtsfähigkeit besitzt, entscheidet sie allein, da auch eine Minderjährige nicht zum neunmonatigen Austragen eines Kindes gezwungen werden kann (Oberlandesgericht Hamm 2019).

Bei **über 16-Jährigen** wird nach sorgfältiger Beurteilung die Einwilligungsfähigkeit in einen Schwangerschaftsabbruch in der Regel gegeben sein.
Zwischen 14 und 16 Jahren ist die Einwilligungsfähigkeit besonders kritisch zu prüfen und wird nur selten gegeben sein.
Bei **unter 14-Jährigen** dürfte diese Fähigkeit in der Regel nicht gegeben sein.

17.5 Ab welchem Alter kann eine Patientin allein über eine Impfung entscheiden?

Auch bei der Impfung ist die Einwilligungsfähigkeit der Minderjährigen maßgeblich. Entscheidend ist, ob die Jugendliche die individuelle und behandlungsspezifische natürliche Einsichtsfähigkeit besitzt, die Aufklärung über den beabsichtigten Eingriff zu verstehen und dessen Risiken gegen seinen Nutzen abzuwägen und eine eigenverantwortliche Entscheidung zu treffen. Bei Impfungen ist über alle spezifischen Risiken der Impfung aufzuklären, unabhängig davon, ob die möglichen Risiken der Impfung häufig oder selten auftreten. Zur Aufklärung gehört unter anderem auch die Beschreibung der impfpräventablen Erkrankung.

Nach heutigem Kenntnisstand ist davon auszugehen, dass Jugendliche in der Regel **ab dem 16. Lebensjahr** die erforderliche Einsichtsfähigkeit besitzen, um selbst in eine Impfung einwilligen zu können.
Nach kritischer Beurteilung der individuellen Verstandsreife der Jugendlichen kann dies auch bereits **zwischen 14 und 16 Jahren** gegeben sein, insbesondere wenn es sich um Impfempfehlungen der STIKO (Ständige Impfkommission des Robert Koch-Instituts) handelt.

Impfungen gemäß den Empfehlungen der STIKO gelten nach Rechtsprechung des Bundesgerichtshofs (2017) als Standard.

17.6 Müssen bei Impfung, Verordnung von Kontrazeptiva oder Durchführung eines Schwangerschaftsabbruchs immer beide Sorgeberechtigten von nicht einwilligungsfähigen Kindern einverstanden sein?

Gesetzlich ist geregelt, dass das Personensorgerecht, zu dem auch die Entscheidungen über medizinische Maßnahmen zählen, von beiden Eltern gemeinsam und einvernehmlich ausgeübt wird (§ 1627 BGB). Die Eltern müssen dennoch nicht immer ausdrücklich gemeinsam in die ärztliche Behandlung des Kindes einwilligen. Der Bundesgerichtshof hat, auch zur Erleichterung der ärztlichen Praxis, die sogenannte Drei-Stufen-Theorie entwickelt (Bundesgerichtshof 1989). Danach kann ein Elternteil den anderen bei Entscheidungen über medizinische Behandlungsmaßnahmen vertreten.

1. **Bei einfachen Routinefällen** (ambulante Untersuchungen, leichte Erkrankungen, Impfungen, Verordnung von Medikamenten usw.) darf der Arzt davon ausgehen, dass der abwesende Elternteil einverstanden ist. Der Arzt muss nicht nachfragen.
2. Handelt es sich um **schwere Eingriffe,** die nicht unbedeutende Risiken beinhalten, **muss der Arzt den anwesenden Elternteil fragen,** ob er für den anderen Elternteil mitentscheiden darf. Der Arzt kann sich dann auf die Antwort des anwesenden Elternteils verlassen.
3. Bei **Eingriffen mit erheblichen Risiken für das Kind,** die mit weitreichenden Entscheidungen verbunden sind, muss sich der Arzt vom abwesenden Elternteil, z. B. durch telefonische Rückfrage, ausdrücklich bestätigen lassen, dass der anwesende Elternteil die Entscheidung allein treffen darf.

Wenn dem Arzt jedoch bekannt ist, dass ein Elternteil mit einer Behandlung, z. B. Impfung, nicht einverstanden ist, liegt keine wirksame Einwilligung der Eltern vor. Sofern es sich nicht um einen Notfall handelt, müssen die Eltern diese Entscheidung familiengerichtlich klären lassen.

17.7 Wie wird die Einwilligungsfähigkeit überprüft und dokumentiert?

Es ist die Aufgabe des behandelnden Arztes/der behandelnden Ärztin, die Einsichts- und Urteilsfähigkeit der Minderjährigen im Einzelfall anhand der individuellen Umstände zu beurteilen. Hierzu zählen z. B.

- die psychische Konstitution,
- das Alter,
- der Bildungsgrad,
- der familiäre, kulturelle und religiöse Hintergrund

in Bezug auf die konkrete Behandlungsmaßnahme.

Dabei wird den Ärzten ein Beurteilungsspielraum zugemessen. Es gibt keine gesetzlich fest definierten Kriterien. Aus der Literatur, Praxis und Rechtsprechungen können jedoch folgende Merkmale herangezogen werden:

- Reifegrad des Mädchens: Wie wirkt das Mädchen?
- Auffassungsgabe, z. B. Fähigkeit, dem Aufklärungsgespräch zu folgen.
- Fähigkeit der Minderjährigen, die mitgeteilten Informationen zu verarbeiten.
- Art und Weise, wie die Minderjährige ihr familiäres und soziales Umfeld wahrnimmt, und wie sie ihre persönlichen oder besonderen Lebensumstände darstellt.

Zu dokumentieren sind insbesondere:

- Mündliche Anamnese anhand von üblichen Anamnesebögen oder entsprechende Dokumentation in der digitalen Patientenakte
- Stichworte der Schilderung der Minderjährigen aus dem persönlichen Lebensumfeld
- Eindruck von der Verstandsreife der Minderjährigen
- Ergebnis der ärztlichen Einschätzung der Einsichtsfähigkeit

Die Intensität der Dokumentation richtet sich nach dem Alter und der Art der Behandlungsmaßnahme. Je schwerer der Eingriff, je höher die Risiken und je jünger die Patientin, umso ausführlicher muss die Dokumentation sein.

Quellen

Bundesgerichtshof. Beschluss des 12. Zivilsenat vom 03. Mai 2017. Az. XII ZB 157/16, Rdnr. 25. Aus: https://juris.bundesgerichtshof.de/cgi-bin/rechtsprechung/document.py?Gericht=bgh&Art=en&sid=f7f232b284802ae423ac1c57f91a98fa&nr=78383&linked=pm&Blank=1 (letzter Zugriff: 11. Juni 2022).

Bundesgerichtshof. BGHZ 1005, 45 = VersR 1989, 145, 146.

Oberlandesgericht Hamm. Beschluss vom 29. November 2019. 12 UF 236/19, MedRecht 679 ff. mit Anmerkung Lemmert.

Weiterführende Literatur

Fischer T. Beck'sche Kurz-Kommentare – Strafgesetzbuch. 65. A. München: C. H. Beck, 2018. § 176, Rdnr. 33.

Halstrick C. Juristisches Grundwissen in der Mädchensprechstunde (mit Fallbeispielen). Der Gynäkologe, 2015; 48(4): 306–310.

Halstrick C. Juristische Aspekte der Mädchensprechstunde: Der Behandlungsvertrag. Frauenarzt, 2005; 46(7): 581–585.

Halstrick C. Juristische Aspekte der Mädchensprechstunde: Verordnung von Kontrazeptiva. Frauenarzt, 2005; 46(8): 660–663.

Laufs A, Katzenmeier C, Lipp V. Arztrecht. 8. A. München: C. H. Beck, 2021. Rdnr. 53.

Opitz U. Sorgerechtliche Aspekte der COVID-19-Impfung für Kinder und Jugendliche. NZFam, 2021; 767.

Ratzel R. Verordnung von Kontrazeptiva für minderjährige Mädchen. Frauenarzt, 2020; 61(11): 750.

Robert Koch-Institut. Epidemiologisches Bulletin. Empfehlungen der Ständigen Impfkommission beim Robert Koch-Institut. 2021;(34): 27.

Spickhoff A. Einwilligungsfähigkeit und Geschäftsfähigkeit von Minderjährigen im Kontext medizinischer Behandlungen. FamRZ, 2018;(6): 412–425.

Staatsanwaltschaft Düsseldorf. Einstellungsverfügung v. 10.1.1995–810 Js 26/95, Mitteilung Oberstaatsanwalt Neumann a. D. Frauenarzt, 1995; 36: 1039.

Ulsenheimer K, Gaede K (Hrsg.). Arztstrafrecht in der Praxis. 6. A. München: C. H. Beck, 2021.

18 Fertilitätserhalt bei Mädchen und Frauen

R. Dittrich, L. Lotz

18.1 Wann ist bei Kindern und Jugendlichen an Fertilitätserhalt zu denken?

Bei malignen Erkrankungen können medikamentöse, systemische (Chemotherapie, zielgerichtete Therapien) und lokoregionale Therapien (Operation, Strahlentherapie) auch bei Kindern und Jugendlichen zu einer Beeinträchtigung der Fertilität führen. Bei Mädchen ist das präpubertäre Ovar weniger empfindlich für chemo- und radiotherapeutische Schädigungen als das pubertäre oder postpubertäre Ovar. Ein besonders hohes Risiko für eine spätere Beeinträchtigung der Fruchtbarkeit haben Kinder und Jugendliche mit einer hämatopoetischen Stammzelltransplantation, die im Rahmen ihrer Konditionierungstherapie Busulfan oder eine Ganzkörperbestrahlung (total body irradiation) erhalten. Auch eine lokale Beckenbestrahlung kann, in Abhängigkeit von der Dosierung, besonders gonadotoxisch sein. Aber auch nicht maligne Erkrankungen, z. B. die Thalassaemia major oder die Sichelzellanämie, können einer zytotoxischen Behandlung bedürfen und so behandlungsbedingt zu einem Verlust an Keimzellen führen. Des Weiteren gibt es genetische Erkrankungen, z. B. das Ullrich-Turner-Syndrom (UTS, ▶ Kap. 12) oder die Galaktosämie, die zu einem vorzeitigen Verlust der Gonadenfunktion führen und damit für eine Fertilitätsprotektion infrage kommen (Lotz et al. 2020).

Fertilitätserhaltende Maßnahmen stellen bei Kindern und Adoleszentinnen ein relevantes Thema dar:

- Vor einer gonadotoxischen Therapie
- Bei genetischer Prädisposition für eine Unfruchtbarkeit
- Bei benignen Erkrankungen mit Bedarf einer zytotoxischen Therapie

PRAXISTIPP

Die Beratung über fertilitätserhaltende Maßnahmen bei Kindern und Jugendlichen ist eine interdisziplinäre Herausforderung, bei der viele Faktoren wie Alter bzw. pubertärer Reifestatus, Zeit für die Beratung und Zeit bis zum Therapiestart, eine wichtige Rolle spielen. Da einige fertilitätserhaltende Maßnahmen bei präpubertären Mädchen und Jungen experimentell sind, sollten diese Maßnahmen nur in Zentren mit ausreichender reproduktionsmedizinischer Expertise angeboten werden.

18.2 Welche Möglichkeiten des Fertilitätserhalts gibt es präpubertär?

Die fertilitätsprotektiven Maßnahmen bei Kindern und Jugendlichen sind in ▶ Tab. 18.1 zusammengefasst.

Bei präpubertären (wie auch postpubertären) Mädchen können bei einer Strahlentherapie im Becken, z. B. bei Lymphomen oder soliden Tumoren, die Ovarien operativ aus dem strahlentherapeutischen Feld herausverlegt werden. Hierdurch kann

Tab. 18.1 Fertilitätsprotektive Maßnahmen bei Kindern und Jugendlichen

Methode	Erfahrung	Anwendung vor der Pubertät sinnvoll/möglich?	Chirurgischer Eingriff notwendig?	Verzögerung der Behandlung?
Kryokonservierung von Oozyten	etabliert	nein	ja	ja (ca. 10–14 Tage)
Kryokonservierung von Ovargewebe	etabliert	ja	ja	nein
Suppression der Ovaraktivität durch GnRH-Agonisten	ausreichend	nein	nein	nein
Transposition der Ovarien	ausreichend	ja	ja	nein

die Ovarfunktion erhalten bleiben. Es gibt allerdings bisher nur wenige Fallberichte von Kindern, bei denen eine Ovariopexie durchgeführt wurde.

Bei drohendem Gonadenverlust vor Menarche, z. B. im Fall einer zytotoxischen Behandlung oder bei genetischer Prädisposition, ist man auf die Kryokonservierung von Ovargewebe angewiesen. Die Entnahme erfolgt in der Regel per Laparoskopie durch eine unilaterale Ovarektomie oder eine partielle Ovarektomie. Mittlerweile gibt es erste Berichte über Geburten nach Transplantation von perimenarchaler (Demeestere et al. 2015) bzw. prämenarchaler Kryokonservierung von Ovargewebe (Matthews et al. 2018).

Weiterführende Informationen

Der Fertilitätserhalt bei Mädchen ist schwierig, da einige der etablierten Techniken aufgrund des pubertären Reifezustands nicht angewandt werden können. Bei Kindern und Jugendlichen stehen häufig hämatologische Erkrankungen im Vordergrund, bei denen oft nur ein kurzes Zeitfenster für Beratung und Einleitung einer fertilitätserhaltenden Maßnahme bleibt.

Die Kryokonservierung von Ovargewebe ist eine Methode des Fertilitätserhalts auch für präpubertäre Mädchen.

18.3 Welche Möglichkeit des Fertilitätserhalts gibt es nach der Pubertät?

Die Kryokonservierung von Ovargewebe kann auch nach der Pubertät angeboten und ohne Zeitverzögerung eines Therapiebeginns unabhängig vom Zyklus durchgeführt werden.

Postpubertär kann die Kryokonservierung von Oozyten nach Stimulationsbehandlung, eine in der Kinderwunschbehandlung etablierte Methode, erfolgen (Rodriguez-Wallberg et al. 2020). Die Risiken einer ovariellen Stimulation sind gering. Die späteren Schwangerschaftsraten sind hoch, allerdings abhängig von der Anzahl der eingefrorenen Oozyten. Für einen angemessenen Erfolg sind mindestens 8–10 Eizellen in der Metaphase II erforderlich (Cobo et al. 2016). Bei Adoleszentinnen sind die mit einer Stimulationsbehandlung möglicherweise verbundenen psychischen Belastungen durch die medikamentöse Applikation, die transvaginalen Ultraschalluntersuchungen und den (minimal-)invasiven Eingriff zu berücksichtigen. Auch das benötigte Zeitfenster von ca. 2 Wochen für die ovarielle Stimulationsbehandlung bis zur antineoplastischen Therapie ist für einige Krankheiten nicht möglich.

Eine die Chemotherapie begleitende Behandlung mit GnRH-Agonisten beruht auf der Hypothese, dass eine hypophysäre Downregulation zu einer „Ruhigstellung" der ovariellen Aktivität und damit zu einer reduzierten Sensitivität des germinalen Gewebes gegenüber zytotoxischen Effekten führt. Die Wirksamkeit einer medikamentösen Protektion bei Frauen wird seit Jahren international kontrovers diskutiert (ESHRE Guideline Group on Female Preservation et al. 2020). Weder für präpubertäre noch für pubertäre Jugendliche gibt es hierzu Daten.

18.4 Kann bei Ullrich-Turner-Syndrom eine Kryokonservierung von Ovargewebe durchgeführt werden?

Das Ullrich-Turner-Syndrom (▶ Kap. 12) ist die häufigste geschlechtschromosomale Anomalie bei Mädchen und tritt bei etwa einer von 2.500 Lebendgeburten auf. Aufgrund einer raschen Follikelatresie haben Mädchen mit UTS ein extrem hohes Risiko für eine primäre Ovarialinsuffizienz (POI) und Unfruchtbarkeit. Nur ca. 20–30 % – nahezu ausschließlich jene Mädchen mit einem Mosaik-Karyotyp oder einer strukturellen Aberration des X-Chromosoms – weisen eine spontane Pubertätsentwicklung auf und ca. 90 % haben eine primäre Amenorrh (Oktay et al. 2016).

Um den Nutzen fertilitätserhaltender Maßnahmen zu maximieren, sollten Mädchen mit UTS so früh wie möglich im Kindesalter von einem Experten untersucht und zum Fertilitätserhalt beraten werden, da die Eierstockreserve bei der überwiegenden Mehrheit vor dem Erwachsenenalter erschöpft sein wird.

In welchem Alter eine Kryokonservierung von Ovargewebe und/oder Oozyten als Option zum Fertilitätserhalt für Mädchen mit UTS angeboten werden sollte, ist eine komplexe Entscheidung. Eine einheitliche internationale Altersempfehlung gibt es in der vorhandenen Literatur nicht. Es wurde berichtet, dass Primordialfollikel im Ovargewebe von Mädchen (n = 57) mit Mosaik- und Nichtmosaik-UTS bis zu einem Alter von 17 Jahren gefunden werden können (Borgström et al. 2009). Bei Frauen mit Mosaikausprägungen gibt es Fallberichte über erfolgreiche Kryokonservierungen von reifen Eizellen (Talaulikar et al. 2019). Des Weiteren sind in Einzelfällen (< 1 %) auch spontane Schwangerschaften beschrieben. Hierbei gilt zu berücksichtigen, dass Schwangerschaften bei UTS mit einer erhöhten maternalen und fetalen Morbidität einhergehen.

Die Entscheidung sollte daher auf der Grundlage von Überlegungen zum gesamten klinischen Bild der Patientin, dem Wunsch der Patientin und dem ihrer Eltern und der Meinung des beteiligten Teams getroffen werden (Jeve, Gelbaya und Fatum 2019).

18.5 Sind spontane Schwangerschaften nach Transplantation von Ovargewebe möglich?

Bei einer orthotopen Transplantation, also einer Transplantation des Ovargewebes in die Beckenwand kaudodorsal der Ovarien oder in/auf das Ovar, ist eine natürliche Schwangerschaft prinzipiell möglich (Gellert et al. 2018). Eine Spontanschwangerschaft kann angestrebt werden, wenn die Tuben offen sind und keine anderen relevanten Sterilitätsfaktoren vorliegen. Der Patientin kann zur Erhöhung der Konzeptionswahrscheinlichkeit ein Zyklusmonitoring mit Ovulationsinduktion durch hCG im Rahmen eines Verkehrs zum optimalen Zeitpunkt angeboten werden. Bei verschlossenen Tuben oder anderen Sterilitätsfaktoren müssen Techniken der assistierten Reproduktionsmedizin (IVF, ICSI) angewandt werden (Beckmann et al. 2019).

PRAXISTIPP

- Bei der Transplantation des Ovargewebes empfiehlt es sich, die Durchgängigkeit der Tuben mithilfe einer Chromo-Pertubation (mit NaCl) zu prüfen und ebenso eine Hysteroskopie zum Ausschluss von Polypen, Myomen, Adhäsionen oder einer chronischen Endometritis zu erwägen.
- Bei Aktivitätszeichen des transplantierten Ovargewebes, z. B. Rückgang der LH-, FSH-Werte oder Follikelnachweis, empfiehlt es sich, ein Zyklusmonitoring zur Erhöhung der spontanen Schwangerschaftschancen durchzuführen.
- Bei Patientinnen mit Sterilitätsursachen, z. B. tubare Sterilität, reduzierte männliche Fertilität, müssen assistierte reproduktionsmedizinische Techniken (ART) erfolgen.

18.6 Kann die Rückgabe des Ovargewebes auch zur Pubertätsinduktion genutzt werden?

Im Jahr 2012 wurde ein Fallbericht veröffentlicht, der zeigte, dass kryokonserviertes präpubertäres Ovargewebe ausreichende endogene Sexualsteroidhormonspiegel nach der Transplantation liefern kann, um die Pubertät einzuleiten (Poirot et al. 2012). In diesem Fall entwickelte ein 13-jähriges Mädchen eine prämature Ovarialinsuffizienz (POI), nachdem es im Alter von 10 Jahren wegen einer Sichelzellanämie behandelt worden war. Nach der Transplantation von 3 der 23 eingelagerten Teile an Ovargewebe kam das Mädchen in die Pubertät. Kurz darauf wurde ein zweiter Fallbericht über ein weiteres 13-jähriges Mädchen veröffentlicht, das nach der Behandlung eines Ewing-Sarkoms im Alter von 9 Jahren eine POI entwickelt hatte (Anderson, Hindmarsh und Wallace 2013). Die Pubertät wurde bei beiden Mädchen erfolgreich eingeleitet, allerdings versagte die Transplantatfunktion nach fast 2 Jahren in beiden Fällen.

Aufgrund der begrenzten endokrinen Aktivität des Ovargewebes, der begrenzten Sicherheitsdaten und da für die Pubertätsinduktion gut etablierte medikamentöse Algorithmen vorhanden sind (▶ Kap. 5.5, ▶ Kap. 10.19, ▶ Kap. 12.3), die effizient, sicher und kostengünstig sind, stellt die Pubertätsinduktion durch transplantiertes kryokonserviertes Ovargewebe aktuell (noch) keine Behandlungsalternative im klinischen Alltag dar (von Wolff, Stute und Flück 2016).

18.7 Wie ist die Kostenübernahmen bei Kryokonservierung geregelt?

Seit dem 01.07.2021 haben Versicherte in Deutschland Anspruch auf Kryokonservierung von Ei- oder Samenzellen sowie auf die dazugehörigen medizinischen Maßnahmen, wenn die Kryokonservierung wegen einer Erkrankung und deren Behandlung mit einer potenziell keimzellschädigenden Therapie medizinisch notwendig erscheint, um spätere medizinische Maßnahmen zur Herbeiführung einer Schwangerschaft zu ermöglichen. Dieser Leistungsanspruch ist im neuen § 27 a Absatz 4 SGB V verankert. Die Kosten für die Maßnahmen der Kryokonservierung werden für Frauen bis zum vollendeten 40. Lebensjahr und bei Männern bis zum vollendeten 50. Lebensjahr übernommen. Eine untere Altersgrenze, wie sie für Leistungen zur künstlichen Fertilisation auf 25 Jahre festgelegt wurde, sieht § 27 a Absatz 4 SGB V nicht vor.

Daher besteht prinzipiell auch für Kinder und Jugendliche Anspruch auf Kostenübernahme. Allerdings bestehen laut dem Gemeinsamen Bundesausschuss (G-BA, 2020) für unter 18-Jährige Zulassungseinschränkungen für den Einsatz der für die Stimulation notwendigen Hormone, sodass diese voraussichtlich nicht übernommen werden. Des Weiteren ist die Kryokonservierung von Ovargewebe bisher von der Kostenübernahme ausgenommen. Die Kryokonservierung von Ovargewebe sei, so der G-BA (2020), nicht ausreichend standardisiert. Die verfügbare Evidenz wird aktuell in einem Folgeverfahren ausgewertet, sodass davon auszugehen ist, dass die Kryokonservierung von Ovargewebe zumindest bei postpubertären Mädchen Kassenleistung wird.

Quellen

Anderson RA, Hindmarsh PC, Wallace WHB. Induction of puberty by autograft of cryopreserved ovarian tissue in a patient previously treated for Ewing sarcoma. Eur J Cancer, 2013; 49(13): 2960–2961.

Beckmann MW, Lotz L, Toth B et al. Concept Paper on the Technique of Cryopreservation, Removal and Transplantation of Ovarian Tissue for Fertility Preservation. Geburtshilfe Frauenheilkd, 2019; 79(1): 53–62.

Borgström B, Hreinsson J, Rasmussen C, Sheikhi M, Fried G, Keros V. Fertility preservation in girls with turner syndrome: prognostic signs of the presence of ovarian follicles. J Clin Endocrinol Metab, 2009; 94(1): 74–80.

Cobo A, García-Velasco JA, Coello A, Domingo J, Pellicer A, Remohi J. Oocyte vitrification as an efficient option for elective fertility preservation. Fertil Steril, 2016; 105(3): 755–764.e8.

Demeestere I, Simon P, Dedeken L et al. Live birth after autograft of ovarian tissue cryopreserved during childhood. Hum Reprod, 2015; 30(9): 2107–2109.

ESHRE Guideline Group on Female Preservation, Anderson RA, Amant F et al. ESHRE guideline: female fertility preservation. Hum Reprod Open, 2020;(4): hoaa052.

Gellert SE, Pors SE, Kristensen SG, Bay-Bjørn AM, Ernst E, Yding Andersen C. Transplantation of frozen-thawed ovarian tissue: an update on worldwide activity published in peer-reviewed papers and on the Danish cohort. J Assist Reprod Genet, 2018; 35(4): 561–570.

Gemeinsamer Bundesausschuss. Beschluss. Richtlinie zur Kryokonservierung von Ei- oder Samenzellen oder Keimzellgewebe sowie entsprechende medizinische Maßnahmen wegen keimzellschädigender Therapie (Kryo-RL) vom 17. Dezember 2020. Aus: www.g-ba.de/downloads/39-261-4393/86415b74210b2fe77dace743bda67194/2020-07-16_2020-12-17_Kryo-RL_Erstfassung_konsolidiert_BAnz.pdf (letzter Zugriff: 21. Juni 2022).

Jeve YB, Gelbaya T, Fatum M. Time to consider ovarian tissue cryopreservation for girls with Turner's syndrome: an opinion paper. Hum Reprod Open, 2019;(3): hoz016.

Lotz L, Barbosa PR, Knorr C, Hofbeck L, Hoffmann I, Beckmann MW. The safety and satisfaction of ovarian tissue cryopreservation in prepubertal and adolescent girls. Reprod Biomed Online, 2020; 40(4): 547–554.

Matthews SJ, Picton H, Ernst E, Andersen CY. Successful pregnancy in a woman previously suffering from β-thalassemia following transplantation of ovarian tissue cryopreserved before puberty. Minerva Ginecol, 2018; 70(4): 432–435.

Oktay K, Bedoschi G, Berkowitz K et al. Fertility Preservation in Women with Turner Syndrome: A Comprehensive Review and Practical Guidelines. J Pediatr Adolesc Gynecol, 2016; 29(5): 409–416.

Poirot C, Abirached F, Prades M, Coussieu C, Bernaudin F, Piver P. Induction of puberty by autograft of cryopreserved ovarian tissue. Lancet, 2012; 379(9815): 588.

Rodriguez-Wallberg KA, Anastacio A, Vonheim E, Deen S, Malmros J, Borgström B. Fertility preservation for young adults, adolescents, and children with cancer. Ups J Med Sci, 2020; 125(2): 112–120.

Talaulikar VS, Conway GS, Pimblett A, Davies MC. Outcome of ovarian stimulation for oocyte cryopreservation in women with Turner syndrome. Fertil Steril, 2019; 111(3): 505–509.

Wolff v M, Stute P, Flück C. Autologous transplantation of cryopreserved ovarian tissue to induce puberty-the endocrinologists' view. Eur J Pediatr, 2016; 175(12): 2007–2010.

Weiterführende Literatur

Dittrich R, Kliesch S, Schüring A et al. Fertilitätserhalt bei onkologischen Erkrankungen. Leitlinie der DGGG, DGU, DGRM (S2k-Level, AWMF-Registernummer 015/082, September 2017) – Empfehlungen und Statements bei Mädchen und Frauen. Geburtsh Frauenheilk, 2018; 78(6): 567–583.

Moraveji SF, Esfandiari F, Sharbatoghli M et al. Optimizing methods for human testicular tissue cryopreservation and spermatogonial stem cell isolation. J Cell Biochem, 2019; 120(1): 613–621.

Schlatt S, Kliesch S. Fertilitätsprotektion bei Männern. Gynäkologische Endokrinologie, 2012; 10(2): 91–97.

Register